L'AFFAIRE LUDERS

PAR

Solon MÉNOS

Docteur en Droit de la Faculté de Paris
Avocat du Barreau de Port-au-Prince
Membre de la Société de Législation
Ancien Constituant
Ancien Secrétaire d'Etat de l'Instruction publique
Ancien Secrétaire d'Etat de la Justice et des Cultes
Ancien Secrétaire d'Etat des Finances,
du Commerce et des Relations Extérieures.

Berlin, 7 Décembre 1897. — L'Empereur Guillaume a dit, au sujet du différend entre l'Allemagne et Haïti, en parlant des Haïtiens : « C'est une méprisable bande de nègres, « légèrement teintés de civilisation fran- « çaise. Mes navires-écoles, bien que mon- « tés seulement par de jeunes garçons, leur « apprendront les bonnes manières. »

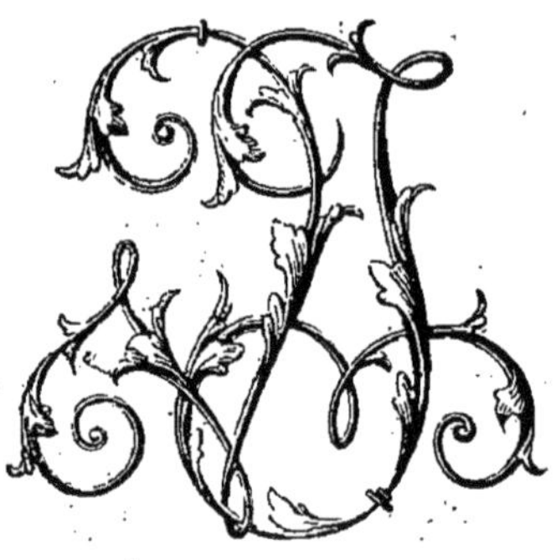

Imprimerie J. Verrollot, 92, Rue Bonne-Foi, 92,

PORT-AU-PRINCE

1898.

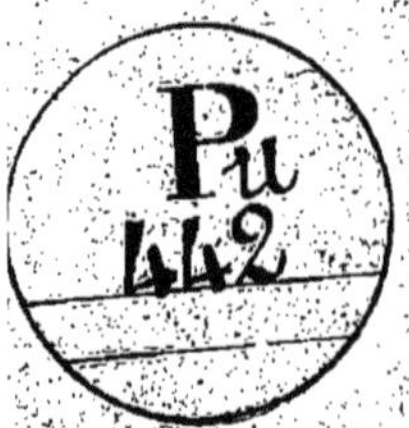

L'AFFAIRE LUDERS

PAR

Solon **MÉNOS**

Docteur en Droit de la Faculté de Paris
Avocat du Barreau de Port-au-Prince
Membre de la Société de Législation
Ancien Constituant
Ancien Secrétaire d'Etat de l'Instruction publique
Ancien Secrétaire d'Etat de la Justice et des Cultes
Ancien Secrétaire d'Etat des Finances,
du Commerce et des Relations Extérieures.

Berlin, 7 Décembre 1897. — L'Empereur Guillaume a dit, au sujet du différend entre l'Allemagne et Haïti, en parlant des Haïtiens : « C'est une méprisable bande de nègres, « légèrement teintés de civilisation fran- « çaise. Mes navires-écoles, bien que mon- « tés seulement par de jeunes garçons, leur « apprendront les bonnes manières. »

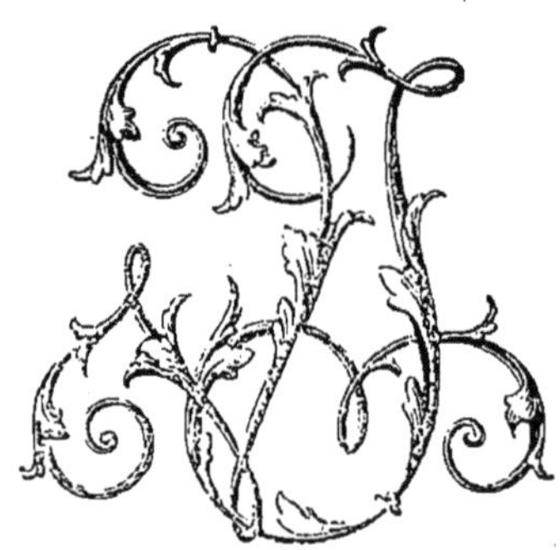

Imprimerie J. Verrollot, 92, Rue Bonne-Foi, 92,

PORT-AU-PRINCE

1898.

L'AFFAIRE LUDERS

INTRODUCTION

L'amiral Bruat demandait à un chef taïtien qui l'avait eu pendant une heure au bout de sa carabine, pendant qu'il se baignait, pourquoi il n'avait pas tiré « J'aurais été déshonoré aux yeux des miens si j'avais tué nu et par surprise un chef tel que toi, » répondit le sauvage. Et M. de Quatrefages, qui rapporte ce trait de générosité chevaleresque, dans son remarquable ouvrage sur *l'Espèce humaine*, ajoute : « Qu'eût fait, qu'eût dit de mieux l'homme le plus civilisé ? »

Je ne sais si Sa Majesté Guillaume II, Empereur d'Allemagne et Roi de Prusse, est, comme il incline à le croire, l'homme le plus civilisé et le prince le plus accompli des temps modernes, mais il n'est pas douteux qu'il n'eût rien fait d'analogue, et l'on peut affirmer, sans crainte de s'abuser, que le sauvage le plus inculte en remontrerait à ce seigneur de si haute lignée pour la conscience et la modération.

Un incident regrettable se produit, provoqué par le répréhensible emportement d'un jeune écervelé que ses multiples algarades, à Port-au-Prince et ailleurs, ont déjà signalé comme un professionnel de la turbulence. Pour qui connait M. Emile Lüders, ses excentricités et ses violences, il n'est pas d'incertitude ni d'étonnement possible. Ses coups de tête, ses querelles, ses pugilats ont fini par lasser les plus indulgents, encore que, devant tant d'extravagances et de folles équipées, les bien informés, ceux pour qui une généalogie scabreuse n'a pas de secret, ceux qui n'ignorent pas la singularité des origines et les tares ancestrales, allèguent l'atavisme et, considérant le cas plutôt comme pathologique, chuchottent, presque par manière d'excuse : « C'est le sang de Yayoute qui l'étouffe! » (Yayoute, c'est l'aïeule maternelle; c'est l'avisée servante qui, doucement, méthodiquement, sans effraction ni « violation de domicile », introduisit sa fille à peine nubile dans le lit de son maître; c'est la négresse dont l'image édifiante n'encombre pas la galerie des portraits de Diquiny, mais qui revit d'une façon saisissante dans une descendance inquiète et féline, lâchée à travers les couloirs de l'antique logis où toujours flotte et abonde le souvenir hasardeux des complaisances et des enveloppements ancillaires.) —

De tels antécédents ainsi qu'une loyale enquête eussent été de nature à éclairer un esprit impartial, à convaincre un homme de sang-froid — tout autre que le César tudesque dont une incurable infirmité semble avoir fermé l'oreille, surtout à la voix de la justice. Hélas! qui oserait révoquer en doute l'omnipotence du monarque paré de la gloire de son « inoubliable » grand-père? Qui pourrait méconnaître la légitimité de son impérial caprice? C'est dit : le souverain de cinquante-deux millions d'âmes a décidé de faire sentir la force de son bras à un Etat minuscule et désarmé. Cela importe à ses projets maritimes et convient à sa conception personnelle de la grandeur de « l'invincible » Allemagne. Comme la Grèce, il faut traiter Haïti par le canon. Et, sans vouloir rien entendre, buté à l'implacable arrêt qu'a formulé sa morgue féodale, le protecteur et l'ami de celui que M. Gladstone a appelé l'assassin Abdul-Hamid, n'aura de cesse qu'il n'ait incliné devant sa toute-puissance le petit peuple voué à l'isolement et à une lutte sans espoir. Ensuite, cette glorieuse besogne accomplie, Sa Majesté, le front ceint des lauriers promis à son frère, s'écriera en parlant des haïtiens : « C'est une bande méprisable de nègres légèrement teintés de civilisation française. Mes navires-écoles, bien que montés seulement par de jeunes garçons, leur apprendront les bonnes manières. »

Il n'y aurait pas lieu de s'arrêter à ces paroles tombées des lèvres d'un auguste illuminé, en veine de bravades à l'égard d'une nation faible. Le délire de la suprématie se manifeste sous des formes si étranges qu'on ne ferait que médiocrement attention à cette grande pensée d'un empereur qui l'aura sans aucun doute introduite dans son nouvel Evangile, « l'Evangile du poing gantelé ». Tout au plus l'eussions-nous signalée, en passant, au professeur Quidde, de Munich, l'auteur d'un piquant pamphlet intitulé : « Caligula, étude sur la folie césarienne romaine ». Cependant le chœur des thuriféraires cosmopolites, toujours prêts à adorer le succès et à « venir au secours de la victoire », a célébré et exalté cette double prouesse de Guillaume II avec un si touchant accord que c'est pour moi un devoir de jeter un peu d'eau sur ce beau feu et de rendre aux faits leur réelle physionomie, en faisant jaillir de leur rapprochement la vérité — également indifférente aux diatribes princières et aux lâches apothéoses.

Février 1898.

L'AFFAIRE LUDERS

CHAPITRE PREMIER.

I

Une visite diplomatique.

Le mardi 21 septembre 1897, je venais à peine de rentrer à la maison, après la séance du Conseil des Secrétaires d'Etat, que l'on m'annonça M. le Comte Schwerin, Chargé d'Affaires de l'Empereur d'Allemagne à Port-au-Prince. Nos relations à ce moment-là avaient atteint un certain degré d'accoutumance et j'ose dire un caractère de cordialité qui atténuait sensiblement la rigidité de l'étiquette. Aussi m'empressai-je de le recevoir, malgré la naturelle lassitude que j'éprouvais à la suite d'une réunion où, pendant plus de quatre heures, s'étaient déroulées ou même débattues les questions les plus diverses.

Le Comte Schwerin paraissait en proie à une vague émotion et ses yeux exprimaient je ne sais quel effarement, qu'il ne parvenait pas toujours à dissimuler sous des formules quelconques de politesse. Il ne tarda pas à entrer en matière et me narra avec une complaisante prolixité les phases variées d'un incident qui n'eût évidemment pas revêtu une importance extraordinaire sans le violent désir dont mon interlocuteur était envahi de manifester une sollicitude alarmée envers un de ses ressortissants, que celui-ci fût authentique ou non.

Sa version, au fond, n'était pas autrement compliquée ; dégagée du papotage diplomatique et des longueurs d'une amplification rébarbative et hérissée de germanismes, elle pouvait se résumer ainsi : « M. Emile Luders, homme laborieux et paisible, s'il en fut, était tranquillement dans son cabinet de travail, où son assiduité n'avait pas d'égale, lorsque des hommes de police, sans être porteurs d'aucun mandat, firent irruption chez lui pour arrêter un cocher inculpé de vol. Indigné de cette violation de domicile, il repoussa les agents de la force publique et se rendit sur-le-champ au Bureau central de la Police, pour se plaindre de leurs procédés, mais là, il fut arrêté, envoyé devant le Juge de paix, empêché de citer des témoins à décharge pour le lendemain, condamné à un mois d'emprisonnement et à une amende de quarante-huit gourdes, conduit immédiatement en prison et écroué. Pourtant l'art. 402 du Code Pénal ne punit les voies de fait qui n'auront occasionné ni contusion ni blessure, que de cinq à vingt-cinq jours d'emprisonnement et d'une amende de cinq à vingt-cinq gourdes. Pour comble d'injustice, son intervention personnelle, à lui, le Comte Schwerin, appelé en toute hâte au Tribunal de simple police par M. Emile Luders, n'avait pas suffi à vaincre l'obstination du Greffier, qui prétendait ne pouvoir, par suite d'un surcroît de besogne, délivrer une expédition du jugement avant le vendredi, c'est-à-dire avant trois jours. Tout cela était bien grave et, au dire de plusieurs personnes, ressemblait à du parti-pris à l'égard des allemands. »

Tel fut, en raccourci, l'exposé du Chargé d'Affaires d'Allemagne. Sa parole, en dépit d'une légère animation et d'une abondance inusitée, avait quelque chose d'emprunté et d'impersonnel, comme si elle était le jouet d'une confuse suggestion.

Je lui répondis que je n'étais pas du tout au courant des faits dont je venais d'entendre la relation ; que je ne pouvais, par conséquent, hasarder la moindre appréciation là-dessus avant d'avoir obtenu des renseignements complets ou plutôt un rapport circonstancié sur cette affaire, regrettable dans tous les cas ; que toutefois si M. Emile Luders croyait avoir à redire au jugement, il n'avait qu'à en appeler dans la forme ordinaire ; que la délivrance immédiate de l'expédition n'importait guère, un tel recours n'étant pas nécessairement subordonné à la signification de la sentence ;

que, d'autre part, devant le Tribunal d'appel, M. Emile Luders pourrait citer tous les témoins à décharge qu'il lui plairait.

« Je vous le répète, ajoutai-je, je n'avais absolument rien appris de ce qui s'est passé ce matin. Comme vous y prenez de l'intérêt, je ne ferai aucune difficulté pour vous communiquer à titre privé mes informations particulières afin de vous édifier plus complètement, si c'est possible, sur nos bonnes dispositions. Je sais bien qu'il y a des gens qui sont mécontents de la politique réformatrice du Cabinet actuel et entreprennent de faire accroire que nous sommes hostiles aux étrangers, mais je pense que l'attitude invariablement conciliante du Gouvernement à l'égard des Représentants des Puissances étrangères, ne s'est pas démentie un seul instant et je ne doute nullement que, le cas échéant, votre témoignage ne nous fût acquis en toute spontanéité.

» Les allemands qui résident en Haïti seraient encore moins fondés que personne à se plaindre. Ont-ils jamais été entravés, dans leur négoce, dans le développement de leurs transactions, dans la diffusion de leurs établissements ? Quelle atteinte a jamais été portée à leurs biens ou à leur sécurité ? Quelle injustice a troublé leur prospérité et leur quiétude ?

» Quant à M. Emile Luders, je n'ignore pas qu'il est inscrit à votre Légation, mais quel analyste aurait eu l'esprit assez pénétrant pour découvrir en lui un allemand — ennuyé par les haïtiens ? »

Ces derniers mots, où le Comte Schwerin crut voir sans doute une malice, parurent le dérider. Il voulut bien reconnaître la correction et la courtoisie de nos rapports avec lui, et il prit congé en me remerciant spécialement des vues que j'avais indiquées sur l'opportunité d'un recours en appel, qu'il se promit de conseiller à M. Emile Luders.

Il ne fut pas plus tôt parti que je me fis mettre en communication téléphonique avec Mr F. L. Cauvin, Secrétaire d'Etat de l'Intérieur et de la Police Générale. Je lui relatai la démarche du Chargé d'Affaires, et j'exprimai en même temps mes regrets de ne pouvoir communiquer également à ce sujet avec notre collègue, Mr A. Dyer, Secrétaire d'Etat de la Justice, dont la maison privée n'était pas reliée par le téléphone. Luxembourg Cauvin me répondit qu'il venait d'être instruit de l'incident du matin, survenu pendant que nous étions en conseil, et que le rapport qui lui avait été fait présentait M. Emile Luders comme ayant agi avec la dernière brutalité contre des agents de police, venus pour procéder à l'arrestation d'un nommé Dorléus Présumé. Il ajouta qu'il ordonnerait une enquête supplémentaire et prendrait personnellement connaissance du jugement du Tribunal de simple police.

II

Question de nationalité.

Avant d'aller plus loin, il importe d'examiner une question qui a déjà alimenté la controverse et divise encore les esprits. Quelle est la nationalité de M. Emile Luders? Est-il haïtien ou bien allemand?

La réponse est on ne peut plus aisée si nous nous en tenons à notre seule législation, car la filiation maternelle du personnage qui nous occupe démontre péremptoirement que la République d'Haïti est fondée à le regarder comme un de ses citoyens. Malgré l'obscurité répandue à dessein sur les débuts d'une famille dont les évolutions ne laissent pas que d'être originales et parfois scandaleuses, on s'accorde à dire que Yayoute fut transportée de la Guinée à Ste-Croix, une des Antilles danoises, d'où elle parvint bientôt à s'enfuir. Ayant finalement gagné le territoire haïtien, ce sol béni où il n'y avait plus d'esclaves, elle s'empressa de réclamer le bénéfice de la règle constitutionnelle en vertu de laquelle la qualité d'haïtien était conférée à « tout Africain, Indien, et ceux issus de leur sang, nés dans les colonies ou en pays étranger, qui viendraient résider dans la République. »

Sa fille Anaïs, née à Jérémie, était naturellement de nationalité haïtienne. Il en fut de même, conformément à l'art. 13 du Code civil, des enfants issus de la cohabitation d'Anaïs avec un français du nom de Déjardin, et bien que ce concubinage eût fini par être converti en justes noces, en vue de la légitimation des demoiselles de Diquiny, devenues adultes, celles-ci restèrent haïtiennes, ainsi que leur mère, et leur qualité ne fut pas même modifiée par leur mariage, contracté après la promulgation de la loi du 30 octobre 1860.

L'art 6 de cette loi déclare essentiellement haïtien l'enfant issu du mariage d'une haïtienne avec un étranger, et d'après l'art. 3 de la Constitution de 1867, est haïtien tout individu né en Haïti ou en pays étranger d'un haïtien ou d'une haïtienne. Or, M. Emile Luders, fils légitime de M. Théodore Luders, allemand, et de la « citoyenne » Clémence Déjardin, haïtienne, étant né en 1871, sous l'empire de la loi de 1860 et de la Constitution de 1867, la nationalité haïtienne l'a saisi dès sa naissance, et, depuis lors, il ne s'y est soustrait ni par une naturalisation acquise en pays étranger ni par aucune des autres circonstances desquelles le Législateur infère la perte de la qualité de citoyen d'Haïti.

« Chaque Etat, dit Bluntschli, a le droit de fixer librement les conditions auxquelles il accorde et retire la qualité de citoyen de l'Etat. » Et l'auteur du *Droit international codifié* ajoute : « Cette question, toute d'organisation intétérieure, est du domaine du droit constitutionnel de chaque Etat et non de celui du droit international. »

L'Allemagne n'a jamais hésité à se prévaloir de ce principe : c'est ainsi que, par une application forcée des conventions de 1871, elle a, en dépit de leurs protestations, déclaré sujets de l'Empire, des français qui avaient simplement résidé en Alsace-Lorraine, sans en être originaires.

Voici pourtant que ce même pays excipe de l'art. 3 de la loi allemande du 1er juin 1870 pour attribuer sur notre propre territoire la nationalité de son père à M. Emile Luders, qui, n'ayant aucune envie d'avouer l'errante Yayoute va prendre du service en Allemagne, en même temps que des leçons de boxe et de savate, et ne tardera pas à se proclamer « bon allemand » afin d'attirer les foudres teutonnes sur cette terre de refuge où sa bisaïeule maternelle naquit à la liberté.

Comment trancher ce conflit de législations? M. Emile Luders aura-t-il deux nationalités et restera-t-il haïtien au moins en Haïti? C'est assurément cette dernière solution qui est la seule compatible avec le principe de la territorialité des lois. Aussi l'intervention du Chargé d'Affaires d'Allemagne était-elle théoriquement tout-à-fait inadmissible et aurait-elle dû être écartée d'emblée et sans examen, si la raison du plus fort, toujours la meilleure pour les loups de la Forêt-Noire, n'inscrivait à la Légation Allemande à Port-au-Prince et ne prétendait protéger quand même le bouillant échassier qui fit une année de volontariat à Berlin, dans le régiment des cuirassiers de la Garde impériale.

Malheureusement les fréquents démentis infligés aux dispositions fondamentales de notre Droit public ne semblent pas suffire à nous mettre en garde contre les exagérations d'un système que notre faiblesse numérique nous empêche de faire valoir à l'encontre des Puissances étrangères, généralement assez disposées à abuser de leur force. Je confesse que je n'ai jamais pu saisir la raison ni l'utilité de la règle constitutionnelle qui attribue, sans option possible, la qualité d'haïtien à tout individu né en Haïti, pourvu qu'il descende de la race africaine : elle a, au contraire, le double inconvénient de mettre en relief notre impuissance à l'imposer effectivement à l'individu né en Haïti de parents étrangers, et pourtant de laisser à celui-ci la faculté de s'en prévaloir, au moyen d'une inquiétante subtilité, même pour acquérir des immeubles sur le territoire de la République. « Haïti, dit fort justement J. N. Léger, n'aurait aucun profit à garder des ingrats qui, après s'être enrichis à ses dépens, convoitent une autre nationalité. Il vaut mieux qu'elle les rejette et qu'elle soit définitivement fixée sur leur compte ».

Il n'est donc que temps de supprimer une disposition illusoire et constamment méconnue.

III

L'appel

M. Emile Luders suivit l'avis du Chargé d'Affaires d'Allemagne : il interjeta appel le 22 septembre 1897 et constitua pour son avocat Me Ed. Lespinasse. L'acte, signifié au Commissaire du Gouvernement près le Tribunal civil, était conçu dans des termes tellement imprécis qu'on n'en pouvait tirer aucun renseignement sérieux sur la nature ou les péripéties de l'affaire. « Le requérant (Emile Luders) a été condamné par jugement du Tribunal de simple police à un mois d'emprisonnement et à l'amende *prévue* par l'art. 44 de la loi sur la police urbaine ; en fait, le Tribunal de paix a jugé sur la simple audition des témoins de la *partie adverse* ; le requérant n'a pas pu faire entendre ses témoins ; les faits qui lui sont reprochés, en réalité, n'existent point ou ont été dénaturés ; le Commissaire du Gouvernement entendra le Tribunal correctionnel, après avoir fait, en son audience, l'instruction de l'affaire, réformer ledit jugement du 21 septembre, et décharger le requérant des condamnations prononcées contre lui ».

Et c'est tout. Aucun exposé de l'incident, de ses circonstances, de ses complications. Aucune mention de la contravention relevée et punie par le Tribunal de simple police. Aucune discussion juridique, aucune allusion à un cas d'excuse ou à un grief quelconque touchant les « procédés arbitraires de la police. » Et il suffira, n'est-ce pas ? que l'on ajoute que l'appel est suspensif, pour que le Parquet, sans avoir été mis réellement en mesure de savoir de quoi il s'agit et avant qu'il ait pu pénétrer tout ce qu'il y a de science infuse dans une enfilade de phrases en apparence insignifiantes, comprenne subitement, comme par un trait de lumière, que M. Emile Luders a été incarcéré à la diligence d'un agent de police indépendant dans l'exercice de ses fonctions de Ministère public, et doit être sans délai remis en liberté.

Comme cette déclaration si énigmatique ne produit pas l'effet désiré, le plus simple est d'invoquer M. le Chargé d'Affaires de S. M. l'Empereur d'Allemagne ainsi qu'un *deus ex machina* toujours disponible, et celui-ci, fier d'un rôle dont la nouveauté ne lui paraît pas dépourvue d'attrait, se hâte de prendre son masque officiel et d'arborer son style de gala dans la lettre suivante :

Port-au-Prince, le 23 Septembre 1897.

URGENT

—

Monsieur le Secrétaire d'Etat,

En me référant à notre entretien du 21 de ce mois, j'ai l'honneur de Vous informer que mon compatriote, Monsieur Emile Lüders, se trouve à l'heure actuelle encore en prison. Monsieur Edmond Lespinasse a fait hier appel pour Monsieur Lüders contre le jugement du juge de paix, l'acte d'appel a été signé par qui de droit, et c'est absolument contre les lois de Votre pays que Monsieur Lüders n'a point été encore remis en liberté.

Je Vous prie donc, Monsieur le Secrétaire d'Etat, de Vous occuper de l'affaire, non seulement par courtoisie vers la Légation Allemande, mais aussi par respect pour Vos lois eux-mêmes, qui donnent à l'acte d'appel une qualité suspensive contre un jugement de première instance.

En me réservant tous les remarques que j'aurai probablement encore à faire sur le jugement de première instance, dans lequel ni les témoins de Monsieur Lüders ont été écoutés, ni la question a été résoute par quel droit les officiers de la police se sont rendus dans la maison de mon compatriote, tout en condamnant celui-ci pour résistance contre les officiers de la police dans l'exercice de leurs fonctions, je Vous prie de remarquer que c'est Vous-même qui dites dans l'exposé général de la situation de la République d'Haïti, année 1897, que quelques choix douteux ou même condamnables ont eu lieu dans le recrutement si délicat de Vos Tribunaux. Je crois donc que Votre Gouvernement a l'intérêt le plus vif de veiller sur l'observation de vos lois.

En espérant que Monsieur Lüders soit mis en liberté immédiatement, je Vous répète, Monsieur le Secrétaire d'Etat, l'assurance de ma haute considération.

Comte SCHWERIN.

Cette lettre me parvint dans la matinée du jeudi 23 septembre, un peu avant la séance du Conseil des Secrétaires d'Etat. Elle tomba, si j'ose m'exprimer ainsi, au milieu d'une conversation à bâtons rompus qui se poursuivait entre Mr A. Dyer, Secrétaire d'Etat de la Justice et des Cultes, Mr F. L. Cauvin, Secrétaire d'Etat de l'Intérieur et de la Police Générale, et moi, tandis que nous étions au balcon nord du Palais de la Présidence. Sa teneur ne manqua pas de me causer de l'étonnement, car elle contrastait d'une façon singulière avec le ton des précédentes communications du Comte Schwerin. J'étais fort renseigné sur les manœuvres qu'employaient certaines gens depuis quelques jours, pour circonvenir ce Chargé d'Affaires et faire de lui l'instrument de leurs rancunes contre le Cabinet. J'eus alors l'impression qu'il devait obéir — probablement à son insu — à une poussée d'intrigues encore latentes. Aussi, en m'adressant à mes deux Collègues : « Voyez, dis-je, ce que des malins peuvent porter un Agent diplomatique à faire. » Et je leur lus la lettre.

— Je n'ai pas jusqu'ici parcouru le jugement, fit Luxembourg Cauvin, mais c'est bien pour des voies de fait que M. Emile Luders a été condamné. Il paraît qu'il ignore que l'appel n'est pas suspensif dans ce cas. Il aurait pourtant pu voir un texte formel sous l'art. 149 du Code d'Instruction criminelle annoté par Linstant Pradine.

Je fis ensuite remarquer que l'allusion du Comte Schwerin à l'Exposé de la situation était aussi dénué d'à-propos que de bon goût, puisque ma critique comportait une exception expresse en faveur de la juridiction de Port-au-Prince.

Puis, j'écrivis au verso de la lettre du Chargé d'Affaires

le canevas de ma réponse et je le remis à M. Jules Lizaire, Chef de bureau au Département des Relations Extérieures, avec des instructions verbales pour la rédaction de la dépêche ci-après, que je signai pendant la séance du Conseil des Secrétaires d'Etat :

Port-au-Prince, le 23 Septembre 1897.

Monsieur le Comte,

J'ai l'honneur de vous accuser réception de votre dépêche en date de ce jour, par laquelle, vous référant à notre entretien du 21 de ce mois, vous m'informez que Mr Emile Luders, bien qu'ayant, par l'organe de son avocat, fait appel du jugement du Tribunal de paix en vertu duquel il a été incarcéré, se trouve encore en prison à l'heure actuelle, et ce, ajoutez-vous, contrairement aux prescriptions des lois haïtiennes.

Vous m'exprimez, en conséquence, l'espoir de voir remettre Mr Lüders immédiatement en liberté.

Croyez bien, Mr le Comte, que le Gouvernement Haïtien saisirait avec empressement cette nouvelle occasion de manifester ses sentiments de bienveillance envers les sujets allemands établis sur le territoire de la République et que, s'inspirant de la courtoisie des relations que nous sommes heureux d'entretenir avec la Légation de l'Empire d'Allemagne, il lui serait particulièrement agréable de donner à l'affaire de Mr Lüders la suite que vous souhaitez, si les dispositions légales en vigueur le lui permettaient.

De ce que votre compatriote a fait appel du jugement du tribunal de paix, cela n'implique nullement sa mise en liberté immédiate. En effet, l'article 18 de la loi du 19 septembre 1836 dispose que l'appel n'est point suspensif, toutes les fois que la condamnation aura été prononcée pour voies de fait prévues par l'article 402 du Code pénal.

Vous voulez bien me rappeler, en terminant, le passage de l'Exposé général de la situation de la République d'Haïti, année 1897, relatif au recrutement des magistrats chargés de la bonne distribution de la Justice. Je suis heureux de voir que la Légation de l'Empire d'Allemagne veut bien constater les efforts du Gouvernement en vue d'assurer à tous une juste application des lois existantes ; mais, dans l'occurrence, nous ne saurions rien préjuger de la décision de la Justice, à l'occasion de l'appel fait par votre ressortissant.

Veuillez agréer, Monsieur le Comte, les assurances de ma considération très distinguée.

SOLON MÉNOS.

Bien que cette lettre eût été envoyée à la Légation d'Allemagne le jour même de la réception de celle du Comte Schwerin, on m'annonça dans la matinée du 24 septembre que des individus, amateurs de louche et basse propagande, colportaient sous le manteau une nouvelle dont ils se disaient eux-mêmes excessivement épouvantés : « Le Chargé d'Affaires d'Allemagne, ayant en vain attendu ma réponse, avait perdu patience et trépigné de colère avec des gestes plus qu'effroyables. Puis, il n'avait fait qu'un bond jusqu'aux bureaux de la Société des Télégraphes sous-marins, n'ayant voulu confier à personne le soin de remettre à l'employé de la station une incommensurable dépêche adressée à S. M. l'Empereur et Roi, son auguste Maître, pour lui demander des cuirassés destinés à appuyer un ultimatum nécessité par le prétendu défaut de réponse. »

Je me bornai à hausser les épaules de pitié, devant la puérilité des manœuvres auxquelles recouraient des truqueurs qui paraissaient s'être mis en tête de nouer une intrigue diplomatique dont ils tiendraient les fils, en d'autres termes, de faire de M. le Comte Schwerin une simple marionnette — de Nuremberg. Assurément je ne pouvais me douter que des purs, des patriotes comme on n'en voit guère, iraient dans je ne sais quelle sentine exotique ramasser la fange d'une rumeur invraisemblable pour me la jeter à la face et me signaler de la sorte au courroux de groupes déjà travaillés de traditionnelles préventions !

Cependant le 25 septembre — un samedi — je m'apprêtais à sortir lorsque le Comte Schwerin me téléphona. (Soit dit en passant, ce procédé marquait assez l'état de nos relations personnelles.) Il me demanda s'il pouvait venir me voir pour une communication importante. Je lui répondis que je disposais de trop peu de temps pour le recevoir à ce moment, car il me fallait me rendre au Palais National, où le Conseil des Secrétaires d'Etat devait se réunir à l'extraordinaire, mais que probablement la séance ne durerait pas longtemps, auquel cas, me proposant de passer vers midi et demi, à mon ancien cabinet d'avocat, voisin de la Légation Allemande, je m'arrêterais dans ses bureaux ; que sinon, je lui ferais savoir par le téléphone l'heure où j'aurais la faculté de l'entendre, soit à la maison, soit au Ministère des Relations Extérieures.

Comme il insista pour une entrevue immédiate et de courte durée, je crus convenable de déférer à son désir.

Il ne tarda pas à arriver — avec un commencement de bibliothèque.

Après les compliments d'usage, il commença par me remercier des termes dans lesquels était conçue ma réponse à sa lettre du 23 septembre.

— Voilà, dis-je en souriant, une déclaration fort déplaisante pour les nouvellistes qui, dans la journée d'hier, ont charmé leurs loisirs en annonçant que vous avez envoyé un télégramme très alarmiste à votre Gouvernement.

— Je n'ai pas à dire comment j'aurais agi si je n'avais pas reçu votre réponse, répliqua-t-il en s'efforçant de prendre un air impénétrable. Seulement, je ne suis pas d'accord avec vous sur l'interprétation de l'art. 18 de la loi du 19 septembre 1836. (Ouvrant à coup sûr l'un des volumes dont il s'était embarrassé pour la circonstance) L'article s'exprime ainsi : « Dans le cas d'appel, la suspension prononcée par l'art. 149 du Code d'Instruction criminelle ne pourra être invoquée par le condamné, toutes les fois que la condamnation aura été prononcée pour contraventions désignées aux art. 402, 403, 405, et 408 du Code Pénal. » Or, de deux choses l'une : ou c'est l'art. 402 qui devait être appliqué à M. Luders, et alors j'admettrais que l'appel ne fût pas suspensif, mais aussi la peine ne serait que de cinq à vingt-cinq jours d'emprisonnement et que d'une amende de cinq à vingt-cinq gourdes; ou M. Luders a été condamné en vertu de l'art. 44 de la loi sur l'organisation de la police, et dans ce cas, bien qu'une peine plus forte soit prévue, l'art. 18 que vous avez cité n'a plus d'application possible.

— Je pense, repartis-je, que votre argumentation repose sur une confusion qui est la seule cause de cette divergence de vues entre nous : ce que la loi du 19 septembre 1836 envisage, ce n'est pas la peine plus ou moins élevée, c'est la nature de la contravention. C'est pourquoi elle mentionne notamment la *contravention* désignée à l'art. 402 du Code Pénal et non la *peine* fixée par cet article. Quelle est cette contravention ? C'est bien « toutes voies de fait qui n'auront occasionné ni contusion ni blessure ». M. Emile Lüders n'a pas été inculpé devant le Tribunal de simple police d'une contravention autre que celle qui résulte de voies de fait. Quand elles sont exercées sur un officier de police, le Législateur voit là une circonstance aggravante et, par l'art. 44 de la loi du 20 juillet 1859 sur l'organisation de la police, édicte une peine plus lourde, en raison de la qualité de la victime. Lisez le Message présidentiel exposant les motifs de la loi du 19 septembre 1836; il est suffisamment explicite : « Les formalités prescrites par le Code d'Instruction criminelle sont, dans le cas dont il s'agit, impuissantes à assurer l'ordre public, efficaces seulement à procurer l'impunité aux coupables . . . . . Le projet de loi remédie à ce grave inconvénient, en donnant à la justice les moyens de s'assurer de la personne des prévenus jusqu'à ce que leur condamnation ou leur acquittement ait été prononcé définitivement et sans recours. » Ne serait-il pas souverainement illogique d'induire d'une disposition plus rigoureuse l'abrogation de la meilleure garantie de la « prompte et facile répression » des voies de fait, juste alors que cette contravention menacerait plus directement l'ordre public, que le Législateur a eu surtout en vue ?

Au surplus, ajoutai-je, ce n'est qu'une opinion que j'exprime. Si M. Luders est d'un avis contraire et estime avoir droit au bénéfice de l'art. 149 du Code d'Instruction criminelle, son avocat ne saurait ignorer qu'il peut et doit s'adresser par la voie la plus expéditive à la justice, qui seule est compétente pour trancher la difficulté.

Le Comte Schwerin parut réfléchir un instant; puis, rompant le silence :

— S'il est impossible, dit-il, que M. Luders recouvre actuellement sa liberté, je dois vous faire savoir qu'il se trouve avec des condamnés qui ne sont pas de sa condition et qu'il souffre énormément dans la chambre où il a été placé.

Je crois devoir insister de cette façon, pour couper court au reproche que me font mes ressortissants de ne pas accorder une suffisante protection aux intérêts allemands.

— Ne vous y méprenez pas! m'écriai-je; si des membres de la colonie allemande à Port-au-Prince manifestent une émotion propre à vous impressionner, ce n'est point par tendresse pour M. Luders, dont ils ne se soucient nullement et qui leur porte plutôt sur les nerfs, étant considéré par eux comme un insupportable brouillon. Vous n'ignorez pas, je suppose, le charivari qui troubla et accompagna jusqu'à la fin un grand dîner que M. le Comte de Luxburg donnait aux chefs des maisons de commerce allemandes : M. Luders, qui en était le promoteur et s'était aposté dans le voisinage avec ses domestiques et quelques autres individus embauchés à cet effet, excita au plus haut degré la fureur des convives par cette grossière inconvenance envers le Ministre-Résident de l'Empire d'Allemagne — et sans doute aussi envers leur « Notabilité ». C'est vous dire assez que la condamnation de ce jeune maniaque est le moindre des soucis de ces Messieurs. S'ils se font en ce moment les champions du héros d'un vacarme légendaire, c'est qu'ils cherchent par tous les moyens imaginables à susciter des embarras au Cabinet, dont ils ne goûtent pas du tout la politique financière. D'ailleurs, je crois savoir que vous avez eu tout récemment d'édifiantes informations à cet égard.

D'autre part, aucune animosité ne peut exister ici contre

M. Emile Luders, car, outre qu'il est haïtien de par nos lois — et j'attire instamment votre attention sur ce point — son allure primesautière et même débraillée n'est pas pour déplaire à plusieurs, et, si je ne me trompe, ses intimes sont de nationalité haïtienne et non des allemands.

En ce qui concerne les ennuis que M. Luders éprouve en prison, je ne serais pas loin de penser que s'il faisait à la ju tice une demande de mise en liberté provisoire sous caution, elle pourrait être favorablement accueillie. Le Code d'Instruction criminelle, il est vrai, n'autorise cette mesure que lorsque le fait emporte une peine correctionnelle ou que dans le cas où le condamné en matière correctionnelle ou de police s'est pourvu en cassation; toutefois il serait possible d'invoquer un argument d'analogie ou même *a fortiori* pour étendre, grâce à une interprétation bienveillante, le bénéfice de la mise en liberté provisoire sous caution à M. Emile Luders, appelant devant le Tribunal correctionnel.

Pour moi, tout ce que je pourrais faire pour vous être agréable, sans empiéter sur les attributions du Pouvoir judiciaire, ce serait de demander au Secrétaire d'Etat de l'Intérieur de vouloir bien permettre que M. Luders se tienne à la Conciergerie jusqu'au jugement sur l'appel.

— Parfaitement, fit le Comte Schwerin avec quelque empressement. Je ne demande pas mieux.

— Eh bien! laissez-moi communiquer tout de suite avec mon collègue.

Et, me levant, je passai dans une autre pièce où était placé l'appareil téléphonique. La communication ayant été donnée, je mis Luxembourg Cauvin au courant de mon entretien avec le Chargé d'Affaires d'Allemagne et le priai d'ordonner, s'il n'y voyait aucun inconvénient, que M. Luders fût transféré à la Conciergerie. Il me donna l'assurance qu'il allait téléphoner immédiatement au geôlier de la prison l'ordre de faire le nécessaire à cette fin.

Le Comte Schwerin se montra fort sensible à ce procédé qui dénotait vraisemblablement une absence totale de parti-pris de ma part. Afin de dissiper ses derniers doutes, s'il pouvait lui en rester, je lui proposai de m'accompagner au Palais pour une conférence officieuse avec les Secrétaires d'Etat de la Justice et de l'Intérieur sur cette affaire qui les intéressait également. Sur son acquiescement, je lui demandai de m'attendre quelques minutes, n'ayant encore rien pris depuis la veille.

Pendant mon déjeuner, il engagea la conversation avec mon secrétaire particulier, qui avait été lui tenir compagnie, puis avec un Député de mes amis, M. Célicour Léon, arrivé sur ces entrefaites, et dont il fit la connaissance.

Je ne tardai pas à reparaître et nous partîmes dans ma voiture, où il avait accepté une place, ainsi que M. le Député Léon, qui nous laissa devant le Palais. Lorsque nous eûmes pénétré à l'intérieur, je fis entrer le Chargé d'Affaires dans le « carré » de M. T. Guilbaud, Chef du Cabinet particulier du Président, qui nous reçut avec son affabilité accoutumée.

Le Secrétaire d'Etat de la Justice, arrivé peu de temps après nous, fut informé de l'objet de la démarche du Comte Schwerin et s'empressa de téléphoner au Parquet du Tribunal civil de Port-au-Prince pour inviter le Commissaire du Gouvernement à venir au Palais avec le dossier de l'affaire. L'honorable Chef du Parquet ne se fit pas longtemps attendre, et, dès la venue du Secrétaire d'Etat de l'Intérieur, la lecture du jugement du Tribunal de simple police et un sincère échange de vues nous mirent d'accord sur l'impossibilité de faire produire à l'appel de M. Luders l'effet suspensif que ce condamné en attendait.

Ensuite, M. le Commissaire du Gouvernement promit de faire appeler la cause à la première audience qui suivrait l'expiration du délai de l'assignation, et Luxembourg Cauvin annonça qu'il venait de renouveler de vive voix au geôlier de la maison d'arrêt la recommandation d'amener le détenu à la Conciergerie, ce qui devait être déjà un fait accompli.

Le Comte Schwerin, visiblement satisfait de nos explications et de la condescendance du Secrétaire d'Etat de l'Intérieur, apporta une effusion significative dans l'expression de ses remerciements. Je mis ma voiture à sa disposition ; et, nanti de ses nombreux volumes, il s'en alla sous une meilleure impression que lors qu'il était venu, aiguillonné par des casuistes cosmopolites.

CHAPITRE II.

I

Les manœuvres.

Aussitôt introduit et logé à la Conciergerie, M. Emile Luders se montra au balcon, d'où il se mit en devoir de dévisager les passants et d'interpeller ceux de sa connaissance, en faisant, comme d'habitude, le moulinet avec ses bras. Aux amis qui s'arrêtaient pour lui demander de ses nouvelles, il répondait qu'il se portait à merveille, sa détention étant, par ce temps de crise commerciale et financière, une affaire d'or, à cause de l'indemnité qu'il allait, par la voie diplomatique, réclamer au Gouvernement haïtien.

Ces paroles, souvent répétées, tombaient dans l'oreille d'un individu acagnardé dans un coin et auquel M. Lüders n'avait, à son arrivée, accordé qu'une médiocre attention, tant paraissait profonde la dépression où il s'anéantissait. Cet homme, malgré son état de béate somnolence, comprit sur l'heure le parti qu'il pouvait tirer des « bonnes dispositions » de l'arrière-petit-fils de Yayoute. Il l'avait rencontré une fois ou deux auparavant et il ne lui en avait pas fallu davantage pour découvrir les énormes lacunes de son instruction. Aussi, en l'entendant exhaler avec son exubérance ordinaire un projet si ardemment caressé, estima-t-il qu'un auxiliaire serait indispensable à ce grand dadais, uniquement doué de force physique, et qu'il serait cet auxiliaire-là.

Au reste, il était, aussi complètement que possible, apte à la besogne en perspective. Engagé comme médecin à bord du steamer « Colombia », ce grand transatlantique de la Compagnie hambourgeoise qui, durant l'automne de l'année 1895, promenait sur les mers d'innombrables touristes, le Dr Robert Yahr, originaire de Kiel, s'était réveillé un bon matin dans la rade de Port-au-Prince. La rencontre de quelques-uns de ses compatriotes qu'il avait connus en Allemagne dans un état d'extrême dénûment et qui lui révélèrent avec des rires gutturaux leur rapide opulence, mit en lui la tentation et le désir des miraculeuses métamorphoses. Fasciné par les récits des modernes Argonautes qui avaient en un tour de main conquis la toison d'or sur nos rivages si hospitaliers, il voulut partager la chance de ces gais compagnons « venus nus de leurs provinces », et, secouant sur le pont de l'immense navire la poussière de ses bottes de deux mille lieues, il débarqua incontinent dans un hôtel exploité par deux frères italiens associés à un français. Confortablement installé, il attendit, au milieu des dîners au champagne, la clientèle bénévole et spoliable à merci.

Entre temps, il se piquait de morphine et cette dangereuse passion parfois traversait de brusques frissons son corps entamé par la fièvre intermittente.

Naturellement les malades n'eurent point recours à un médecin qui avait plus que personne besoin de se faire soigner, et bientôt il tomba du haut de son rêve. Dès lors, se prenant d'un ressentiment amer comme sa déception contre un peuple réfractaire à sa convoitise, il employa les loisirs que lui faisait l'absence de clients à insulter dans la presse d'Allemagne ce pays qui ne tenait guère parole à sa chimère enfiévrée.

Certes, ce n'était pas du fiel de sa prose énervée qu'il pouvait tirer les fonds nécessaires aux soupers fins qui le reposaient du traditionnel empiffrement de choucroute. Aussi les propriétaires de l'hôtel, las d'attendre ce personnage atteint de marasme pécuniaire autant que de morphinisme, finirent-ils, grâce à un ingénieux transport de créance, par transférer son logement dans la prison pour dettes. Là, il s'adonna de plus en plus à son irrémédiable manie, glissant insensiblement dans cet état général pauvre « que révèle la déchéance physique coïncidant avec une diminution du sens moral ». Pour pouvoir continuer à inventer de toutes pièces ses perfides insinuations contre la

République d'Haïti, il augmentait quotidiennement la dose et le nombre de ces injections sous-cutanées qui lui apportaient une surexcitation passagère et stimulaient un instant l'énergie de son imagination vacillante.

Ce candidat à la paralysie générale ne tarda pas à faire alliance avec le candidat à l'indemnité, et voici les premiers fruits de cette monstrueuse collaboration :

TRADUCTION.

—

Je me permets très respectueusement de soumettre les points suivants à la Légation impériale d'Allemagne et, vu le malheureux état de ma santé, de les recommander très-vivement à une prompte et urgente considération.

Condamné et envoyé en prison le 22 Septembre par le juge de paix, en vertu de l'art. 44 de la loi sur l'Organisation de la Police urbaine, j'ai usé de mon droit d'appel et cet appel fut admis le 23.

D'après la déclaration très formelle et ne permettant pas le moindre doute, de Me Lespinasse — le plus savant, le plus important représentant de la science juridique d'ici — qui, en sa qualité d'ancien Ministre de la Justice, doit connaître comme pas un les lois du pays, ces lois elles-mêmes exigent ma libération immédiate et me garantissent ma liberté jusqu'à nouvelle décision dans les formes légales.

Dès que mon appel est admis, le droit m'est acquis d'en attendre l'issue en liberté. Me Lespinasse m'a dit, à moi, et il l'a confirmé ce matin *devant Monsieur le Ministre-Résident et d'autres témoins* (il a été même jusqu'à le faire observer formellement au Commissaire du Gouvernement) que, d'après les lois du pays, je devrais être en liberté depuis le 23 Septembre et que, par conséquent, j'étais arbitrairement détenu depuis cette époque.

Comme l'audience de ce jour au tribunal a été levée, sans qu'on m'ait rendu ma liberté, et que, même dans les circonstances les plus favorables, la rédaction, le prononcé et l'exécution du jugement doivent traîner encore des semaines entières, et considérant que je suis tombé malade, je viens demander à la Légation impériale d'exiger sans retard du Gouvernement d'ici ma mise en liberté en se basant sur l'avis précité de Me Lespinasse. Alors le

Gouvernement devra ou me mettre en liberté ou continuer à me garder prisonnier en violant sciemment ses propres lois par cette détention arbitraire.

Je fais, en outre, savoir à la Légation impériale que, depuis samedi, 25 Septembre, j'ai été transféré à la Conciergerie de cette prison, et, la remerciant encore très-sincèrement de l'intérêt qu'elle m'a témoigné et des démarches qu'elle a faites en ma faveur,

Je demeure, avec un profond respect, son dévoué

EMILE LUDERS.

Port-au-Prince, le 28 Septembre 1897.

TRADUCTION.

A LA LÉGATION IMPÉRIALE D'ALLEMAGNE
A PORT-AU-PRINCE.

Je me permets de soumettre très-respectueusement à la Légation impériale d'Allemagne ce qui suit :

Le 22 Septembre 1897, à 10 heures du matin, j'étais occupé à mon bureau lorsque j'entendis un grand bruit dans ma remise. Paraissant de suite à la rampe de l'escalier, d'où je pouvais dominer toute la remise, je vis que deux gardiens de la police locale bataillaient avec un de mes domestiques.

Je descendis vite et demandai aux hommes de police ce qu'ils voulaient. Ils répondirent qu'ils étaient venus pour arrêter le cocher Dorléus Présumé. Invités à présenter l'ordre écrit du bureau de Police, ils déclarèrent n'en pas avoir et qu'ils étaient venus sur l'invitation verbale de Cici Fortunat (un passant quelconque qui occupe la charge d'employé de deuxième classe à la douane). Comme celui-ci n'est détenteur d'aucune autorité exécutive, je considérai les hommes de police qui, sans aucun mandat écrit, voulaient s'emparer de la personne d'un de mes domestiques, simplement comme des envahisseurs, *et je fis usage de mon droit d'asile le plus doucement possible, en leur ordonnant de se retirer.*

Bien loin de respecter *mon droit d'asile,* ils appelèrent, à l'aide de leurs sifflets de police, environ dix autres agents, qui pénétrèrent également dans ma maison. Là, une bataille se déclara entre eux et quelques-uns de mes domestiques qui prirent le parti du cocher.

Me basant sur la connaissance spéciale que j'ai de ce pays, *je m'abstins de toute action violente.* D'ailleurs, je n'aurais pu rien faire, seul contre la supériorité des forces adverses, et je n'essayai que de pousser hors de ma maison les envahisseurs avec l'individu arrêté, avant qu'ils pussent endommager sérieusement mon précieux matériel de voitures et de harnais. Je ne me livrai à aucun acte de violence, je ne m'opposai même nullement à l'arrestation de mon domestique, *et j'affirme surtout* — je peux le prouver à la Légation impériale par des témoins oculaires — *que je ne maltraitai et ne blessai personne.*

Quand enfin j'eus vu ma maison débarrassée des envahisseurs, je réfléchis sur ce qu'il y avait à faire. Bien que je fusse révolté de cette irruption violente chez moi, je restai encore vingt minutes dans ma maison, en pleine liberté — j'insiste sur ce point —, et ce n'est qu'après ce laps de temps que je prévins le Ministre-Résident de l'Empire et que je me rendis au bureau central, pour y déposer ma plainte. Arrivé là, je m'adressai à la personne compétente, au remplaçant du chef de la police. J'avais à peine prononcé quelques mots qu'il me retira la parole et m'enjoignit de m'asseoir et d'attendre jusqu'à nouvel ordre. Il dit alors à son secrétaire en me désignant : « Voici l'homme qui a maltraité la police ; faites le nécessaire ». Le secrétaire commença l'interrogatoire d'un des hommes de police, et celui-ci déclara que lui et ses camarades, tandis qu'ils arrêtaient le cocher Dorléus Présumé, avaient été maltraités par moi de la façon la plus brutale, assommés à coups de poing, bref, « assassinés ».

Le Secrétaire, à la fin de l'interrogatoire, dit à l'homme de police : « Ou même-là, ou trop lâche, pourqui ou pas té tué *blanc-là*, tout de suite, n'en remise là ? » (Vous êtes trop lâche ; pourquoi n'avez-vous pas tué *ce blanc* tout de suite, dans sa remise ?) Après cette observation, il constata mon identité, ferma le procès-verbal, sans m'en avoir donné lecture, sans m'avoir requis de le signer, et surtout sans m'avoir aucunement entendu sur l'affaire. Puis, il ordonna de me faire conduire au bureau du juge de paix, de la façon la plus brutale, par deux hommes de police. C'est un trajet d'environ quinze minutes par les rues les plus fréquentées de la ville. Au bureau central, on écouta à peine et négligea entièrement le désir que j'avais exprimé d'attendre l'arrivée de Monsieur le Ministre-résident, déjà averti.

Dès que nous fûmes au bureau du juge de paix, on commença par interroger les gardiens les uns après les autres. (Pendant cet interrogatoire apparut Monsieur le Ministre-Résident.) Les gardiens renouvelèrent leurs précédentes déclarations ; le cocher Dorléus Présumé, entendu, ne produisit rien de nouveau, mais il ne fut pas interrogé sur ma conduite dans l'affaire. Je fis, conformément à la vérité, un récit exact des incidents passés dans ma maison, depuis l'invasion de la police jusqu'au moment où elle quitta la maison avec le prisonnier. Je déposai, en outre, que je m'étais rendu en pleine liberté au bureau central, uniquement pour formuler ma plainte, qu'on m'y traita de la façon fidèlement décrite plus haut et que je n'en sortis que pour être conduit devant le juge de paix de la manière la plus grossière, comme un criminel avéré.

Je déclarai ensuite que les dépositions des agents consignées dans le procès-verbal du bureau central ou faites devant le juge de paix, étaient, en ce qui me concernait, totalement controuvées et mensongères, et je fis ressortir de la façon la plus formelle que je ne m'étais nullement et en aucune manière rendu coupable des mauvais traitements et des violences mises à ma charge, et que je m'étais borné *à eloigner la foule qui avait envahi ma maison.* J'offris immédiatement et à plusieurs reprises de produire des témoins de ce fait, ce qui me fut refusé tout net.

Monsieur Holly, suppléant du juge de paix, qui tenait l'audience, donna la parole au Ministère public. Celui-ci déclara que, d'après les faits qui s'étaient produits, je m'étais rendu coupable de résistance à l'organe de la police, avec voies de fait, et que cette contravention était punie de un à trois mois d'emprisonnement et d'une amende allant jusqu'à deux cents gourdes.

Le suppléant du juge de paix me demanda si j'avais des objections à faire contre ces pénalités. Je fis encore ressortir de la façon la plus formelle que non-seulement j'étais absolument innocent des contraventions mises à ma charge, mais encore que je pouvais établir mon innocence par des témoins oculaires. Sans vouloir se prêter à cette démonstration, il me condamna, en vertu de ses pouvoirs et d'après l'art. 44 de la loi sur l'organisation de la police urbaine, à quarante-huit gourdes d'amende et à un mois d'emprisonnement.

Immédiatement après, je fus conduit dans la prison de cette ville et logé dans le compartiment des criminels de droit commun. *C'est là que je me trouve maintenant*, dans une petite chambre d'une chaleur étouffante, d'une ventilation insuffisante. La cour, les latrines etc, regorgent de saletés. Littéralement devant ma porte se trouve une grande mare d'eau répandant des odeurs pestilentielles, et je partage ce milieu avec environ cent nègres presque nus, qui, condamnés pour vol, violences, fabrication de fausse monnaie, meurtres, expient en prison des peines de longue durée, quelques-uns même étant sous le coup d'une condamnation capitale.

Voilà une description simple, modérée, nullement exagérée et surtout entièrement véridique des faits qui m'ont atteint le 22 septembre.

Qu'il me soit permis d'y joindre quelques observations. Vu les conditions d'infériorité de la police, reconnues par les autorités haïtiennes elles-mêmes, vu même le peu de confiance que méritent les agents de police d'ici, considérant que des excès et des scènes absolument intolérables surviendraient, si de pareils êtres pouvaient entrer sans façons dans les maisons pour procéder à des arrestations, la loi haïtienne interdit (excepté pendant l'état de siège) d'opérer des arrestations dans la demeure d'un Haïtien comme dans celle d'un étranger, et prescrit même que les autorités exécutives ne peuvent avoir l'entrée d'une maison que par le juge de paix et en sa présence. Ma qualité d'étranger rend cette disposition obligatoire à mon égard dans toutes les circonstances, même pendant l'état de siège.

Cette loi, extrêmement importante pour la liberté individuelle garantie par la Constitution de la République, a été violée par les gardiens qui ont pénétré chez moi. Les agents de police, sans le moindre doute, n'étaient pas dans l'exercice légal de leurs fonctions. Leur action ne peut être qualifiée que de violation de domicile, et ce sont eux — et non pas moi — qui se sont mis en rébellion contre les lois de leur pays.

J'exigerai des dédommagements pour cette violation de domicile et, pour ma satisfaction, la punition des fonctionnaires coupables. Même si je m'étais opposé à l'arrestation de mon domestique par ces individus qui outrepassaient leur autorité, qui n'étaient aucunement munis d'un ordre visé, même alors je ne me serais pas encore rendu coupable de résistance à l'encontre de leurs fonctions.

Mais je n'ai nullement cherché à empêcher cette arrestation, et je peux en fournir la preuve par environ dix témoins oculaires dont la liste nominative a été aujourd'hui transmise par moi à Me Lespinasse, mon avocat. Une pareille façon d'agir de ma part aurait été absolument folle et inutile, celui qui devait être arrêté s'étant immédiatement déclaré prêt à suivre la police et n'ayant demandé que le temps de s'habiller quelque peu.

Non content de m'accuser de résistance aux agents de la force publique, on m'accuse d'avoir exercé sur eux des voies de fait, de les avoir malmenés, assassinés. Comment ! moi seul, j'attaque dix à douze hommes de police, je les maltraite de la façon la plus brutale, et ils se laissent faire si tranquillement !

Grâce à leur énorme prépondérance numérique, ils ne se jettent pas simplement sur moi, ne m'abattent pas à coups de bâtons, ne me tuent pas sur-le-champ, ou tout au moins ils ne m'arrêtent et ne m'entraînent pas. Ces mêmes agents de la police haïtienne, dont la tendance à la brutalité ne connaît pas de limites et qui assomment un voleur qu'ils ont arrêté jusqu'à le tuer à demi et le déposent ensuite en prison avec les vêtements déchirés, presque nu, ces mêmes hommes se laissent maltraiter par moi sans se défendre ! L'allocution du Secrétaire du bureau central aux hommes de police est la meilleure preuve de mon innocence : « Vous êtes vraiment des gaillards trop lâches ! Pourquoi n'avez-vous pas simplement battu *le blanc* à le tuer dans sa remise ! » C'est exactement le sort qui m'atendait, si, seul, j'avais été assez irréfléchi pour attaquer la petite armée.

Et pourtant à leur départ je suis en vie, même en pleine liberté, et quand, vingt minutes plus tard, je vais de mon propre mouvement au bureau central, et toujours en liberté, aucune trace de lutte n'est visible sur moi ! Et mes prétendus adversaires, ces hommes soi-disant battus à en être demi-morts, étaient sains et saufs.

J'ai été immédiatement arrêté au bureau central et mis en état de prévention. Comme je sais bien n'avoir fourni aucun motif à cette arrestation, j'exige une indemnité et une réparation pour cette privation arbitraire de ma liberté.

Après un court interrogatoire, dans lequel un agent de police a été exclusivement entendu, sur le simple dire de cet être absolument indigne de foi, plaidant, en outre, sa propre cause contre son

3

accusateur, contre moi qui me plaignais de lui, ma culpabilité est tenue pour démontrée, et je suis appréhendé par deux soldats qui m'entraînent comme un vulgaire criminel à travers les rues les plus fréquentées de la ville.

J'exige un dédommagement, la réparation de cet acte brutal qui fait encore durer la privation arbitraire de ma liberté et qui a porté les plus graves atteintes à mes intérêts sociaux, moraux et naturellement à mon commerce même, car ce procédé n'était nullement justifié par ma conduite ni par l'examen attentif des faits allégués.

Je suis conduit devant le tribunal du juge de paix. (*Dores et déjà, devant la gravité de l'accusation qui pèse sur moi, je déclare ce tribunal incompétent.*) On interroge les hommes de police en cause ainsi que moi, l'accusé. Nos déclarations sont diamétralement opposées. A l'appui de leurs dépositions, qui comportent une grave imputation, il manque un témoignage décisif, une preuve quelconque, il manque même la précision de faits importants qui aurait pu rendre leurs dires vraisemblables, même admissibles. Je relève avant tout l'absence de toutes traces ou suites de mes prétendues violences. Nos déclarations sont contradictoires, la cause aussi embrouillée que possible, et, malgré cela, on n'a pas recours au seul moyen plausible de faire la lumière. Ma proposition d'interroger des témoins oculaires fut écartée, et c'est dans ces conditions que fut rendu un jugement qui mit fin à une audience où je ne peux voir qu'une farce, qu'un mépris insultant de toute justice.

J'ai bien conscience de mon innocence et je peux la prouver par des témoins oculaires. Malgré cela, un tribunal *incompétent* m'a condamné à un mois d'emprisonnement et à quarante-huit gourdes d'amende, après une instruction orale dont la forme violait les propres lois du pays sur beaucoup de points, et que la non-lecture du procès-verbal doit frapper de nullité.

J'exige dédommagement et réparation de ce jugement injuste, du préjudice causé à mes plus graves intérêts par le seul fait de la condamnation ainsi que de l'exécution de la peine.

On me force de subir ma peine immédiatement et, moi qui supposais n'avoir laissé ma maison, mes affaires, que pour une courte absence, je suis de suite conduit en prison pour un mois, sans pouvoir retourner encore une fois chez moi ; je suis obligé de laisser sans surveillance à ma domesticité *haïtienne* et à tous les hasards possibles de ce pays mouvementé, ma maison, mes transactions, mon précieux bien, chevaux, voitures, et je suis privé pour un mois de toute influence sur la gestion de mes affaires. Il est évident que ces circonstances doivent me causer des pertes pécuniaires des plus sérieuses. J'en exige aussi dédommagement.

Arrivé en prison, j'ai été relégué au compartiment des criminels de droit commun et, depuis lors, je me trouve dans cet endroit, en contact journalier avec environ deux cents nègres — dont un bon nombre à moitié nus — l'écume de la population, et qui, condamnés pour vols, meurtres, fabrication de fausse-monnaie, expient en prison des peines de longue durée, quelques-uns même étant sous le coup d'une condamnation capitale. Ma chambre est petite, d'une chaleur étouffante, fermée de cinq heures du soir à cinq heures du matin ; la ventilation en est absolument insuffisante. Cour, couloirs, latrines, regorgent de saleté, et bien devant ma porte une grande flaque d'eau répand d'effroyables odeurs pestilentielles. — Dans ces conditions, ma chambre ne répond nullement aux prescriptions de l'art. 443 du Code d'Instruction criminelle, d'après lequel, dans les prisons et maisons d'arrêt, les chambres doivent être « non-seulement sûres, mais propres et dans un tel état qu'elles ne puissent aucunement former un danger pour la santé ou la vie des prisonniers ».

Je suis immédiatement tombé malade par suite de cette insalubrité qui m'entoure.

J'exige une compensation pour cette altération de ma santé, causée par des contraventions formelles à la loi.

Monsieur le Ministre-Résident, qui arriva aussitôt après l'ouverture de l'audience du tribunal de paix et fut témoin des faits décrits ci-dessus, est mieux placé que personne pour contrôler et confirmer la véracité de ma relation. Quant aux autres incidents dont il n'a pas été témoin, je peux en fournir la preuve, au plus tard trois jours après ma mise en liberté, et je la fournirai. Par conséquent, je n'ai plus de détails à ajouter.

A un point de vue général, je me permets encore de faire remarquer que je considère comme vraie cause des faits dénoncés *la haine intense de l'étranger qui règne ici en ce moment*, haine dont l'existence, le principe et les conséquences quotidiennes sont probablement mieux connus de la Légation que de moi, homme privé.

Les empiétements des fonctionnaires haïtiens vis-a-vis des étrangers, les contraintes personnelles, les violations du droit de propriété, les injustices de la Magistrature haïtienne ne sont pas rares, mais des cas tels que le mien, bien que se présentant moins souvent, frappent par leur exorbitance.

On a pourtant acquis l'expérience ici que de pareils empiétements, en dépit de leur fréquence relative, ne sont commis qu'isolément vis-à-vis des Anglais et des Américains ; par contre, ils s'exercent plus généralement à l'égard des Allemands et des Français. Notre colonie allemande est la plus importante de toutes ici, à Port-au-Prince ; le haut commerce est presque exclusivement entre des mains allemandes.

C'est pourquoi il est d'une extrême importance que les suites de ces brutales violences retombent lourdement sur ceux qui en sont les auteurs et leur apprennent qu'on ne peut pas impunément maltraiter un allemand.

La Légation impériale, en me prenant sous sa protection et en me procurant justice, contribuera avant tout à la sécurité et à la sauvegarde de la vie et des biens de tous les membres de la colonie allemande en Haïti, but le plus vivement désirable dans ce pays à demi civilisé qui semble marcher vers de graves troubles intérieurs.

En outre, cet incident qui atteint une des familles étrangères les plus anciennes et les plus considérées a produit une sensation qui dépasse de beaucoup l'ordinaire et qui fixe les regards de tous, des haïtiens comme des étrangers, sur l'issue de l'affaire.

En tenant compte de toutes ces circonstances, je suis fermement convaincu que la Légation impériale n'hésitera pas un moment à exaucer ma prière.

Je demande la protection de la Légation impériale et une action énergique dans mes intérêts. Je la prie de vouloir bien me faire avoir ma mise en liberté et, en attendant que cela puisse se faire, l'amélioration immédiate d'une situation dangereuse pour ma vie. Je me réserve toute autre démarche tendant à obtenir une indemnité pour le mauvais traitement que j'ai subi.

Le très-respectueux et dévoué,

EMILE LUDERS.

Port-au-Prince, le 1er Octobre 1897.

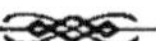

TRADUCTION.

—

A SON EXCELLENCE

LE MINISTRE DES AFFAIRES ÉTRANGÈRES

A BERLIN.

Je me permets très-respectueusement d'exposer à Votre Excellence les faits suivants, à l'appui d'un mémoire (voir la pièce ci-annexée) adressé ce jour au Ministre-Résident de l'Empire d'Allemagne à Port-au-Prince.

Sans m'étendre de nouveau sur les détails indiqués dans la pièce ci-annexée, je ne ferai ici que constater que, le 22 septembre 1897, deux hommes de la police locale ont pénétré dans ma maison, à l'effet d'arrêter l'un de mes domestiques.

Comme ils n'étaient point accompagnés du juge de paix, ainsi que le prescrit la loi haïtienne, qu'ils ne pouvaient même pas produire un ordre écrit de la police locale ou de toute autre autorité, qu'ils se prévalaient plutôt d'un ordre verbal donné par un individu quelconque (un employé de la douane), je leur intimai l'ordre de s'éloigner. Loin de respecter l'inviolabilité de mon domicile, ils appelèrent à leur aide d'autres hommes de police, provoquèrent dans ma propre remise une rixe avec mes gens et s'emparèrent de la personne de mon cocher. Les violateurs se trouvant en nombre écrasant, *je m'abstins de toute violence* et me bornai à des efforts pour pousser la foule envahissante hors de mes constructions, avant qu'elle pût sérieusement endommager mes chevaux et mes voitures. J'y parvins sans difficulté et sans le moindre acte de violence de ma part, après que les agents de police se fussent emparé de la personne qu'ils recherchaient. Je n'ai battu ni malmené et encore moins blessé aucune des personnes qui avaient pénétré chez moi.

Lorsque enfin je vis ma maison libre des envahisseurs, je m'empressai de me rendre au Bureau central, afin de me plaindre de cette violation de domicile. Non-seulement refusa-t-on de prêter la moindre attention à mes justes représentations, mais on m'arrêta sans plus ni moins. Les agents de police qui m'avaient envahi furent entendus, leurs déclarations mensongères, controuvées d'un bout à l'autre, d'après lesquelles je les avais attaqués, battus à coups de poing, « assassinés », furent consignées au procès-verbal; moi-même, je ne fus pas interrogé, pas même écouté. Paidevant le juge de paix on m'entendit, il est vrai, sans cependant ajouter aucune foi à mes déclarations. Mon offre de faire comparaître des témoins oculaires pour prouver mon innocence fut écartée. A la suite de cette farce judiciaire qui était une dérision de tout sentiment de justice, le juge de paix suppléant, Faustin Holly, me condamna à quarante-huit gourdes d'amende et à un mois d'emprisonnement. Sur ma demande, le Ministre-Résident d'Allemagne, Monsieur le Comte Schwerin, avait assisté à l'audience. Il s'adressa au juge pour une expédition écrite du jugement, demande qui alors, ainsi que dans la suite, a constamment été refusée, et aujourd'hui encore, quoique huit jours se soient écoulés, le jugement n'est pas entre mes mains.

Je fus immédiatement conduit en prison et je m'y trouve depuis lors, dans les conditions indiquées dans la pièce ci-jointe.

Je suis sujet allemand. Votre Excellence n'ignore pas que les Allemands en position à l'étranger conservent rarement assez de patriotisme pour envoyer leurs enfants en Allemagne, les y faire élever, servir dans l'armée, les y laisser grandir et devenir de vrais allemands.

Ma famille, à ce sujet, fait exception. Quoique établis depuis de nombreuses années à l'étranger, nous sommes restés de bons allemands. En ce qui me concerne, j'ai été élevé en Allemagne, et j'ai satisfait à mes obligations militaires à Berlin, en qualité de volontaire d'un an, au régiment des cuirassiers de la Garde impériale, allant dans la suite à Deutz exécuter les exercices prescrits pour le grade d'officier. Ma famille est une des meilleures et des plus considérées en Haïti, et a été constamment reconnue comme une des premières de la colonie allemande à Port-au-Prince.

Je crois être en droit, dans ces conditions, de m'adresser au Gouvernement de mon pays, lui demandant protection contre un acte de violence exercé sur ma personne, contre une injustice criante à mon égard et contre le tort considérable fait à mes intérêts. Les lois de la République d'Haïti prescrivent qu'une arrestation au domicile d'un haïtien ou d'un étranger (sauf le cas de flagrant délit) ne peut être faite qu'en présence du juge de paix en personne. Tandis que pour l'haïtien, dans l'état de siège, cette prescription se trouve suspendue, pour l'étranger elle demeure valable constamment et en tout état de cause.

Pour moi, les policiers envahisseurs étaient donc des violateurs de domicile, et si je les avais chassés de ma maison par les armes, je n'aurais fait que sauvegarder mes droits.

Vu ma connaissance des conditions spéciales du pays, afin de ne pas être impliqué dans des difficultés avec le Gouvernement d'ici, je me suis abstenu de tout acte de violence.

Néanmoins, l'on m'a condamné, sans même écouter mes déclarations, uniquement sur les dépositions mensongères des policiers (qui cependant devaient être animés de la plus grande partialité, puisque je m'étais plaint d'eux et que ces justes plaintes, si elles avaient été admises, leur auraient valu une forte punition). Ce que valent ces assertions d'un haïtien des basses classes, dont la principale caractéristique, après la malignité, est incontestablement la fausseté, tout le monde le sait bien dans ce pays. L'haïtien, à cet égard, surpasse de beaucoup l'Arabe même. Quant à moi, je sais mieux que personne que je n'ai commis aucun des actes de violence mis à ma charge. On n'a pas tenu compte aux débats que nul — pas plus moi qu'aucune des autres personnes prétendument malmenées par moi — n'a pu montrer la moindre blessure.

Après ma condamnation, je fus directement conduit en prison, tel que j'avais quitté ma maison et mon bureau pour déposer mes plaintes et revenir ensuite à mes affaires, sans pouvoir même retourner à la maison à l'effet de prendre les dispositions les plus nécessaires. Ma maison, mon commerce, mes précieux biens personnels, mes chevaux, mes voitures, tout demeura sans protection et sans surveillance. Si l'on pense qu'en Haïti, même avec le contrôle le plus actif dans les circonstances normales, on ne peut se garder du vol, Votre Excellence pourra alors se faire une idée des pertes que je dois forcément subir dans les conjonctures actuelles. D'autre part, je suis privé pour un mois de toute influence sur mes affaires, et c'est là le plus grand préjudice porté à mes intérêts. J'ai déjà exposé dans la pièce ci-jointe le fait d'avoir été placé en prison sur le même pied que les voleurs, les assassins, les faux-monnayeurs, voire même les condamnés à mort ; d'avoir été logé avec eux et laissé en leur contact journalier. J'ai également exposé que la chambre (que je suis obligé de partager avec mon propre cocher), la cour, les latrines se trouvent dans un état horrible, éminemment dangereux pour la santé et même pour l'existence et contraire à l'art. 443 du Code d'Instruction criminelle, et qu'en y restant, ce serait pour moi la mort à bref délai. Le fait que je n'ignorais point les désagréments et les dangers auxquels je pourrais m'exposer par une contravention et des voies de fait sur la police, ainsi que ma propre position financière et sociale et celle de ma famille, me mettent à l'abri du reproche, fait à des étrangers dans des cas semblables, de m'être mis par négligence, voire même à dessein dans cette situation, afin d'en battre monnaie. Cependant, quelque pénible que nous soit l'incident, à moi et à ma famille, et quel que soit le contentement avec lequel je l'eusse évité, maintenant qu'il s'est produit, j'ai pour devoir, comme tout autre, d'exiger du Gouvernement haïtien, qui demeure responsable des débordements de ses fonctionnaires, satisfaction et dédommagement pour les mauvais traitements infligés à ma personne et le préjudice porté à mes intérêts.

Le fait même que ma famille est une des premières et des plus riches du pays exige de toute nécessité que j'obtienne une éclatante satisfaction, car si les haïtiens s'apercevaient que l'on pût impunément maltraiter même un des allemands les plus haut placés et les plus connus, alors, étant donnée la haine qui règne en ce moment contre l'étranger, leurs empiétements à l'égard des autres membres de la colonie allemande ne connaîtraient plus de bornes. Quoique, à Port-au-Prince, le haut commerce soit presque exclusivement entre les mains des allemands, et que notre colonie soit la plus notable de toutes, il règne déjà chez l'haïtien une conception spéciale sur la protection que nous trouvons auprès de notre Gouvernement en cas de différends, conception qui nous est très pénible et ne s'accorde en aucune façon avec la dignité de la nation allemande. Il est donc dur pour nous d'avoir à faire sans cesse l'expérience qu'on est animé d'un saint respect en face des américains et des anglais, et qu'à l'endroit de nous autres allemands (des français également) on croit pourtant pouvoir tout se permettre ici. en Haïti. Dans mon cas, on alla si loin que des américains conseillèrent à mon père de mettre sa maison de commerce, dans laquelle il a un associé américain, complètement sous le pavillon des Etats-Unis, et qu'alors sa maison de commerce ainsi que sa famille seraient à l'abri de pareilles atteintes.

Nous devons avouer que cette façon de voir est celle qui domine généralement ici ; non, cependant, qu'elle soit justifiée et fondée, car moi-même et tous les allemands d'ici nous avons l'espoir, je dirai même la ferme confiance que Votre Excellence, dans mon intérêt et dans celui de toute la colonie allemande en Haïti, voudra s'occuper de mon affaire et qu'une action résolue démontrera à l'avenir aux haïtiens qu'en dehors des Anglais et des Américains, les allemands aussi appartiennent à une nation de la catégorie de celles dont les sujets trouvent une protection énergique contre les atteintes et les préjudices portés à leur personne et à leurs biens.

Votre Excellence verra par la copie ci-jointe que j'ai d'abord adressé ma demande de protection au Représentant du Gouvernement allemand ici, Monsieur le Comte Schwerin. Mes sentiments de justice seraient froissés, si, du fait que je me suis directement adressé à Votre Excellence, il dût s'ensuivre que cette protection ne me soit pas octroyée dans la plus large mesure.

Monsieur le Ministre-Résident, depuis son arrivée, a, au contraire, constamment témoigné du plus vif intérêt pour sa mission en faveur des allemands d'ici, et a fait dans mon cas, ainsi que dans d'autres, de grands efforts personnels, sans perte de temps.

La cause qu'il ne soit pourtant point parvenu jusqu'ici à obtenir ma mise en liberté réside dans les conditions particulières du pays et dans le caractère de ses habitants. Le nègre aime dans ces cas la résistance passive et les moyens dilatoires, car de cette façon celui qui est vraiment coupable échappe souvent, par suite des changements fréquents de gouvernements et de ministres, à l'aveu et aux conséquences de ses fautes, qu'il laisse en héritage au fonctionnaire qui lui succède. En attendant, bien que les autorités d'ici commencent par résister en pareil cas,elles finissent néanmoins toujours par céder en face de la démonstration énergique, de la sommation sans conditions, qui s'appuie, ainsi qu'elles le savent bien, sur la force et le bon droit, et c'est justement par ce moyen que les anglais et surtout les américains ont obtenu leurs grands succès et procuré à leurs compatriotes un respect et l'auréole d'une inviolabilité que malheureusement nous autres allemands en Haïti ne possédons pas encore.

J'insiste encore sur ce point qu'il règne ici parmi tous les allemands le plus vif contentement de ce que Monsieur le Comte Schwerin se soit emparé de mon affaire avec le plus grand zèle et ait tout fait pour moi dans la mesure de ses forces ; cependant,

Votre Excellence, avec des vues plus larges, une plus grande expérience et munie de pouvoirs plus étendus, sera certainement à même de me procurer pleine satisfaction, ce qui est du plus grand poids, de la plus grande importance pour la considération et la sécurité de la colonie allemande entière d'ici. L'incident ayant atteint une des plus anciennes, des plus haut placées et des plus considérées de toutes les familles étrangères, tous les regards, ceux des haïtiens comme ceux des étrangers, y sont fixés ; il a acquis de la sorte, ainsi que son règlement ultérieur, une importance qui dépasse de beaucoup l'ordinaire.

C'est pour ces motifs que je me suis permis de m'adresser directement à Votre Excellence. Je sollicite très-respectueusement de Votre Excellence, en ma qualité de sujet allemand, la protection du Gouvernement allemand contre une violation de domicile dont j'ai été victime, contre un jugement basé sur de faux témoignages, contre une condamnation injuste à un mois d'emprisonnement et à quarante-huit gourdes d'amende, contre le préjudice causé à ma santé, à mes intérêts moraux et sociaux, enfin contre des pertes considérables d'argent et de biens que je me réserve d'énumérer ultérieurement.

Je demeure, avec le plus profond respect et le plus entier dévouement, de Votre Excellence, le très-obéissant

EMILE LUDERS.

L'occasion me sera fournie plus loin de revenir sur ces documents et de réfuter la version de M. Luders concernant la cause et les circonstances de sa condamnation. Pour le moment, n'est-il pas urgent de s'évader de cette atmosphère empuantie de mensonges nauséabonds et de s'en aller au plus vite respirer un air moins délétère ? Hélas ! que dire de cet abominable individu de vingt-six ans qui, fermant de propos délibéré son cœur aux généreuses inspirations de la jeunesse, de même qu'aux fiers accents de la vérité, ne trouve rien de mieux que de se vautrer dans la pire calomnie et le chantage le plus éhonté, afin de permettre à son impudente cupidité de soutirer encore de l'argent à ce pays que les siens ont tant contribué à corrompre, à appauvrir, à ruiner ? Ce Schylock en herbe ment horriblement à chaque phrase, à chaque ligne, presque à chaque mot, dans l'espoir d'enlever une dernière livre de chair à la patrie haïtienne qui fut douce et bienfaisante à ses ascendants, qui sourit maternellement à son berceau et entoura de splendeur l'aube de son existence ! . . . .

Ces écrits sont tellement étranges que l'on est tenté de se demander si M. Luders a lu, avant de les signer, les élucubrations que le Dr Yahr semble avoir puisées dans ses injections de morphine. Autrement, il se fût rappelé que l'incident a eu lieu le 21 Septembre et non le 22, et que la fortune de sa famille ne devait pas décemment être invoquée contre la République dont l'indulgente hospitalité avait toléré l'acquisition *per fas et nefas* des millions qu'il faisait sonner si haut.

Le pis était que la Légation impériale d'Allemagne accueillait ces faussetés avec une complaisance propre à provoquer de tristes réflexions sur la hideur de la nature humaine en proie à une soif excessive d'avancement. En effet, le Comte Schwerin avait appris, le 25 septembre, de la bouche du Secrétaire d'État de l'Intérieur, la translation de M. Luders à la Conciergerie, où ne l'avaient précédé que le Dr Yahr et deux français emprisonnés pour dettes à la requête d'un de leurs compatriotes, et ce fait lui avait été confirmé par la lettre même du condamné, en date du 28 septembre : il est dès lors inconcevable que cet agent diplomatique ait accepté sans observation et transmis à Berlin, au Ministre des Affaires Étrangères, un Mémoire que le même Lüders lui adressa le 1er Octobre pour se plaindre notamment « d'être relégué au compartiment des criminels de droit commun et de se trouver encore en contact journalier avec environ deux cents nègres — dont un bon nombre à moitié nus — l'écume de la population, et qui, condamnés pour vols, meurtres, fabrication de fausse monnaie, etc, expient en prison des peines de longue durée, quelques-uns même étant sous le coup d'une condamnation capitale. » De deux choses l'une : ou il y a eu entente pour provoquer une profonde et pénible impression à Berlin, fût-ce au prix d'un détestable mensonge, et alors il n'est pas de termes assez virulents pour flétrir une connivence et une duplicité sans précédents ; ou M. Luders, par de telles impostures, a commis la dernière des impertinences envers le Chargé d'Affaires, qu'il avait précédemment instruit des nouvelles conditions de sa détention, et alors comment celui-ci a-t-il pu, sans le moindre scrupule, estampiller la réclamation de cet impudent comédien et accorder son chaleureux appui à une cause qui n'avait d'autre ressource que l'altération de la vérité ? L'éloge dithyrambique du zèle et de l'activité du « Ministre-Résident », que contient la lettre adressée à l'Office impérial des Affaires Étrangères, n'était vraiment pas un motif suffisant pour faire passer condamnation sur ces inexactitudes intentionnelles.

Après cela, on ne saurait s'étonner que, sans attendre le jugement du Tribunal d'appel, M. Lüders se fût cru autorisé à multiplier ses démarches en vue d'une intervention diplomatique. Il y aurait encore moins de raison d'être surpris de l'état d'esprit révélé par la lettre suivante, qui ne me fut remise que plusieurs jours après la date qu'elle porte :

Port-au-Prince, le 7 Octobre 1897.

Monsieur le Secrétaire d'Etat,

J'ai l'honneur de vous faire remarquer que l'instruction dans l'affaire Emile Luders a été terminée à l'audience du 30 septembre passé. L'article 166, dernier alinéa, du Code d'Instruction criminelle prescrit d'une manière formelle que le jugement sera prononcé *au plus tard* à l'audience qui suivra celle où l'Instruction aura été terminée. Le tribunal correctionnel de cette ville siège tous les mardis et jeudis, donc l'audience suivant celle du 30 septembre était celle du 5 de ce mois. Mais non-seulement le tribunal correctionnel a remis dans la séance du 30 septembre la prononciation du jugement à la huitaine, on vient d'ajourner encore aujourd'hui la prononciation à mardi, le 12 de ce mois, parceque l'un des juges était malade *hier*.

En réservant à mon Gouvernement l'appréciation de ces faits, je Vous prie, Monsieur le Secrétaire d'Etat, d'agréer l'assurance de ma haute considération.

Comte SCHWERIN.

Il n'est pas malaisé de deviner l'intention qui avait présidé à la rédaction de cette lettre. Le Comte Schwerin, en apparence, ne me demandait rien : il se contentait de me « faire remarquer des retards dont il réservait l'appréciation à son Gouvernement ». Il lui convenait d'ignorer que le cas était réglé par la loi du 26 septembre 1895, qui laisse aux juges, s'il y a un légitime empêchement, la faculté de prononcer le jugement à une audience ultérieure. Mon Collègue de la Justice, que j'avais mis au courant du contenu de la lettre du Chargé d'Affaires, en le priant de « me faire savoir si le dernier renvoi avait eu lieu conformément à la loi », me dit que, d'après les renseignements qui lui étaient parvenus, la maladie d'un des juges avait empêché que la décision n'intervînt à l'expiration de la huitaine. Voici ce que rapporte le procès-verbal des audiences concernant l'affaire des prévenus Emile Luders et Dorléus Présumé :

« Le mardi sept octobre 1897, au local sus-dit, la composition, toujours avec même assistance que des autres parts, et en présence du citoyen C. I. Michel Pierre, Substitut du Commissaire du Gouvernement, ayant pris siège à dix heures et dix minutes du matin, le juge-doyen a publiquement annoncé que le jugement de l'affaire n'a pu être rendu à l'audience de ce jour, à cause de la maladie de M. le juge Incident Georges, l'un de ses assesseurs. »

Le Comte Schwerin s'étonnait à tort qu'un juge présent à l'audience du 7 Octobre eût été malade les jours précédents et que cette circonstance eût retardé la délibération du Tribunal ou la rédaction du jugement. Les juges, on l'a vu, n'étaient pas en faute.

D'ailleurs, dans l'hypothèse d'une négligence répréhensible, de quoi le Secrétaire d'Etat des Relations Extérieures aurait-il eu à se mêler ? L'art. 6 de la loi du 26 septembre 1895 édicte que, pour chaque infraction signalée par le Commissaire du Gouvernement dans un rapport hebdomadaire, les juges recevront un avertissement du Département de la Justice et que, après deux avertissements non suivis d'excuses jugées légitimes par le Conseil des Secrétaires d'État, ils seront passibles de la perte de leurs appointements du mois du dernier avertissement et, en cas de récidive, réputés démissionnaires Cette disposition, destinée à couper court à des retards vraiment anormaux, ne préjudicie pas, ajoute l'article, à l'action des parties intéressées. Cette action ne peut être que la prise à partie et il est inadmissible qu'un justiciable, pourvu surtout d'un avocat dont il exalte la science à plaisir, soit fondé, en excipant de son extranéité, à laisser de côté des formalités prescrites dans l'intérêt de tous, pour se réclamer d'un système qui tend à faire du Secrétaire d'État des Relations Extérieures le commissionnaire des légations étrangères.

Qui sait s'il ne serait pas arrivé un moment où, des libations inusitées ayant fait perdre le sommeil à Mr Luders, un zèle diplomatique plus vivement stimulé aurait voulu « réserver à l'appréciation du Gouvernement impérial » le défaut de soporifiques à la Conciergerie ?

En réalité, la tactique était ostensible : hier on reprochait au tribunal de police sa précipitation ; aujourd'hui on se fait un grief contre le Tribunal correctionnel de prétendues lenteurs. Pour éviter ces récriminations, qui sont autant d'ennuis, ne vaudrait-il pas mieux exercer une prudente pression sur les juges, en leur montrant l'agent diplomatique qui veille et auquel il n'est pas bon de déplaire ?

Je déclinai l'honneur de suivre M. le Comte Schwerin sur ce terrain.

II

Le Jugement.

Il n'est pas inutile de rappeler que les audiences que le Tribunal correctionnel de Port-au-Prince consacra, le 28 et le 30 Septembre 1897, à l'instruction de l'affaire, furent suivies par une nombreuse assistance, composée d'haïtiens et d'étrangers. Au premier rang se trouvait le Chargé d'Affaires d'Allemagne, pressé, sinon circonvenu, par un cortége de « bons allemands », probablement très étonnés eux-mêmes de l'espèce d'intérêt qu'une consigne insidieuse leur commandait de prodiguer à M. Luders.

D'ailleurs, en dépit de l'affluence considérable, tout se passa dans le plus grand calme. Nulle manifestation, nulle trace d'animosité contre l'un ou l'autre des appelants. Une simple curiosité, provoquée vraisemblablement par le goût des périodes oratoires et stimulée peut-être par la présence d'un diplomate anxieux de communiquer sa propre importance à la cause de son ressortissant. La placidité de l'auditoire était telle que ce fut à peine si un murmure vite apaisé s'éleva après cette phrase de l'exorde de Me Ed. Lespinasse :

« Messieurs, Me Lachaud a dit un jour que le plus grand malheur pour quelqu'un qui comparaît devant la justice, c'est d'être riche ; s'il m'est permis de parodier ce mot, je dirai que le plus grand malheur pour quelqu'un qui comparaît devant la justice haïtienne, c'est d'être riche et étranger.

La physionomie de ces audiences et l'impartialité qui présida à l'instruction orale excitèrent, si je suis bien renseigné, l'admiration du Comte Schwerin, auquel des personnes dignes de foi entendaient dire, plusieurs jours après, que, « hormis le local, on se serait cru à Berlin ».

Le jugement fut rendu le 14 Octobre 1897. Comme il a été l'occasion ou le prétexte d'un acte de brutalité inoui de la part de l'Allemagne, il importe de le reproduire *in extenso*, pour l'édification du public :

LIBERTÉ, EGALITÉ, FRATERNITÉ,

RÉPUBLIQUE D'HAITI.

« *Extrait des minutes du greffe du Tribu-*
« *nal civil de Port-au-Prince.* »

AU NOM DE LA RÉPUBLIQUE.

Le Tribunal civil de Port-au-Prince, compétemment réuni au Palais de justice, a rendu, en audience publique, en ses attributions correctionnelles, le jugement suivant :

Vu : 1° Un acte d'appel signifié au Commissaire du Gouvernement à la requête du nommé Emile Luders par exploit de l'huissier Désir Alexandre, en date du vingt-deux septembre dernier, dûment enregistré ;

2° Un autre acte d'appel du vingt-quatre septembre dernier, notifié au Commissaire du Gouvernement à la requête du nommé Dorléus Présumé par exploit de l'huissier Arsène Duvigneaud, dûment enregistré ;

3° Le jugement dont est appel, rendu par le Tribunal de paix de la section Nord de la Capitale, en ses attributions de simple police, le vingt et un septembre dernier ; lequel jugement a condamné les nommés Emile Luders et Dorléus Présumé à un mois d'emprisonnement, à quarante-huit piastres d'amende, à la restitution d'un cordon « force à la loi » déchiré, et aux frais et dépens ;

4° L'original dûment enregistré de la citation directe donnée à la requête du Ministère public, par exploit de l'huissier Boyer Denis, en date du 27 septembre dernier, aux agents de police Petit-Jean Louis Jean, Maximilien Prudent, Michel Marseille et Joseph Edouard, aux fins de prendre qualité, comme bon leur semble, dans cette affaire ;

5° L'original dûment enregistré de la citation directe donnée à la même requête par exploit du même huissier Boyer Denis, en date du 27 septembre dernier, au citoyen Foreste Julien, Simon fils, Europe Alexis Fleury, Clermon Belmon et Alexandre Antoine, pour déposer ce qui est à leur connaissance dans l'affaire des nommés Emile Luders et Dorléus Présumé, condamnés par le Tribunal de simple police de la Capitale, section Nord, pour voies de fait exercées sur les agents de police Maximilien Prudent, Michel Marseille, Joseph Edouard et Petit-Jean Louis-Jean, dans l'exercice de leurs fonctions ;

6° Les originaux dûment enregistrés de la citation directe donnée à la requête du Ministère public, par exploits de l'huissier Valmort Viljoint, en date du 24 septembre dernier, aux nommés Emile Luders et Dorléus Présumé, aux fins de se voir juger et condamner sous la prévention de rébellion contre la force publique, suivie de voies de fait exercées sur les agents de la police administrative de cette ville, Maximilien Prudent, Michel Marseille, Joseph Edouard et Petit-Jean Louis-Jean, dans l'exercice de leurs fonctions, délit prévu et puni par les articles 173 et 402 du Code pénal ;

7° Deux lettres-rapports adressées par le commissaire Clermon Belmon, de la police administrative de cette ville, l'une sous la date du 21 septembre, au juge de paix, section Nord de la Capitale, et l'autre sous la date du 23 septembre, au Commissaire du Gouvernement près le Tribunal civil de ce ressort ;

8° Différentes autres pièces ;

Ouï à l'audience correctionnelle du 28 septembre dernier Me Edmond Lespinasse, conseil du prévenu Emile Luders, en son exposé de l'affaire ;

Ouï également Me Pacher Lespès en ses observations verbales tendantes à demander la jonction de l'affaire de son client Dorléus Présumé avec celle du prévenu Emile Luders ;

Ouï encore les plaignants Maximilien Prudent, Michel Marseille, Joseph Edouard, en leurs dépositions ;

Ouï les témoins Clermon Belmon, Europe Alexis Fleury, Simon fils, Antoine Alexandre, Foreste Julien, Richard Emmanuel Miot, Emmanuel Jaeger, Jean Baptiste Georges Bellevue Lespinasse, Eugène Roy, Paul Linné Miot, Damien Delva, Antoine Wallis et Antoine Ollivier, en leurs dépositions ;

Ouï enfin les prévenus Emile Luders et Dorléus Présumé, en leur interrogatoire et en leurs moyens de défense produits tant par eux-mêmes que par Mes Edmond Lespinasse et Pacher Lespès, leurs conseils, lesquels ont eu la parole en dernier.

La continuation de cette affaire ayant été renvoyée à une autre audience correctionnelle, à celle du trente septembre dernier, Monsieur C. Innocent Michel Pierre, Substitut du Commissaire du Gouvernement, prit et déposa les conclusions suivantes :

Attendu que, par citation en date des vingt-deux et vingt-quatre septembre courant, faite à la requête des sieurs Emile Luders et Dorléus Présumé, le premier sujet allemand, domicilié à Berlin (Allemagne) et demeurant à Port-au-Prince, le second bussman de profession, demeurant et domicilié au Port-au-Prince, le Commissaire du Gouvernement près le Tribunal civil de ce ressort a été cité à comparaitre à la barre de ce Tribunal pour se voir déclarer intimé d'un jugement contradictoire rendu contre eux par le Tribunal de paix, section Nord de la Capitale, en ses attributions de simple police, le vingt et un courant, les condamnant à un mois d'emprisonnement, à quarante-huit piastres d'amende, à la restitution d'un cordon de « force à la loi » déchiré et aux frais et dépens, et ce, pour contravention prévue par l'art. 44 de la loi sur l'organisation de la police urbaine ;

Attendu que, suivant procès-verbal ou rapport fait par l'Inspecteur de la Police administrative de cette ville, en date du vingt et un septembre courant, les sus-nommés ont été dénoncés et renvoyés par devant le Tribunal de paix, section Nord de la Capitale, sous la prévention de rébellion contre la force publique, suivie de voies de fait exercées sur les agents de la police Maximilien Prudent, Michel Marseille, Joseph Edouard, Petit-Jean Louis-Jean, lesquels sont porteurs d'empreintes de coups de pied et de coups à la figure;

Attendu que la prévention mentionne également qu'un cordon de « Force à la loi » a été déchiré par le prévenu Emile Luders ;

Attendu qu'en droit la première obligation du juge est d'examiner sa compétence ; que le juge de paix de la section Nord, saisi de la prévention du fait de rébellion, de voies de fait exercées non sur des particuliers, mais sur des agents de la police, suivies de coups de pied et de coups à la figure, laissant empreinte et établissant des contusions, avait pour devoir de se décliner, les blessures et coups à la figure étant punis par l'article 256 du Code pénal et la rébellion, d'une façon unique, par les articles 170 et 173 du même Code ;

Attendu que les préventions sus-énoncées sont des délits qui n'entrent pas dans la compétence des Tribunaux de simple police, qui n'ont pour mission de juger que les contraventions ;

Attendu que la compétence en raison de la matière est d'ordre public ; qu'il y a lieu pour le Tribunal de reconnaître que le jugement dont est appel est radicalement nul, ayant été rendu par un Tribunal incompétent ;

Par ces motifs et autres à suppléer, Requiert le Tribunal recevoir les adversaires appelants du jugement rendu par le Tribunal de paix de la section Nord en date du vingt et un septembre courant ; dire que le Tribunal de paix était incompétent à raison de la matière ; annuler le dit jugement, et, l'appel étant dévolutif, statuer sur le fond de la contestation dans les formes déterminées par la loi ; toutes choses demeurant en état, et, en cas de contestation, condamner les contestants aux dépens. C'est justice.

C. I. MICHEL PIERRE, Substitut.

Après avoir posé les conclusions écrites, ci-dessus transcrites, Monsieur C. Innocent Michel Pierre a conclu verbalement à ce que le Tribunal condamnât le nommé Emile Luders à deux années de prison, aux termes des articles 170, 173, 177 et 254, premier et deuxième alinéas, du Code pénal, et le nommé Dorléus Présumé à six mois de prison aux termes des articles 170 et 173 du Code pénal.

Me Is. Vieux, conseil du sieur Michel Marseille, partie civile, prit, de son côté, les conclusions ainsi conçues :

Qu'il plaise au Tribunal,

Attendu, en fait, qu'il résulte qu'à la date du . . . . , le concluant, en sa qualité d'agent de la police administrative de cette ville, requis à l'effet de procéder à l'arrestation du sieur Présumé, bussmann attaché au service du nommé Emile Luders, étranger, résidant en cette ville, et obtempérant à cette réquisition, se présenta devant les écuries centrales, dirigées par Emile Luders, où il trouva le délinquant, à qui il donna, au nom de la loi, l'ordre de le suivre au bureau central de la police, celui-ci, se reconnaissant coupable, s'y refusa et Emile Luders, de son côté, furieux de cette injonction faite à son bussmann, se précipita sur le concluant, le terrassa et fit pleuvoir sur lui une grêle de coups de pied ;

Attendu qu'il ressort de la déposition des témoins et des faits résultant des débats, que le concluant, en sa qualité d'agent de police, a été outragé, battu dans l'exercice de ses fonctions et à l'occasion de cet exercice ;

Que Présumé et Emile Luders en sont coupables comme auteurs ; qu'ils ont, de propos délibéré, résisté à la force publique, outragé et battu l'agent Michel Marseille ;

Par ces motifs, outre la peine à requérir par le Ministère public, condamner solidairement l'un pour l'autre Présumé et E. Luders à deux mille piastres de dommages-intérêts et à tous les dépens. C'est justice.

Is. VIEUX, avocat.

Me. Edmond Lespinasse, conseil du prévenu Emile Luders, répondit au Ministère public par celles ainsi conçues :

Attendu que le concluant, le vingt et un courant, a été condamné par jugement de simple police à un mois d'emprisonnement et à l'amende prévue par l'art. 44 de la loi sur l'organisation de la police urbaine ;

Attendu que contre ce jugement le concluant a, en temps utile, interjeté appel ;

Attendu qu'il a été établi par l'instruction faite à l'audience de ce jour et par la contexture du jugement attaqué, que des agents de police, ne se trouvant pas dans les conditions requises par la loi, sont rentrés dans la demeure du concluant pour y procéder arbitrairement à l'arrestation du sieur Dorléus Présumé ; que le concluant leur a fait, à ce sujet, des observations dont ils n'ont pas tenu compte ;

Attendu que le fait de faire des observations à la police, surtout lorsque celle-ci est dans son tort, ne constitue ni crime, ni délit, ni contravention ;

Attendu, en effet, que les articles 14 et 15 de la Constitution garantissent la liberté individuelle et l'inviolabilité du domicile ;

Attendu qu'il résulte des articles 10, 22 et 33 du Code d'Instruction criminelle, que l'autorité ne peut pénétrer dans la demeure de quelqu'un que dans le cas de flagrant délit ou lorsqu'elle y aura été requise par le chef de maison ;

Attendu encore que le Code pénal, article 145, punit tout agent de la force publique qui, hors les cas prévus par la loi et sans les formalités qu'elle prescrit, se sera introduit dans la demeure de quelqu'un ; qu'il ressort de ces différentes dispositions de la loi, que si quelqu'un doit être puni dans la cause, ce sont bien les agents de police qui se sont introduits dans la demeure du concluant sans l'accomplissement des formalités légales ;

Attendu, en outre, qu'il découle de l'article 170 du Code pénal que la résistance, même avec violence et voies de fait, n'est punie que dans les cas où les agents de l'autorité agissent pour l'exécution des lois ; qu'il s'ensuit que les faits reprochés au concluant, même s'ils avaient été établis, ne constitueraient pas une contravention ;

Attendu enfin qu'aucune infraction à la loi n'a été relevée contre le concluant ;

Par ces motifs, il plaira au Tribunal annuler le jugement dont est appel et, faisant ce que le Juge de Paix aurait dû faire, le renvoyer de la prévention portée contre lui.

Ed. LESPINASSE, avocat.

Me Pascher Lespès, conseil du prévenu Dorléus Présumé, répondit, de son côté, au ministère public par les conclusions ainsi formulées :

Attendu, au surplus, en ce qui concerne la rébellion, le fait de résistance, eût-il été prouvé, même dans le cas où cette résistance serait accompagnée de violences et de voies de fait, ne constitue pas une rébellion prévue, définie et punie par les articles 170 et suivants du code pénal ;

Par ces causes et motifs et tous autres à suppléer de droit et d'équité, qu'il plaise au tribunal d'appel rapporter le jugement dénoncé ; décharger, en conséquence, le concluant des condamnations portées contre lui par le tribunal de simple police; donner acte au concluant des réserves qu'il fait pour poursuivre, conformément à l'article 14 de la Constitution, par devant les tribunaux compétents et dans les formes tracées par la loi, l'attentat fait contre sa liberté individuelle et contre son domicile, l'arrestation illégale et arbitraire, ainsi que l'injuste détention dont il a été victime à partir de son acte d'appel. Ce sera justice.

P. LESPÈS, avocat.

Mes P. Lespès et Ed. Lespinasse, au nom des prévenus Emile Luders et Dorléus Présumé repoussèrent les conclusions prises par la partie civile de la manière suivante :

Plaise au Tribunal,

Attendu que Michel Marseille s'est constitué partie civile ;

Attendu que sa demande n'est pas fondée ; que les faits qu'il allègue ne sont pas légalement établis ;

Par ces motifs et autres à suppléer d'office, le débouter purement et simplement de ses fins et conclusions. Ainsi sera justice.

P. LESPÈS et Ed. LESPINASSE, avocats.

Enfin Mes P. Lespès et Edmond Lespinasse répliquèrent, au nom de leurs clients, au Ministère public, par les conclusions ci-après relatées :

Attendu que le Ministère public a conclu à une aggravation de la peine ; que le droit d'appel ne lui appartient pas ; que la jurisprudence détermine qu'il ne peut conclure à l'aggravation de la peine ;

Par ces motifs, rejeter les conclusions du Ministère public et faire droit à celles précédemment prises.

Ed. LESPINASSE et P LESPÈS, avocats.

Considérant qu'il résulte de l'instruction orale et publique de cette affaire, faite aux audiences correctionnelles des 28 et 30 Septembre dernier, les faits suivants :

Le citoyen Maximilien Prudent, en sa qualité d'agent de la police administrative de cette ville, fut requis par le sous-inspecteur Antoine Alexandre de procéder à l'arrestation du nommé Dorléus Présumé, bussman attaché au service du sieur Emile Luders, et prévenu de vol d'une clef de buss au préjudice du sieur Décius Fortunat ; cet agent, obtempérant à cette réquisition, se présenta devant les Ecuries Centrales, dirigées par le sieur Emile Luders. Là, il trouva le délinquant, à qui il donna, au nom de la loi, l'ordre de le suivre au bureau de la police administrative de cette ville. Dorléus Présumé refusa d'obéir à cette injonction, se mit à se rébeller et tint fortement un buss qu'il lavait. A ce moment, Monsieur Emile Luders, qui était à l'étage de ses écuries, se présenta pour retirer des mains de la police le prévenu Dorléus Présumé. Emile Luders, qui déclara dans le moment qu'il était allemand et que ses domestiques n'avaient rien à démêler avec la police, prit l'agent Maximilien Prudent par le collet, le tira fortement dans l'intérieur de ses écuries, le jeta par terre et marcha sur sa figure, ce qui fit, dans cette partie, à Maximilien Prudent deux contusions.

Non content de cela, Emile Luders donna à Maximilien Prudent un coup de bâton au ventre.

Dorléus Présumé aida son patron à se rébeller et à déchirer un cordon de « Force à la Loi, » que portait le plaignant Joseph Edouard.

Emile Luders ne s'arrêta pas là, dans sa rébellion ; toujours aidé du nommé Dorléus Présumé, il donna : 1° à l'agent de police Michel Marseille des soufflets, un coup de pied et un coup de bâton à la tête, et 2° à l'agent Petit-Jean Louis Jean des taloches et des coups de pied et déchira aussi la tunique et le cordon de « Force à la Loi » du dit agent Petit-Jean Louis Jean.

Sur l'exception d'incompétence soulevée par le Ministère public ;

Considérant que, comme l'a soutenu à bon droit le Ministère public, le Juge de Paix de la Section Nord de la Capitale, jugeant en ses attributions de simple police, ayant été saisi d'une prévention de rébellion suivie de coups portés au visage et dont il est résulté des contusions, de fait, devait décliner sa compétence et renvoyer cette affaire à Monsieur le Commissaire du Gouvernement, pour que suite y fût donnée conformément aux articles 170, 173 et 256 du Code pénal ;

Attendu qu'il a été rendu le vingt et un du courant par le Tribunal de Paix, section Nord de la Capitale, en ses attributions de simple police, un jugement qui condamne le concluant et le sieur Emile Luders à quarante-huit gourdes d'amende et à un mois d'emprisonnement, en conformité de l'article 44 de la loi sur l'organisation de la police urbaine, pour voies de fait sur les agents de police et pour rébellion contre la force publique ;

Attendu que le concluant a interjeté appel de ce jugement en temps utile ;

Attendu que cet appel est à la fois dévolutif et suspensif dans l'occurrence, au prescrit de l'article 149 du Code d'Instruction criminelle, le concluant ne se trouvant pas dans les cas d'exception prévus par l'article 18 de la loi du 19 Septembre 1836, portant amendement au Code d'Instruction criminelle, puisqu'aucune condamnation n'a été prononcée contre lui pour une des contraventions désignées aux articles 402, 403, 405 et 408 du code pénal ; que cependant, malgré cet appel qui suspendait l'exécution du jugement rendu contre lui, comme cela vient d'être démontré, le concluant a été bien retenu dans les prisons de la Capitale, bien que cet appel ait été régulièrement signifié au Ministère public ;

Attendu que, dans le jugement dont est appel, le droit sacré de la défense a été violé dans la personne du concluant et dans celle du sieur Emile Luders, condamné aux mêmes peines pour les mêmes faits et par le même jugement, le temps nécessaire pour faire appeler ses témoins lui ayant manqué, et le Tribunal de Paix ayant refusé de lui accorder le sursis que les deux inculpés sollicitaient pour pouvoir produire leurs témoins ;

Attendu que le jugement viole d'une façon manifeste l'article 145 du Code d'Instruction criminelle, en ce que : 1o il n'est pas motivé, et 2o aucun texte de loi punissant la rébellion n'y a pas été inséré, toutes deux formalités prescrites à peine de nullité du jugement; qu'il viole encore ouvertement l'article 135 du même code, le concluant et son co-inculpé ayant été tous deux condamnés sans preuve, la prétendue contravention qui leur était reprochée n'ayant pas été prouvée par aucun des trois modes de preuve institués et établis par l'article 135 sus-cité ; et qu'il y eu une absence complète de procès-verbal ou rapports et de témoins, les plaignants ayant été seuls entendus et écoutés, au mépris de la loi, qui est une pour tous et qui est protectrice des intérêts et des droits de toutes les parties en cause ;

Attendu que les témoins entendus à cette audience et cités par les deux appelants ont confirmé par leurs dépositions les moyens d'appel présentés par eux et ont démontré l'injustice de la condamnation prononcée contre eux, la double contravention qui leur est reprochée n'existant pas, d'après leur témoignage ;

Attendu qu'alors même que cette double contravention aurait été établie de la façon et selon les formes prescrites par la loi, il n'y aurait pas lieu pour le Tribunal de condamner les appelants, la violation de la loi et la perpétration d'un crime ou d'un délit ne pouvant jamais être génératrices d'un droit et les agents de police qui se sont plaints ayant commis au préjudice de l'appelant Dorléus Présumé des actes attentatoires à sa liberté individuelle et à son domicile, garantis par les articles 14 et 16 de la Constitution actuelle ; actes qui sont punis par les articles 85, 145, etc., du Code pénal, combinés, l'arrestation qu'ils voulaient faire de sa personne et qui a été la cause première du procès actuel étant illégale et arbitraire, cet appelant n'étant dans aucun des cas où la loi ordonnait de le saisir, puisqu'il ne s'était rendu coupable d'aucun crime, délit ou contravention que la police est tenue de rechercher ;

Considérant que, de ce chef, l'exception d'incompétence proposée doit être accueillie et le jugement dont est appel doit être annulé.

Au fond :

Considérant que l'appel est dévolutif, c'est-à-dire donne compétence en même temps au Tribunal réformateur pour statuer définitivement sur le fond de la contestation qui lui est déféré ;

Considérant que, quoiqu'en pense à cet égard le prévenu Emile Luders, les agents de police, chargés d'arrêter le nommé Dorléus Présumé ne se sont pas introduits dans sa demeure pour y procéder arbitrairement à cette dite arrestation ;

Qu'au contraire, il a été établi dans le cours de l'instruction orale et publique à laquelle a donné lieu cette affaire, que c'est le nommé Emile Luders qui a tiré fortement dans l'intérieur de ses écuries l'agent Maximilien Prudent, pour le frapper ;

Qu'en conséquence, il y a lieu de dire que le fait de rébellion suivi de coups portés au visage et dont il est résulté des contusions, reproché aux nommés Emile Luders et Dorléus Présumé, est constant ; et qu'ils sont coupables, le premier comme auteur et le dernier comme complice pour avoir, avec connaissance, aidé ou assisté l'auteur de l'action dans les faits qui l'ont consommée ;

Considérant que ce fait, ainsi déclaré constant, tombe sous le coup et l'application des articles 170, 173, 177, 256, 44, 45, premier et deuxième alinéas, du Code pénal, ainsi conçus :

Article 170 : Toute attaque, toute résistance avec violences et voies de fait envers les officiers ministériels, la force publique, les préposés à la perception des taxes et des contributions, les porteurs de contrainte, les préposés des douanes, les séquestres, les officiers ou agents de la police administrative ou judiciaire, agissant pour l'exécution des lois, des ordres ou ordonnances de l'autorité publique, des mandats de justice ou jugements, est qualifié, selon les circonstances, crime ou délit de rébellion.

Article 173 : Si la rébellion n'a été commise que par une ou deux personnes, avec armes, elle sera punie d'un emprisonnement de six mois à deux ans ; et si elle a eu lieu sans armes, d'un emprisonnement de six jours à six mois.

Article 177 : Les auteurs de crimes et délits commis pendant le cours et à l'occasion d'une rébellion, seront punis des peines prononcées contre chacun de ces crimes, si elles sont plus fortes que celles de la rébellion.

Article 256 : Lorsque les blessures ou les coups dont il sera résulté des contusions n'auront occasionné aucune maladie ou incapacité de travail personnel de l'espèce mentionnée en l'article 254, le coupable sera puni d'un emprisonnement d'un mois à un an.

Si les coups sont portés au visage, le coupable sera puni d'un emprisonnement de six mois à deux ans.

Article 44 : Les complices d'un crime ou d'un délit seront punis de la même peine que les auteurs mêmes de ce crime ou de ce délit, sauf les cas où la loi en aurait disposé autrement.

Article 45 : Seront punis comme complices d'une action qualifiée crime ou délit, ceux qui auront, avec connaissance, aidé ou assisté l'auteur ou les auteurs de l'action dans les faits qui l'auront consommée, sans préjudice des peines qui seront spécialement portées par le présent Code contre les auteurs de complot ou de provocation attentatoire à la sûreté intérieure ou extérieure de l'Etat, même dans le cas où le crime qui était l'objet des conspirateurs ou des provocateurs, n'aurait pas été commis.

Dont lecture a été donnée à haute voix par le Juge-Doyen.

Statuant sur les dommages-intérêts réclamés par l'agent de police Michel Marseille :

Considérant que, par le fait de sa rébellion suivie de coups portés au visage, un tort a été causé à l'agent Michel Marseille, qui se trouvait au nombre de ceux chargés d'arrêter le délinquant Dorléus Présumé, tort qui doit être réparé en argent, aux termes des articles 1168 et 1169 du Code civil.

Par ces motifs, le Tribunal, après en avoir délibéré, reçoit les nommés Emile Luders et Dorléus Présumé appelants du jugement rendu par le Tribunal de paix de la section Nord de cette ville, en ses attributions de simple police, le vingt et un septembre 1897; dit que le dit Tribunal était incompétent, à raison de la matière; annule, en conséquence, le dit jugement, et attendu que l'appel est dévolutif, et statuant au fond, condamne : 1º le nommé Gustave Emile Luders, âgé de vingt-six ans, négociant et Directeur des Ecuries centrales, né et demeurant à Port-au-Prince, et 2º Dorléus Présumé, âgé de dix-neuf ans, né à

Pétion-Ville et demeurant à Port-au-Prince, à une année d'emprisonnement; et par corps, conformément à l'article 36 du Code pénal : 1° aux frais de la procédure envers l'Etat, alloués au greffe à la somme de . . . . et ce, non compris le coût du présent jugement, 2° à cinq cents gourdes à titre de dommages-intérêts envers la partie civile; 3° à la restitution d'un cordon de « force à la loi » appartenant à l'agent Joseph Edouard, et 4° aux dépens alloués à Me I. Vieux à la somme de . . . . et ce, non compris le coût du présent jugement, pour la signification duquel, avec commandement, l'huissier-audiencier Valmort Viljoint est commis.

Le tout, pour avoir, le premier, comme auteur d'une rébellion sans armes contre les agents de police Maximilien Prudent, Michel Marseille, Joseph Edouard et Petit-Jean Louis-Jean, porté des coups au visage des agents Maximilien Prudent et Michel Marseille, coups dont il est résulté des contusions sur la personne de l'agent Maximilien Prudent; et le second, comme complice, pour avoir aidé ou assisté avec connaissance l'auteur de ces deux actions dans les faits qui les ont consommés.

Donné de nous, ANSELME, juge-doyen, INCIDENT GEORGES, juge, et C. MARCELIN, juge-suppléant, en audience publique du quatorze octobre 1897.

Le moment est venu de contrôler les dires de M. Luders et de discuter les griefs qu'il a allégués contre l'action de la Police ou les décisions de la Magistrature haïtienne. Pour qui n'a pas de parti-pris, la cause est déjà entendue et le jugement qu'on vient de lire a constaté souverainement des faits dont la notoriété est indiscutable. Seuls, les teutomanes conservent leur volontaire cécité, en dépit du plus honteux abus de la force. Leur mauvaise foi est si subtile et insinuante qu'il n'est jamais hors de saison de ruiner leurs sournoises perfidies. Quoi qu'ils aient fait et quoi qu'ils veuillent encore dire, la vérité, qui ne perd pas ses droits, surgira toujours du fond des assertions contradictoires sous lesquelles ils s'évertuent jusqu'ici à la retenir. Aussi personne ne s'est-il mépris sur le mobile qui les poussa à contester l'évidence et la véracité de tant de témoignages exempts de partialité et qu'il est utile de résumer une dernière fois d'après le procès-verbal d'audience :

M. Antoine Alexandre, inspecteur en chef de la police communale, se trouvant dans la rue Courbe le 21 septembre, entre dix et onze heures du matin, fut prié par M. Décius

Fortunat de faire arrêter le nommé Dorléus Prézumé, son cocher, à cause d'un flagrant délit de vol commis à son préjudice. Ce Prézumé, après avoir emporté une clef anglaise, venait de s'engager au service de M. Emile Luders, connu pour être peu scrupuleux sur le choix de ses gens, dont quelques-uns faisaient des Écuries centrales un lieu de recel, si bien que, plus tard, l'invraisemblable loueur de voitures n'hésitera pas, pour justifier sa réclamation, à insinuer qu'il ne saurait se garder du vol, étant dans l'impossibilité de surveiller ce personnel de hasard. Il se tenait à ce moment dans la galerie extérieure de la remise de Luders et lavait une des voitures. C'était là une besogne à laquelle la disposition de l'endroit empêchait de se livrer ailleurs que du côté de la rue, et c'est précisément cette circonstance qui permit à M. Fortunat de le voir et de le désigner de loin à l'Inspecteur Antoine Alexandre. Celui-ci enjoignit à Maximilien Prudent et Michel Marseille, agents de la police administrative, attirés par ses coups de sifflet, de procéder à l'arrestation du voleur. Prézumé refusa d'obtempérer à l'invitation qui lui fut faite de venir au Bureau central de la police et se cramponna au « buss » qu'il nettoyait.

Ce qu'il est surtout utile d'établir et ce qui ressort sans contredit de son interrogatoire, c'est qu'il fut arrêté devant la remise, « sous la galerie », et non à l'intérieur, « la distance du buss à la remise étant à peu près comme celle du siège des juges au banc des avocats », c'est-à-dire de trois mètres environ. Il demanda, déclare-t-il, la permission de « rentrer » pour se vêtir plus convenablement, ce qui lui fut refusé.

M. Luders ne dit pas autre chose dans son interrogatoire : « J'étais chez moi, écrivant sur mon bureau, quand j'ai entendu du bruit *sous la galerie* de ma remise : c'était mon cocher que des agents de police arrêtaient ».

Tous les témoins présents sur les lieux dès l'origine ont également corroboré devant le Tribunal d'appel les déclarations des agents de police.

A cet ensemble de preuves est-il nécessaire d'ajouter une forte présomption morale : l'incontestable souci de la police administrative de Port-au-Prince de se conformer en tout point aux sages et fermes instructions du Secrétaire d'État de l'Intérieur ? Nul n'ignore, en effet, la persévérante énergie que M. F. L. Cauvin, dès son arrivée aux affaires publiques, appliqua à la réorganisation d'un Corps trop longtemps décrié pour son inobservance des formes prescrites par le législateur. Afin de déraciner chez les dépositaires de la force légale toute velléité d'arbitraire et de prévenir toute tentation de brutalité, il alla jusqu'à les désarmer en leur retirant le traditionnel bâton, sans leur rendre pourtant le briquet autorisé par la loi du 2 août 1872. Dans ces conditions, il n'est pas croyable que les agents de police eussent voulu s'exposer et aux violences des particuliers et aux rigueurs de l'autorité supérieure pour l'équivoque plaisir d'enfreindre les prescriptions ministérielles.

Il est donc avéré que la police, au moment où survint M. Luders, avait déjà appréhendé Dorléus Prézumé, trouvé devant les Écuries centrales, dans un lieu essentiellement public. Il s'agit maintenant de rechercher comment cette arrestation, à laquelle le cocher prétend n'avoir opposé aucune résistance, a pu causer un énorme attroupement et provoquer la bagarre retentissante où M. Luders joua consciencieusement le premier rôle.

Un allemand dont je veux bien taire le nom a affirmé que son compatriote d'emprunt revenait de son magasin de nouveautés de la rue Traversière, lorsque, voyant Prézumé retenu par Maximilien Prudent, il passa brusquement entre les deux et entraîna à l'intérieur le voleur, dégagé par ce mouvement inattendu : d'où une irruption instantanée des agents de police pour reprendre l'individu. Cette version, qui ne peut passer pour un certificat d'innocence, doit être pourtant écartée, puisqu'elle n'a été ni produite sous la foi du serment, ni confirmée par d'autres témoignages.

Au reste, il n'est pas impossible de reconstituer la scène véritable : « Dans l'intervalle, déclare Prézumé, M. Luders, ayant entendu le bruit, m'a dit d'aller à mon travail. » Et l'agent Maximilien Prudent s'exprime ainsi : « M. Luders a paru dans l'intervalle et s'est opposé à l'arrestation du voleur, *en disant qu'il est allemand et que, partant, les gens qui travaillent chez lui ne doivent rien avoir à démêler avec la police haïtienne* ». Tel est l'état d'esprit de ce Directeur d'Écuries ! Il est allemand et n'entend pas qu'un homme qu'il vient de reprendre à son service soit arrêté. Qu'importe que l'art. 5 du code civil déclare les lois de police et de sûreté obligatoires pour tous ceux qui habitent le territoire de la République ? Il ne lui plaît pas de connaître cette disposition, qui est aussi un principe de droit international. Sa personne et celle de ses « gens » sont hors de l'atteinte de la justice locale. Il n'en démord pas et invoque avec hauteur ce privilège d'exterritorialité *sui generis*. Et ce n'est point une opinion d'un jour : il y a déjà longtemps qu'il l'a adoptée, exprimée, mise en pratique. Le 7 février 1894, passant à cheval à une heure du matin devant le « Bureau de l'Arrondissement », il frappe de sa cravache un factionnaire qui lui a crié qui-vive, et proclame en se rengorgeant « qu'il est étranger et ne doit pas se soumettre aux lois du pays ». Et lorsque, pour ce fait d'une gravité exceptionnelle, il est condamné simplement à dix jours d'emprisonnement et à douze piastres et demie d'amende, un Secrétaire d'État de la Justice, « connaissant comme pas un les lois haïtiennes », lui procure sans retard sa grâce pleine et entière sous la forme d'un Arrêté qu'on s'abstient d'insérer au Moniteur, pour ne pas lui faire de la peine.

C'est pourquoi il n'a pas à se gêner et nous ne devons pas du tout trouver étrange qu'il affirme que l'état de siège ne peut affecter les étrangers, ni qu'il se plaigne de la violation de son « droit d'asile », ni qu'il ordonne à Prézumé, qui est en état d'arrestation, « d'aller à son travail », ni qu'il appelle tout son personnel à la rescousse et engage-

une furieuse bataille pour retirer le cocher des mains d'agents de police peu disposés à lâcher prise. Il les prend au collet, ces hommes qui sont dans l'exercice de leurs fonctions, il les frappe au visage, à la poitrine, à l'abdomen, aveuglément et sans relâche, à coups de poing, à coups de pied, à coups de canne, il les terrasse, il laboure leur corps de son talon, il déchire leurs écharpes et leurs tuniques. N'en a-t-il pas le droit ? Et ne peut-il se réclamer d'une sorte de grâce d'état, de par sa qualité d'étranger, que rehaussa à ses propres yeux une mesure de clémence, extraordinaire comme l'infraction qui avait entraîné sa condamnation ?

Toutefois, par moments, il consent à prendre la peine de se disculper, comme dans ce passage de son Mémoire à la Légation Allemande : « Me basant, écrit-il, sur la connaissance spéciale que j'ai de ce pays, je m'abstins de toute action violente. D'ailleurs, je n'aurais pu rien faire seul contre la supériorité des forces adverses. . . . Je ne me livrai à aucun acte de violence ; je ne m'opposai même nullement à l'arrestation de mon domestique, et j'affirme surtout — je peux le prouver à la Légation impériale par des témoins oculaires — que je ne maltraitai et ne blessai personne. »

Eh bien ! voici dans quels termes ces témoins oculaires ont déposé devant le Tribunal correctionnel :

M. Forest Julien. — J'étais au Bar de la Bourse quand j'entendis Benjamin (Antoine Alexandre) « siffler la police ». Aux coups de sifflet, des agents accoururent à Benjamin, qui leur ordonna d'opérer l'arrestation de Dorléus. Obtempérant à cette injonction, ils se rendirent près des Écuries centrales pour arrêter le dit Dorléus, mais M. Luders s'y opposa, tout en administrant des coups de pied, de poing et de bâton à ces agents de police.

M. Simon Fils. — Ayant entendu « siffler la police » du côté des Ecuries centrales, je m'y rendis. A mon arrivée, je trouvai M. Luders terrassant deux hommes de police. Il les foula aux pieds, les frappa, etc. . . Dorléus et d'autres individus frappaient aussi les agents de police.

M. EUROPE FLEURY. — Je trouvai Luders furieux. Il frappait les agents à coups de pied, de bâton, etc.

M. RICHARD MIOT, *un français, ami de M. Luders.* — J'étais sur la Place Geffrard quand j'entendis un grand bruit du côté de la remise de Luders. J'y dirigeai mes pas et, à mon arrivée, je trouvai des hommes de police arrêtant un homme qui demeure chez Luders. *Après une longue résistance,* Luders est allé former une plainte au bureau central de la police.

M. EMMANUEL JÆGER, *un allemand, ami de M. Luders.* — J'étais vis-à-vis de la maison de Constantin Vieux, aux environs, par conséquent, de la remise de Luders. J'ai vu celui-ci debout dans sa remise, au milieu d'une affluence. C'était l'arrestation de son bussman que la police opérait. *Il s'y est opposé. Il avait une main en l'air et, de l'autre, il tenait un homme de police qui trépignait.*

M. GEORGES LESPINASSE, *un français, ami de M. Luders et beau-frère d'un allemand.* — Je passais sur la Place de la Paix quand j'entendis des coups de sifflet partis du côté de chez Luders. J'y accourus et je vis Luders s'opposant à l'arrestation d'un homme qui se trouvait à l'intérieur des Écuries centrales. Il était colère et avait un stick en main. Je ne puis rien préciser, n'ayant pas été sur les lieux au commencement de la scène.

M. EUGÈNE ROY, *ami de M. Luders.* — Je causais avec quelqu'un quand j'entendis du bruit aux Écuries centrales. Je fus voir ce qu'il y avait. C'étaient des agents de police qui arrêtaient un homme qui s'accrochait à une voiture. Luders tenait un stick de la main droite et un homme de police, de la gauche. Il y eut une bousculade et des hommes de police tombèrent.

M. DAMIEN DELVA. — . . . . Luders s'opposa à l'arrestation de Dorléus. Il avait un stick en main et bousculait les agents de police.

M. ANTOINE WALLACE, *un anglais, palefrenier de M. Luders, ayant pour interprète M. Georges Gaugaitte, beau-frère d'un allemand.* — J'étais à l'intérieur des Écuries centrales, où je soignais un cheval. J'ai entendu du bruit et j'ai accouru. C'étaient trois hommes de police qui procédaient à l'arrestation de Dorléus, lequel s'accrochait à une voiture. M. Luders, fâché, ordonna aux agents de police de laisser Dorléus.

M. ANTOINE OLIVIER, *cocher de M. Luders.* — Je n'étais pas présent au commencement de la scène. Je fus amené sur les lieux par le bruit. A mon arrivée, je trouvai quatre hommes de police en train d'arrêter quelqu'un. M. Luders, dont je suis le cocher, s'opposa à cette arrestation. Il avait un rotin en main.

Lisez maintenant le formel aveu fait par M. Emile Luders dans une interview que l'*Impartial* du 20 octobre 1897 a publiée avec son assentiment et son visa personnel :

« J'étais à mon bureau, travaillant à mes écritures, quand, averti par le bruit qui se faisait au rez-de-chaussée, je suis descendu pour voir deux agents de police qui se disputaient avec l'un de mes cochers qu'ils voulaient arrêter. Cet homme nettoyait une voiture qui se trouvait sur le seuil de la porte, moitié sous la galerie et moitié en dedans ; *l'homme était en dedans ou au dehors, qu'importe !* On voulait l'arrêter, parcequ'il avait, disait-on, volé une clef de la voiture de M. Fortunat, chez qui il travaillait avant d'entrer à mon service. — *Je suis intervenu, j'ai été grossier, je dois l'avouer, excessivement grossier envers ces hommes de police ;* je leur ai dit des paroles désagréables, je les ai mis à la porte, parcequ'ils se trouvaient à l'intérieur de ma remise, *que j'avais besoin du service de cet homme* et que la police n'avait pas le droit de venir l'arrêter chez moi. Ils ont sifflé et ont occasionné un attroupement ou plutôt un envahissement de mon établissement. Il y a eu alors une véritable bousculade : les agents de la police tirant mon cocher, celui-ci résistant, d'autres cochers venant à son aide et moi poussant tout ce monde-là hors de chez moi. »

Est-il possible, après toutes ces déclarations, de conserver le moindre doute sur la brutale opposition de M. Luders à l'arrestation de son cocher, sur les voies de fait dont furent victimes de sa part des agents de la police administrative, requis par l'Inspecteur de la police communale, en un mot, sur le délit de rébellion avec violences qui a entraîné l'application des articles 170, 173, 177 et 256 du Code pénal ? M. Luders, entouré et aidé de ses gens et doué, au surplus, d'une force herculéenne, savait bien qu'il ne risquait rien à molester des hommes absolument sans armes et — il faut le dire — intimidés par sa qualité d'étranger, puisque, à l'audience correctionnelle du

28 septembre, le commissaire de police Europe Fleury a confessé qu'il n'a pas voulu arrêter ce délinquant en l'absence du juge de paix, encore que, dans ce cas de flagrant délit de rébellion, il fût pleinement autorisé à le faire par l'art.10 du Code d'Instruction criminelle. Au fond — disons-le en passant — de tels ménagements se retournent contre nous, car si M. Luders avait été appréhendé, comme de raison, au moment précis où il faisait rage pour délivrer Dorléus Prézumé, il n'eût pas eu l'occasion d'équivoquer sur son arrestation au Bureau central de la police, où, par une marque d'inconscience ou un excès d'audace, il s'était présenté pour se plaindre de la violation de son « droit d'asile » et réclamer son cocher, « du service duquel il avait besoin.»

Au reste, quoi qu'il en ait dit, cette arrestation n'était nullement illégale, attendu que, de son propre aveu, elle eut lieu à peu près vingt minutes après la scène et que, selon l'art. 31 du Code d'Instruction criminelle, le flagrant délit est le délit qui se commet actuellement *ou qui vient de se commettre*, la doctrine et la jurisprudence admettant, d'ailleurs, que le « temps voisin du délit » peut embrasser une période de plus de vingt-quatre heures.

Le reproche de violation de domicile n'est pas plus sérieux. Hélas ! nous voilà bien loin de la conception romaine pour qui le domicile était par essence le foyer domestique, l'auguste retraite uniquement accessible aux intimités familiales et au culte des dieux lares ! « La vie privée doit être murée», disait encore dans ce sens l'illustre Royer-Collard. C'est aussi de l'antique tradition que s'est inspiré l'art. 6 de la Constitution prussienne pour proclamer — après tant d'autres — que la maison de chaque citoyen est un asile inviolable. « La circonstance qu'une propriété est close, dit un Arrêt de la Cour de Leipzig en date du 6 avril 1880, ne suffit pas pour qu'elle soit réputée close dans le sens de l'art. 123 du Code pénal allemand. Il faut pour cela que la propriété fasse partie d'une maison habitée, circonstance qui comprend ce qu'on appelle la paix domestique ».

N'importe ! Il nous faut bien croire M. Luders lorsqu'il affirme avoir transporté ses pénates dans les Écuries centrales. Cette concession faite, il convient de rappeler que l'individu inculpé de vol fut, avant que survint son patron, arrêté à l'extérieur de la remise. C'est un point que l'aveu des prévenus et d'unanimes témoignages ont définitivement établi. Que, dans la lutte engagée par M. Luders et son personnel pour enlever Dorléus Prézumé aux agents de police qui s'en étaient emparés, ces derniers, pressés par la foule grossissante et curieuse des péripéties d'une arrestation aussi incidentée, aient été entraînés à l'intérieur, c'est possible, c'est même probable. Seulement il va sans dire que ce mouvement involontaire ne constituerait pas le fait délictueux prévu et puni par l'art. 145 du Code pénal, les agents ne s'étant pas introduits spontanément et encore moins de propos délibéré dans les lieux que, par un étrange abus de mots, le voiturier en déconfiture a osé appeler son domicile. Sans compter que le flagrant délit de rébellion commis par M. Luders, qui tirait Prézumé dans sa remise, eût été un motif légitime d'y pénétrer pour le maintien de cette arrestation si malicieusement entravée.

En supposant que la violation de domicile fût réellement démontrée, cette circonstance n'eût jamais impliqué pour le butor endurci le droit d'attaquer, de frapper, d'assommer des agents exécutant un ordre de l'Inspecteur de la police Communale. La Cour de Cassation de France n'a pas varié sur ce point : « Les citoyens, dit-elle, ne peuvent demeurer libres de se soumettre ou de s'opposer aux actes des agents de l'autorité, selon qu'ils les jugeront plus ou moins légaux ». De même, un Arrêt de la Cour de Paris déclare « qu'il n'est point permis aux particuliers, sous prétexte d'illégalité ou de l'irrégularité des actes exercés à leur égard, de se mettre en état de rébellion contre les agents de la force publique ou préposés agissant pour l'exécution des lois, des ordres ou ordonnances de l'autorité publique, et qu'ils conservent seulement leur recours à l'autorité judiciaire ou administrative pour faire annuler ces actes et punir les auteurs, s'il y a lieu ».

Qui ne voit, après tout, la perturbation qu'engendrerait l'opinion contraire ? Cette opinion ne manquerait assurément pas de partisans décidés à la pousser aux conséquences les plus extrêmes. A côté des modérés qui, tout en étant d'avis que la résistance à un excès de pouvoir est un acte de légitime défense, ajoutent que « cette résistance doit se proportionner à l'intensité de l'attaque et n'employer que les moyens nécessaires pour en triompher et qu'elle ne peut aller sans crime au-delà de ce qu'exige la conservation du droit menacé », n'y aurait-t-il pas des forcenés, des Luders, pour prétendre s'opposer par les armes à l'arrestation d'un tiers qu'ils auraient laissé s'introduire dans leur domicile, et appliquer ainsi de leur autorité privée la peine capitale à un délit que la loi punit d'une amende de quatre à douze piastres ? Et ne serait-ce pas une odieuse dérision que d'abandonner, par exemple, l'appréciation des actes des officiers de la police judiciaire aux passions et à l'aveuglement d'un téméraire dont l'intelligence ne peut concevoir que la loi sur l'état de siège soit obligatoire pour les étrangers qui habitent le territoire de la République ?

En résumé, des allégations intéressées ne sauraient prévaloir contre l'évidence et il reste absolument démontré que Maximilien Prudent et Michel Marseille furent empêchés par Luders d'emmener Dorléus Présumé, arrêté hors des Ecuries centrales, et durent user de leurs sifflets de police pour demander main-forte et obtenir l'aide des seuls agents Joseph Edouard et Louis Jean. Luders en a imposé au Comte Schwerin et au Ministre des Affaires Étrangères d'Allemagne, lorsqu'il a écrit qu'il avait été aux prises avec « une petite armée, dix à douze hommes » : soutenu par ses employés, ses cochers, ses palefreniers, ses « gens » en un mot, et avec sa grande force musculaire, et sa canne jamais inactive, il avait, au contraire, beau jeu contre quatre agents sans défense — puisqu'ils n'étaient munis, ainsi que je l'ai déjà expliqué, ni de sabres ni de bâtons — et par-dessus le marché, très portés à toute sorte de ménagements envers un étranger. Luders fut donc à bon droit appréhendé

5

et conduit devant le juge de paix dans un temps très voisin du fait délictueux qu'il avait commis.

Pouvait-il, sur son appel, être condamné pour le délit de rébellion et non pour la simple contravention résultant des voies de fait? C'est la dernière question juridique à résoudre.

Disons tout de suite que la Cour de cassation de France décide que, si l'appel a été interjeté par le prévenu seul, il n'appartient pas aux juges d'aggraver la condition de l'appelant, soit en se déclarant incompétent, soit en augmentant les condamnations prononcées contre lui. Elle se fonde spécialement sur un Avis du Conseil d'Etat, approuvé par un Décrêt du 12 novembre 1806.

On a opposé cette jurisprudence au jugement du 14 octobre, qui a annulé, pour cause d'incompétence, la décision du Tribunal de simple police et frappé de peines correctionnelles Luders et Présumé. En raison de notre tendance à adopter les solutions qui prévalent en France, la critique formulée ne manque pas de gravité. Je pense néanmoins que les adversaires du jugement n'ont pas assez tenu compte de plusieurs considérations de droit et de fait susceptibles d'atténuer ou de détruire la force de leurs objections.

D'abord, y a-t-il en Haïti un Avis ou un Décrêt ayant force législative, ou un texte de loi assez explicite pour ne laisser planer aucune incertitude sur la consécration du principe invoqué? Je ne le crois pas. Les avocats des prévenus ont repoussé les conclusions du Ministère public parce que « le droit d'appel ne lui appartient pas et que la jurisprudence détermine qu'il ne peut conclure à l'aggravation de la peine ». Cette argumentation ne nous renseigne point sur l'existence d'une disposition légale interdisant au Commissaire du Gouvernement, en cas d'appel de la part des prévenus, de donner au fait incriminé une qualification autre que celle que lui attribue le jugement de simple police, ou de requérir l'application du véritable texte qui vise et punit le délit ou la contravention. En effet, la jurisprudence n'est pas la loi.

Je sais bien qu'on infère de l'art. 148 du Code d'Instruction criminelle que le droit d'appel n'est accordé qu'au prévenu condamné à l'emprisonnement ou à des amendes ou réparations civiles excédant la somme de vingt-cinq piastres, et j'admets volontiers que dans la pratique cette opinion n'a guère de contradicteurs. Cependant j'imagine malaisément que le législateur ait voulu refuser à la partie publique une faculté dont l'exercice serait une sauvegarde pour la société, souvent un sérieux obstacle à une quasi-impunité. Ainsi, comment supposer que le Ministère public pourrait avoir les mains irrémissiblement liées devant la décision d'un Tribunal de police qui, pour soustraire par hasard un meurtrier aux rigueurs du Tribunal criminel, s'empresserait de le condamner à quelques jours d'emprisonnement? Il ne lui serait pas permis d'en appeler, si cette interprétation de l'art. 148 est fondée, et il serait également empêché de se pourvoir en Cassation contre un jugement qui n'aurait pas été rendu en dernier ressort, car nous ne pouvons nous dissimuler que ce n'est qu'en contrevenant au texte de l'art. 153 du Code d'Instruction criminelle que l'on admettrait dans tous les cas la recevabilité de ce recours extraordinaire.

Cet inconvénient est si réel qu'on s'efforce d'y obvier par tous les moyens possibles; mais il n'y a qu'à lire le résumé d'un Arrêt du Tribunal de Cassation en date du 26 mars 1879, pour se convaincre de la stérilité de ces efforts et de la bizarrerie des combinaisons d'articles « permettant de concilier les principes qui dirigent cette matière ». C'est ainsi qu'il nous est donné d'apprendre qu'un jugement rendu à charge d'appel devient en dernier ressort à l'expiration du délai de dix jours à partir de sa signification — à moins qu'il ne soit à la fois en premier ressort à l'égard du condamné et en dernier ressort à l'égard de la partie publique.

Quoiqu'il en soit et alors même que cette question spéciale dût être résolue négativement, il serait encore rationnel de décider que le Commissaire du Gouvernement peut, sur l'appel du condamné, proposer un moyen d'incompétence pour faire annuler une décision du Tribunal de police, puisqu'il serait admis à fonder sur ce moyen, qui est d'ordre public, un pourvoi en cassation contre le propre jugement rendu en appel par le Tribunal correctionnel.

La réplique des avocats de la défense n'était donc pas du tout concluante. Elle était, du reste, implicitement contredite par les conclusions en réponse à la demande de Michel Marseille, qui tenait les appelants sous la menace d'une aggravation de peine, conclusions dans lesquelles les défenseurs, sans reproduire l'objection faite au Ministère public, se retranchaient derrière la simple assertion que « les faits allégués n'étaient pas légalement établis. »

En somme, les Magistrats saisis de la connaissance de toute l'affaire par les actes d'appel illimité des prévenus aussi bien que par la citation directe dont ceux-ci ont été l'objet de la part du Commissaire du Gouvernement, n'ont violé aucun texte de loi, ni comme juges d'appel, en infirmant le jugement de police pour cause d'incompétence, ni comme juges correctionnels, en qualifiant et punissant autrement que le Tribunal de police les actes imputés à Luders et à Prézumé.

En tout cas, même dans l'hypothèse où le jugement du 14 octobre eût été critiquable, l'art. 153 du Code d'Instruction criminelle n'indique-t-il pas la voie qu'il eût fallu suivre jusqu'au bout pour le faire annuler?

« La partie publique, dit-il, et les parties pourront, s'il y a lieu, se pourvoir en cassation contre les jugements rendus en dernier ressort par le Tribunal de police, ou contre les jugements rendus par le Tribunal correctionnel, sur l'appel des jugements de police. »

Le Comte Schwerin lui-même, après avoir entendu la décision, comprit qu'elle ne pouvait être attaquée que par un recours au Tribunal de Cassation, institué, selon une juste remarque, « pour ramener perpétuellement à l'exécution de la loi toutes les parties de l'ordre judiciaire qui tendraient à s'en écarter ». Interrogé par M. Luders sur ce qu'il y avait encore à faire, il répondit : « Epuisez les voies légales. »

La déclaration de pourvoi fut faite sur l'heure, comme l'atteste l'acte que nous reproduisons ici :

LIBERTÉ, EGALITÉ, FRATERNITÉ,

RÉPUBLIQUE D'HAITI.

« Extrait des minutes du greffe du Tribu-
« nal civil de Port-au-Prince. »

L'an mil huit cent quatre-vingt dix-sept, et le jeudi quatorze Octobre, à onze heures du matin ;

Au greffe du Tribunal civil de Port-au-Prince et par devant nous, P. Laraque, greffier dudit Tribunal, soussigné ;

A comparu le sieur Emile Luders, négociant et Directeur des Écuries Centrales, demeurant à Port-au-Prince, lequel nous a dit et déclaré qu'il se pourvoit en cassation contre le jugement rendu ce jour par le Tribunal civil de ce ressort, jugeant en ses attributions correctionnelles, le condamnant à une année d'emprisonnement, à cinq cents gourdes de dommages-intérêts et aux frais et dépens de la procédure. Le comparant nous a, en outre, déclaré constituer Me Ed. Lespinasse pour occuper sur le présent pourvoi.

Nous avons donné acte au comparant de sa déclaration ; après lecture, il l'a signée avec nous ainsi que son avocat.

EMILE LUDERS, ED. LESPINASSE, *avocat*, P. LARAQUE.

Dorléus Prézumé se pourvut également le même jour.

Le lendemain, les avocats des condamnés obtinrent pour le jour suivant, si j'en crois des personnes autorisées, une audience correctionnelle à l'extraordinaire, à l'effet de présenter au nom de leurs clients une demande de mise en liberté provisoire sous caution. Mais les juges, réunis au Palais de Justice à l'heure convenue, attendirent en vain la requête annoncée.

CHAPITRE III.

Le Comte Schwerin.

Il devait être cinq heures du soir, le 17 octobre, lorsqu'un Aide-de-camp du Président de la République vint m'annoncer que les Secrétaires d'État étaient attendus au Palais national, à cause d'un ultimatum que le Chargé d'Affaires d'Allemagne venait de lancer.

Je me rendis immédiatement à la convocation, et dès que le Conseil fût au complet, le Président, aussi calme que d'habitude, nous informa succintement de la surprenante démarche que le Comte Schwerin avait faite auprès de lui.

Voici, d'après des renseignements complémentaires, ce qui s'était passé :

Le Général Sam, après une tournée à cheval par les principales rues de la ville, après les visites et les réceptions qui font ordinairement du dimanche un septième jour de fatigue pour les Chefs d'Etat haïtiens, s'était retiré depuis un quart d'heure dans ses appartements privés, quand un officier de service accourut pour lui annoncer que le Chargé d'Affaires d'Allemagne se trouvait dans le vestibule du Palais et demandait à le voir.

Il était déjà quatre heures et demie de l'après-midi. La nuit vient tôt en cette saison d'automne. L'heure n'était plus des audiences officielles. Apparemment le Secrétaire d'Etat des Relations Extérieures n'avait pas été prévenu de cette visite. La démarche en question ne pouvait être qu'une marque de cordiale familiarité causée vraisemblablement par l'affabilité notoire du premier Magistrat de la République. Il n'y avait pas à s'arrêter à la forme ultra-démocratique de la politesse, et Son Excellence ordonna de faire monter le Comte Schwerin dans le salon des réceptions diplomatiques.

Cependant lorsque le Chef de l'Etat, pénétrant peu après lui, eût vu son attitude figée dans un uniforme de lieutenant de uhlans, il comprit que la visite n'était pas du tout gracieuse et revêtait déjà un air de contention insolite. Célant la surprise qu'il éprouvait de ce compassement prémédité, il salua courtoisement et attendit la communication imminente.

Alors l'agent diplomatique, botté et éperonné, casqué de cuir bouilli sous l'aigle aux ailes déployées, fit « assavoir » au Président de la République qu'il venait de la part de son auguste Maître, Guillaume II, Empereur d'Allemagne et Roi de Prusse, réclamer : 1° la mise en liberté immédiate de M. Emile Luders, sous peine d'une indemnité croissant à chaque jour de retard et sans préjudice de celle à laquelle donnait droit la détention de ce sujet allemand ; 2° la destitution des juges qui l'avaient condamné, et 3° la révocation des agents de police coupables de violation de domicile. Pour l'exécution de cet ultimatum en trois points, il accordait jusqu'au lendemain à midi. Passé ce délai, son gouvernement recourrait à la violence.

Le Président, justement étonné et blessé du discours menaçant du Chargé d'Affaires, lui répondit qu'il ne pouvait accepter la forme ni le fond de cette communication sans précédents. Les usages internationaux ne laissaient aucune incertitude sur la voie à suivre. Il y avait à se mettre en rapport avec le Secrétaire d'Etat des Relations Extérieures, qui examinerait les griefs invoqués et discuterait le principe des réparations demandées, en continuant à s'inspirer de l'esprit de conciliation dont le Gouvernement a si fréquemment donné la preuve.

— J'attendrai jusqu'à demain à midi, répéta le Comte avec une obstination rebelle à tout raisonnement.

Et, superbe comme un triomphateur romain, étendant toujours à son maintien et à toute sa personne la raideur empesée de son col d'apparat, il partit de ce pas automatique qui semble faire pendant aux soubresauts de son esprit méthodiquement inquiet.

Lorsque nous eûmes entendu le récit abrégé de l'incident, nous ouvrîmes la délibération sur ce qu'il convenait de faire dans de telles conjonctures. Notre faiblesse était notoire et c'était la seule raison de l'inqualifiable algarade du Chargé d'Affaires. Il n'y avait pas à se gêner avec nous, l'Allemagne n'étant exposée à aucun risque de notre part pour cette énorme inconvenance envers le Chef de la nation haïtienne. « Dieu aide aux forts ! » proclame un dicton allemand. Aussi un gentilhomme poméranien, représentant de hasard d'un empire colossal, peut-il tout se permettre, écarter brusquement une procédure poursuivie sur ses propres conseils, méconnaître à dessein les pratiques et les règles les plus élémentaires de l'étiquette diplomatique, pénétrer d'emblée et presque de force au Palais national, et, après avoir déposé au vestiaire la courtoisie, le bon ton, les bonnes manières, le respect de la dignité morale de l'Etat vers lequel il est envoyé comme d'aventure, surprendre en quelque sorte au débotté le Président de la République, afin de lui infliger l'audition d'un ultimatum sans nom, sans cause, sans rémission ! Et si l'interlocuteur malgré lui, aussi inopinément pris à partie vers la fin d'un jour férié, manifeste sa légitime stupéfaction devant ce procédé par trop incorrect, il n'y a pas à douter un seul instant que, par une odieuse interversion des rôles, sa judicieuse réponse ne doive être considérée comme une offense dont le pays sera rendu responsable. Les Universités allemandes auraient beau répéter ces paroles de Blüntschli : « Tous les Etats sont égaux entre eux, parce qu'ils sont des personnes. Ils participent tous au droit international et ont droit à ce que leur existence soit respectée. » Dieu aide aux forts, répliquerait S. M. l'Empereur Guillaume II, qui n'a pas eu le temps d'apprendre ce précepte à l'Université de Bonn.

En effet, la puissante Allemagne n'était en présence ni de la Russie ni de l'Angleterre. Le Comte Schwerin le savait bien en venant faire sa hautaine notification, et le Conseil des Secrétaires d'Etat, de son côté, ne l'ignorait pas.

C'est pourquoi nous jugeâmes nécessaire d'user de tous les ménagements possibles à l'égard d'un Agent diplomatique qui n'en avait gardé aucun envers nous. Il fut décidé que, malgré son insultante provocation, je lui écrirais pour essayer de ramener nos relations à l'état normal, en ouvrant la porte à des explications et à des pourparlers auxquels le Gouvernement voulait encore se prêter, d'autant plus qu'il inclinait à penser que le Chargé d'Affaires, si prompt à s'adresser au Président sans recourir à mon intermédiaire, avait, sur ce point particulier, agi de son propre mouvement et en dehors des instructions de Berlin.

Au moment de nous séparer, nous convînmes de garder le secret, qui fut également recommandé aux Aides-de-camp de service, dans l'espoir d'empêcher que des divulgations suivies de commentaires emflammés ne vinssent mettre obstacle à une conciliation toujours désirable.

De retour à la maison, je me perdis en conjectures sur les raisons qui avaient pu dicter à l'agent diplomatique sa détermination soudaine autant qu'irrégulière. Au milieu de mes réflexions, le souvenir de l'affaire Batsch surgit subitement. Les faits sont connus et il n'est pas nécessaire de les relater ni de rappeler l'unanime indignation qui traversa le pays lorsqu'on eût appris comment, à la suite d'un ultimatum adressé au Gouvernement haïtien, au nom de l'Empire d'Allemagne, par le capitaine de vaisseau Batsch, « chef de l'expédition », pour le paiement d'une indemnité de trois mille livres sterling au profit des sujets allemands Dickmann et Stapenhorst, les frégates *Vineta* et *Gazelle* avaient surpris à l'entrée de la nuit, et saisi deux avisos haïtiens. L'indemnité n'était qu'un prétexte, mais le véritable grief, c'étaient nos éclatantes manifestations de sympathie en faveur de la France au cours de la guerre de 1870, c'étaient nos angoisses, nos tristesses et nos révoltes à la nouvelle des désastres qui accablaient le noble pays épuisé et agonisant, c'étaient nos désespoirs éperdus devant sa défaite définitive et son démembrement inévitable, c'était « l'hymne de deuil » — écho de l'émotion générale — où le poète Oswald Durand reprochait à Napoléon 1er de n'avoir pas brisé

> Cette Prusse hautaine et rayé de la carte
> Son nom et son passé.

. . . .

Naturellement le Gouvernement de cette époque protesta contre l'acte de violence commis le 11 juin 1872 et « dénonça ce fait à toutes les nations du globe ». Naturellement il proclama que c'était « l'heure de resserrer nos rangs, de chasser de nos cœurs tout ressentiment, afin d'apporter une résistance invincible aux attaques qui pourraient être dirigées contre notre nationalité ». Naturellement le peuple bondit sous l'offense, fulmina, récrimina, et naturellement tous — gouvernants et gouvernés — oublièrent. On ne se souvient guère, chez nous, qu'à époque fixe, disaient récemment Paul et Victor Margueritte en parlant de la France. En Haiti, on ne se souvient pas du tout des affronts de l'étranger. Eh quoi! le rappel même périodique des humiliations qui abreuvèrent tant de fois notre débile République n'aurait-il pas sa raison d'être? Les douloureux anniversaires de ces crises si mortelles pour notre amour-propre ne comporteraient-ils pas un viril enseignement? N'auraient-ils pas au moins pour vertu de réunir au pied du drapeau national cravaté de deuil ceux qui, palpitants d'une espérance jamais lassée, persistent à croire au devoir civique, à l'efficacité du sacrifice, aux transformations réparatrices?

Hélas! nos indignations n'ont pas de lendemains, nos colères patriotiques s'évaporent en un clin d'œil, le jour d'après il n'est plus trace de l'horrible déchirement de nos ames meurtries et lacérées, et je ne sais quelle nouvelle série de complaisances et de compromissions remet bientôt sur le pinacle les sujets de l'insulteur d'hier et de demain, en les gorgeant encore une fois de toute la sève d'un pays dont les Gouvernements finiront vraisemblablement par les commissionner leurs prêteurs sur gages.

A la vérité, depuis l'affaire Batsch, les agents accrédités à Port-au-Prince par l'Empire d'Allemagne avaient généralement montré de la correction dans leurs rapports avec nous, gardant une stricte neutralité entre les partis dont le niais aveuglement a trop souvent ensanglanté le territoire haïtien au profit de fomentateurs exotiques. Il était réservé au nouvel envoyé de Berlin le triste honneur de rompre avec la tradition de ses prédécesseurs, en détruisant une harmonie qu'on estimait essentielle à des intérêts réciproques.

Le Comte Ulrich Schwerin était employé au Ministère Impérial des Affaires Étrangères, lorqu'il apprit que M. le Comte de Luxburg, Ministre-Résident de l'Empire d'Allemagne à Port-au-Prince, venait de quitter Haïti en congé de six mois. Il s'empressa de solliciter la faveur d'être envoyé ici comme Chargé d'Affaires *ad interim*, en prétextant le vif désir qu'il éprouvait de connaître les régions tropicales et de visiter avec sa jeune femme un pays lointain. Bien que l'impétrant ne jouît personnellement d'aucune notoriété dans les sphères officielles ou simplement politiques de Berlin, le baron Marschall von Bieberstein, alors Ministre des Affaires Étrangères, daigna accéder au vœu de son subordonné, dont l'inexpérience ne lui parut pas un empêchement absolu. Le Chargé d'Affaires improvisé, après avoir fait retentir sur tous les tons les échos d'alentour du bruit de sa « Mission à Haïti et Santo-Domingo », se hâta de mettre dans sa malle son uniforme d'officier de uhlans et prit le premier bateau en partance pour les Indes Occidentales.

Arrivé à Port-au-Prince au mois de mai 1897, il ne tarda pas à s'adresser au *Secrétaire d'Etat des Relations Extérieures* pour demander à être reçu en audience privée par le Président de la République, pour lequel il était porteur d'une lettre de l'Empereur d'Allemagne annonçant, je crois, une naissance survenue dans sa famille. Sa réception, à laquelle tous les Secrétaires d'État assistèrent en signe de bienvenue, n'eut rien de particulièrement saillant. A cette audience où il laissa percer un vague embarras, qu'expliquait assez la nouveauté de son rôle, il ne montra un peu d'imprévu que lorsque, des coupes de champagne ayant été apportées, il en prit une et, après le toast d'usage, la vida d'un trait ou plutôt d'un seul mouvement de déglutition. Somme toute, il nous parut sympathique et il ne serait alors venu à l'esprit d'aucun de nous que cet agent diplomatique était un de ces ouvriers en catastrophes dont parle un éminent publiciste.

A partir de ce moment, le Comte Schwerin, voulant sans doute mettre à profit son séjour à Port-au-Prince pour s'édifier sur les conditions de notre vie publique, allait un peu partout, à la Chambre des Communes et ailleurs, à cette mémorable séance du 4 juin, si pleine de passions et de tumultes, de même que dans les rassemblements formés au coin des rues, autour d'un publicateur de proclamations ou d'arrêtés. Et sa curiosité sans cesse en éveil semblait être moins d'un diplomate que d'un touriste.

Quand, vers la fin du mois de Juillet 1897, je fus appelé aux fonctions de Secrétaire d'État des Relations Extérieures en même temps qu'au ministère des Finances et du Commerce, il entretint un de mes amis de son intention de me faire une visite privée et lui demanda s'il pensait que je la lui rendrais. « Je suis obligé de prendre mes précautions, ajouta-t-il, parce que j'ai fait au précédent Ministre des Relations Extérieures deux visites qui n'ont pas été payées de retour. » L'ami se montra très surpris de cette imputation à l'égard d'un ancien Secrétaire d'État qui n'a jamais passé pour manquer de formes. Il répondit, d'autre part, que le Comte n'avait nullement à craindre que je ne lui rendisse pas sa politesse.

Je ne veux pas examiner si cette assurance était réellement indispensable au Chargé d'Affaires ; toujours est-il qu'il vint à la maison un dimanche, le 15 août, en compagnie de Mme la Comtesse Schwerin, qui produisit la meilleure impression par la simplicité de ses manières autant que par l'aisance et l'agrément de sa conversation presque parisienne. Nous ne demeurâmes pas en reste avec eux ; peut-être même notre visite se prolongea-t-elle plus qu'il ne convenait, grâce à une insistance dont je dois reconnaître, encore aujourd'hui, l'extrême amabilité.

Il était alors question dans le public d'une interpellation à grand fracas que des Sénateurs d'humeur belliqueuse préparaient contre l'interprétation donnée par l'Arrêté présidentiel du 12 août 1897 à un article de la Constitution. Le Comte y fit allusion, comme s'il eût désiré assister à la séance où la question serait discutée, mais j'avoue que la futilité du prétexte invoqué m'empêcha, par une sorte de pudeur patriotique, de seconder ce dessein, plutôt flatteur pour le Ministre que d'aucuns se proposaient de prendre à partie.

C'est ce même jour que le Chargé d'Affaires m'apprit qu'il avait été pendant quelque temps attaché à titre d'assesseur à l'un des tribunaux de paix de Berlin. Cette nouvelle me laissa rêveur durant plusieurs secondes, car j'eus l'intuition qu'un ennui quelconque nous viendrait de lui, par l'effet de cette fatuité ordinaire à l'homme qui, de l'exercice intermittent de fonctions judiciaires, a conservé des rudiments où son imagination grossissante se plaît à découvrir la plénitude de la science juridique. Il me fut donné plus d'une fois dans la suite de constater que le Comte prenait un air capable dès qu'il rencontrait un problème de droit. Comme il n'en savait pas assez pour allumer sa lanterne, il s'exaspérait de ne pouvoir éclairer son interlocuteur, auquel, bien entendu, il dédaignait d'emprunter la clarté qu'il n'avait point personnellement.

Son goût pour ces discussions, que sa dialectique spéciale menaçait toujours d'étouffer sous des arguments de fantaisie, l'amena, « par une chaude matinée d'août », au salon de réception du Département des Relations Extérieures. Il s'agissait du Dr Yahr, emprisonné pour dettes depuis trois mois passés. Le Chargé d'Affaires, qui ne s'était pas inquiété tout d'abord du sort de ce morphinomane, avait fini par s'intéresser à lui avec une ardeur presque fébrile, et il venait me demander de porter le Commissaire du Gouvernement à faire annuler d'office l'assignation consécutive à l'arrestation provisoire de son ressortissant. Juste à cette époque, je réfutais une réclamation de la Légation de France en faveur de M. Perval, l'un des propriétaires de l'Hôtel du Champ-de-Mars, qui croyait avoir à se plaindre d'une ordonnance rendue sur référé le 22 mai 1897 au profit de la dame Millie Nickel, « épouse » dudit Dr Yahr. J'étais entre l'enclume et le marteau, entre le Comte d'Apchier, Chargé d'Affaires de la République française, et le Comte Schwerin, Chargé d'Affaires de l'Empire d'Allemagne, ce qui prouve mieux que tous les raisonnements la scandaleuse iniquité de ces perpétuels agissements diplomatiques. J'eus une peine infinie à faire comprendre au protecteur du médecin honoraire qu'on ne manquerait pas d'opposer une fin de non-recevoir à toute immixtion directe du Ministère public dans une affaire où seuls étaient en jeu des intérêts d'un ordre privé.

Alors il changea de tactique : il fit une charge à fond contre la contrainte par corps, « institution barbare, qui n'existe plus en Allemagne », et finalement il me pressentit sur l'opportunité d'un Arrêté d'expulsion, qui aurait le mérite de tirer le Dr Yahr de prison, sans que ce dernier eût à délier sa bourse pour désintéresser ses créanciers. Je dus me contenir devant cette suggestion immorale et impertinente à la fois, tout en songeant à cette remarque de M. René Doumic : « On ne s'improvise pas diplomate. Il est des nuances et des délicatesses qu'ignoreront toujours certains ambassadeurs inattendus. » Je me bornai à faire observer à cet étonnant Chargé d'Affaires que l'unique point à envisager pour l'instant, c'était l'existence d'une loi autorisant cette voie d'exécution, et non la raison philosophique d'une telle mesure ; que, du reste, ses compatriotes, qui ont tant crié contre la loi sur la liquidation judiciaire, seraient les premiers à déplorer l'abolition immédiate de l'emprisonnement en matière commerciale, et que l'expulsion qu'il sollicitait de notre complaisance était impossible, n'étant pas justifiée par un motif légitime, et serait un jeu dangereux pour le gouvernement, dont la responsabilité pourrait être engagée envers les créanciers incarcérateurs et le prisonnier lui-même.

Le Comte Schwerin, impressionné, selon sa confession spontanée, par le reproche d'indifférence que lui adressaient des allemands mécontents de tout, ne voulut point partir sans la promesse de faire transférer son protégé à la Conciergerie. Et c'est ainsi qu'un traitement de faveur, qui n'était qu'une marque de déférence à l'égard du Représentant de l'Allemagne, tourna à notre détriment en facilitant la rencontre en prison du débiteur Yahr et du condamné Luders, bientôt associés l'un à l'autre pour l'exploitation de la République.

Au surplus, une considération supérieure nous faisait fermer les yeux sur les démarches plus ou moins insolites du Chargé d'Affaires : c'était l'utilité du maintien et même du resserrement de nos relations avec l'Allemagne, eu égard surtout à une opération financière qui, pour nous, devait être le point de départ et la condition d'une série de réformes à proposer ou à exécuter. J'aurai probablement à rappeler dans une publication ultérieure les persévérants efforts du Gouvernement pour conjurer la terrible crise économique qui, croissant chaque jour en intensité, accumulait d'innombrables ruines sur tous les points du territoire. Il me suffira de dire ici que mon premier souci, en arrivant au Ministère des Finances et du Commerce, fut de presser l'adoption des mesures propres à déblayer d'urgence une situation obstruée de décombres, en même temps qu'à servir de base à une politique financière prévoyante, rationnelle, rassurante. Dès le 30 juillet — quatre jours après la reconstitution du Cabinet — le Conseil des

Secrétaires d'État, animé d'un réel esprit de décision, donnait sa franche approbation à des projets qui s'inspiraient sans ambages d'un principe de régularité inflexible. Il fallait, sans se perdre dans des discussions dilatoires, se pencher avec une compatissante fermeté sur les misères, les souffrances, les désespoirs. Il fallait apporter une suprême énergie dans l'administration des remèdes héroïques que commandait l'opiniâtre violence du mal envahissant. Il fallait prêcher le sacrifice et en donner l'exemple, sans perdre de vue cette profonde observation de Mme de Staël : « Un sacrifice, quel qu'il soit, est plus beau, plus difficile que tous les élans de l'âme et de la pensée. »

Le Président de la République et ses Ministres furent unanimes à reconnaître que le changement du système monétaire s'imposait de prime abord. Si un emprunt était nécessaire à cette fin, il n'y avait pas à hésiter. Dans quel pays le contracter ? En France ? Il n'y fallait pas compter, et nous étions encore sous l'impression de l'échec de l'emprunt de 1896. En Belgique ? Des offres se dessinaient et on les examinerait en temps utile. En Angleterre ? On mettait en avant une condition impossible : le contrôle des douanes de la République. Aux Etats-Unis d'Amérique ? Des pourparlers de bon augure se renouaient. En Allemagne ? Pourquoi pas ? Déjà en 1895, M. le Dr H. E. Gœring, le prédécesseur du Comte de Luxburg, avait offert au Gouvernement du Général Hippolyte, par l'intermédiaire de M. Edmond Roumain, son concours officieux pour intéresser des banquiers allemands de sa connaissance à l'emprunt que projetait le Secrétaire d'État des Finances et du Commerce ; mais la Banque Nationale d'Haïti — établissement français, dirigé à cette époque par un ci-devant allemand — « s'arrangea » pour détourner ce coup.

En août 1897, le Comte Schwerin, vaguement informé de l'intention probable du Gouvernement haïtien de procéder au retrait du papier-monnaie au moyen d'un emprunt public, laissa entendre qu'il serait assez enclin à aider au succès de cette opération, si elle devait se faire en Allemagne, son beau-père étant, à l'en croire, un des plus gros banquiers de Berlin. Je fis part de ses bonnes dispositions au Conseil des Secrétaires d'État et, comme l'action du Chargé d'Affaires devait être, en la circonstance, exclusivement personnelle et privée, j'autorisai M. Edmond Roumain, que recommandaient des études approfondies sur la matière et une entente parfaite de la langue allemande, à conférer avec lui sur le mode le plus convenable de présenter l'affaire dans un milieu pour le moins indifférent. L'agent diplomatique consentit volontiers à écrire pour fournir des notes très favorables sur le pays, sa vitalité, ses ressources, son administration sincèrement réformatrice. Il demanda à cet effet à connaître les grandes lignes du projet d'emprunt et de retrait, en promettant le secret. Il eut même, à cette occasion, un mot qui eût comblé de joie M. Désiré Nisard, le partisan des deux morales : « Ce n'est pas seulement ma parole d'honneur de diplomate que je donne, dit-il ingénûment, c'est aussi ma parole d'honneur de gentilhomme. »

Il va sans dire qu'il assista à cette impressionnante séance du 1er octobre où le Cabinet affirma à la Chambre des Communes et devant le peuple attentif sa résolution de contribuer de toutes ses forces et de tout son cœur à une réorganisation toujours vainement attendue. Quand, après la lecture des projets de loi, la foule se fût écoulée, le Comte Schwerin ne parut pas le moins édifié.

Cependant, par intervalles, dans ses entretiens au sujet de l'emprunt, il apparaissait soucieux et absorbé. Une fois même, son front se rembrunit tellement que ce ne fut pas une indiscrétion que de s'enquérir de la cause de sa tristesse. Alors, comme s'il n'attendait que cette invitation plus ou moins directe, il se mit à faire ses confidences : « Laissez-moi vous ouvrir mon cœur », fit-il avec un mélange d'animation et de découragement. Et il partit à fond de train dans le récit d'une scène que des allemands venaient de lui faire à propos de la détention de M. Luders. Les reproches étaient tombés sur lui dru comme grêle. On n'en revenait pas de sa mollesse, de son indécision, de sa complaisance, de son inertie, de sa longanimité, de son parti-pris de faiblesse. Ah ! si c'était plutôt la Légation américaine qui avait eu à intervenir, l'affaire aurait été vite réglée et M. Luders serait déjà libéré et indemnisé, comme M. Frédéric Mevs, citoyen des Etats-Unis, l'a été il y a quatre ou cinq ans. De plus, ses ressortissants se plaignent de la prochaine conversion des titres de la Caisse d'Amortissement. Le reste à l'avenant. Aussi le Comte se disait-il affreusement désolé et confessait-il que son état d'esprit ne lui avait permis d'écouter que d'une oreille distraite la lecture d'un projet de contrat d'emprunt entre le Gouvernement haïtien et les banquiers berlinois.

Son interlocuteur dut lui faire l'historique — sans en omettre les dessous — de la réclamation Mevs, que ces marchands, devenus subitement des amateurs de plaies et de bosses, avaient citée à l'actif de M. J. Durham, ancien Ministre-Résident des Etats-Unis d'Amérique. Il l'exorta, au demeurant, à ne pas prendre au tragique les doléances de certains allemands, menacés dans leurs profits usuraires par les projets financiers du Cabinet. « C'est cette politique, insista-t-il, qui est la seule cause de leur mécontentement . . . . et de leur vive sollicitude pour M. Luders. » Et les explications furent si précises, spécialement sur les avantages de la nouvelle mesure relative aux titres de la caisse d'Amortissement — dont le cours déprécié par la spéculation serait infailliblement raffermi par la garantie du paiement en or — que le Chargé d'Affaires avoua qu'il ignorait tout cela et conclut en secouant la tête : « On a bien raison de le dire, qui n'entend qu'une cloche, n'entend qu'un son. »

Quel juste grief pouvaient, en vérité, avoir contre nous les « banquiers » de la colonie allemande à Port-au-Prince?

Emigrés d'une patrie impuissante à satisfaire leurs vastes

appétits, ils s'étaient abattus sur cette Ile comme sur une nouvelle terre promise. Appliquant à leur rapide enrichissement toutes leurs facultés de préhension, tous leurs instincts de rapines, tous ces procédés d'accaparement qu'invente et que perfectionne avec un art si consommé l'audacieuse impudence d'un mercantilisme inouï, ils étaient parvenus à capter les principales sources de la richesse mobilière de ce pays. Ils n'avaient pas au moins la timidité de leurs devanciers, des Nolthing, des Schultze, des Sievers, de ceux-là qui, venus les premiers, s'étaient mis sous la protection de nos lois, qu'ils respectaient, et avaient gagné leur fortune par un travail normal : pour eux, ils étaient plus pressés ; ils avaient hâte de faire main basse, d'amasser, d'accumuler dans leurs coffres des sacs d'argent sur des sacs d'argent, afin d'arrêter la circulation monétaire, au moyen d'une impitoyable coalition, de paralyser les transactions générales, de soulever un vent de panique aboutissant à l'amoncellement de ruines incessantes, et, par là, de s'imposer à l'Etat toujours prodigue et toujours besogneux, aux particuliers guettés par l'hypothèque, au Commerce national jadis florissant, et devenu, grâce à leurs manœuvres, le « petit commerce ».

Leurs comptoirs — d'escompte, de prêts, d'exportation, d'usure, de contrebande — avaient poussé, comme des champignons vénéneux, à l'ombre de la Banque nationale d'Haïti, fondée en 1881. Le terrain était propice et le moment, opportun, car c'était l'heure des fatales divisions, des groupements monstrueux, des convulsions abominables. Je ne sais quelle démence s'était emparée de la plupart et donnait l'impression que le pays était trop étroit pour tous les enfants d'une même mère. Cela tombait à merveille. Le carnage ne pouvait être que fructueux pour les « capitalistes » auxquels « l'Or du Rhin » ne suffisait pas. Quelle bonne aubaine ! Quelle excellente occasion de pêcher en sang trouble ! Ne fallait-il pas, en conséquence, attiser les haines, colporter les mots d'ordre, fomenter les factions ?

Et il advint que, pour l'éternel malheur de la République, nos champs de bataille furent d'admirables champs d'exploitation où ces hommes de proie gagnèrent même en perdant, grâce à des indemnités de faveur.

Que de victimes dans ces luttes insensées qui devaient, comme dans une apothéose finale, tourner à la plus grande prospérité des usuriers allemands !

> Ce passant
> Fit sa fortune à l'heure où tu versais ton sang,

a dit Victor Hugo d'un juif auquel ressemblent fort les Thénardiers de la colonie teutonne.

Ce déplorable état de choses était destiné à survivre au Pouvoir sous lequel les haïtiens semblaient avoir pris à tâche de se diviser pour laisser régner les mercantis venus de Hambourg ou de Francfort. On sait que, dans les premiers jours de l'année 1888, ils poussèrent l'outrecuidance jusqu'à former des conciliabules pour décider quel serait le candidat à la présidence qu'ils soutiendraient après le Général Salomon. Les patriotes s'indignaient de ces stupéfiantes immixtions dans notre politique intérieure et il devint nécessaire de couper court à de tels agissements par une mesure d'expulsion, que je dus prendre lorsque, vers la fin de sa présidence, le Général Légitime m'eût confié, en même temps que le portefeuille de l'Instruction publique, l'intérim du Ministère de l'Intérieur et de la Police Générale.

Froissés dans leurs prérogatives de propagandistes sûrs de l'impunité, les valeureux instigateurs de troubles civils s'émurent, s'agitèrent, processionnèrent auprès de leur Ministre-Résident, l'honorable M. Grisebach, dont le sangfroid dérouta leur tumultueuse démonstration, et finirent par adresser au prince de Bismark, Chancelier de l'Empire, une véhémente protestation — qui fut classée. Dès lors, leur seule consolation fut d'insinuer que j'exécrais les étrangers. C'était assez difficile à faire accroire après certaines innovations que j'avais suggérées à leur égard quelques mois auparavant, en Décembre 1888. Est-il nécessaire, en effet, que je rappelle que c'est sur ma proposition que fut introduit dans la Constitution du 16 Décembre 1888 l'art. 8 qui, supprimant la primitive distinction faite entre les étrangers, selon leur origine, les déclarait tous habiles à devenir haïtiens ? D'autre part, on n'a pas dû oublier les efforts que j'avais faits pour que la règle qui interdit aux étrangers le droit de propriété immobilière ne fût pas maintenue comme un principe constitutionnel, mais plutôt comme une disposition de droit civil, plus aisément abrogeable en temps et lieu.

Ce passage de mon rapport sur le Projet de Constitution indique bien mon véritable sentiment :

Une question importante et d'une délicatesse extrême a attiré et arrêté longtemps notre attention. C'est celle de la condition juridique des étrangers en Haïti.

Nous avons été, il est vrai, unanimes à penser qu'il y avait lieu, pour déterminer l'aptitude de l'étranger à devenir haïtien, d'écarter toute distinction reposant sur des classifications ethnologiques. Une théorie quelconque fondée sur la diversité des races serait irrationnelle et aboutirait à l'établissement d'un privilège contraire aux données de la civilisation.

Nous avons été ainsi amenés à admettre que tout étranger est habile à devenir haïtien, sous les conditions plus ou moins rigoureuses qu'une loi spéciale devra indiquer.

Mais le point capital de la matière, le véritable siège de la discussion a été la question du refus du droit de propriété immobilière aux étrangers.

Un des commissaires a été d'opinion que cette disposition disparût de nos lois comme contrevenant au principe du droit des gens, et a fait valoir les considérations d'ordre économique et social qui, dans sa pensée, devraient imposer l'adoption d'une telle mesure. (1)

Cet avis, généreux à coup sûr, n'a pas été partagé par les autres commissaires pour des motifs politiques d'une gravité exceptionnelle.

(1) C'était le regretté Monsieur Girard Labastille.

Cependant une opinion intermédiaire a été produite par un autre membre de la Commission, lequel a discuté l'utilité du maintien dans la Constitution d'une disposition déjà consignée dans le Code civil (art. 450), où elle a sa place naturelle.

Il a soutenu que c'est une raison purement historique qui a fait introduire dans nos premières Constitutions un principe dont l'essence, comme celle de tant d'autres que la Commission a dû examiner, est plutôt de droit civil ; que, pour s'en convaincre, il n'y avait qu'à se souvenir que la Constitution de 1806 est antérieure de vingt ans au Code civil, et qu'il importait, par conséquent, à cette époque, d'y placer les règles constitutives de l'état des personnes comme du droit de propriété immobilière ; mais que ce qui était logique alors est devenu superflu.

La Commission n'a pas mieux accueilli cette manière de voir, et elle a fait de la disposition restrictive des droits de l'étranger l'art. 3 du projet de Constitution.

Il est certain, au surplus, que le maintien d'un tel principe dans notre Législation se justifie par des arguments de circonstance qui ne manquent pas de justesse ni d'opportunité. Cette question, pour qu'elle pût être résolue dans un sens favorable aux étrangers, eût dû rester assez longtemps à l'ordre du jour, la presse s'en fût emparée et l'eût mise à l'étude, les hommes politiques l'eussent discutée et appréciée diversement, la nation l'eût envisagée sous ses multiples aspects, et ce n'est qu'à la suite d'une longue méditation que le parlement eût été autorisé à la trancher définitivement. Mais si l'on songe que cette grave délibération nationale était impossible sous le gouvernement d'un homme qui prétendait penser seul pour tout le monde, il sera aisé de se persuader qu'un sujet aussi considérable n'est pas encore à terme et manque jusqu'ici des conditions nécessaires pour qu'il puisse être agité avec fruit, débattu avec le calme et la maturité qui conviennent.

D'un autre côté, par suite des déplorables errements du précédent régime, le peuple s'est habitué à voir dans l'étranger qui séjourne en Haïti un indemnitaire ou, tout au moins, un aspirant indemnitaire. En effet, il faut reconnaître que plusieurs de ceux qui reçoivent ici la plus franche hospitalité sont trop souvent les fauteurs de nos discordes ; dans un but d'exploitation forcenée, ils se constituent les actionnaires et les usuriers des insurrections, et comme ils ont toujours une réclamation au bout de l'émeute ou de la révolution, la faiblesse de la République ou les défaillances des gouvernants semblent en faire fatalement les nourrissons de nos guerres civiles.

Devant de pareils procédés, qui tendent à devenir traditionnels, on peut craindre de bonne foi que la concession générale du droit de propriété immobilière aux étrangers ne soit pour les indemnitaires en expectative une nouvelle source éventuelle de revenus, prélevés sur les fonds de l'Etat.

Le souvenir des réclamations produites en 1883 par des ci-devant haïtiennes propriétaires d'immeubles justifie entièrement ces appréhensions.

En conséquence, avant d'arriver à une solution conforme à la loi du Progrès, il s'agit d'avoir une politique extérieure ferme et sûre, qui provoque et facilite l'application à notre pays du droit commun des nations. La bonne foi et la sincère amitié de nombre d'étrangers recommandables et spécialement la bienveillance manifeste de la plupart des Puissances Etrangères à notre égard nous permettent d'espérer que cette tâche ne sera pas aussi ardue qu'on pourrait le croire. En tout cas, il dépend de l'étranger lui-même de hâter, par une attitude correcte et conciliante, le moment où il nous sera permis de lever la prohibition qui l'atteint.

Le procès de tendance que voulaient me faire des conspirateurs habitués à se croire francs de tout risque, tomba de lui-même.

Ces intrépides ploutocrates se rattrapèrent au centuple sous le Général Hippolyte : le système des emprunts à outrance, si cher aux administrations prodigues, ouvrit les écluses d'une débordante corruption et fit d'eux à brève échéance les maîtres de la République, rançonnée au-delà de toute expression. Les moyens dont ils se servirent pour repaître leur formidable rapacité étaient à ce point dénués de vergogne qu'on eût dit qu'ils s'ingéniaient à corroborer cet aveu de l'allemand Rose : « Les peuples sont simples et confiants quand nous arrivons, perfides quand nous les quittons. De sobres qu'ils étaient, nous les faisons ivrognes ; de courageux, lâches ; d'honnêtes gens, voleurs. Après leur avoir inoculé nos vices, ces vices mêmes nous servent d'arguments pour les détruire. »

Immédiatement après le remaniement ministériel survenu à la fin du mois de Juillet 1897, il y eut un vif mouvement en faveur du retrait du papier-monnaie, car on avait plus ou moins vent des résolutions du Conseil des Secrétaires d'Etat. Les présomptions devinrent des certitudes lorsque le public eût appris que, le 14 août, dans une réunion à la Banque Nationale d'Haïti, j'avais pressenti les principaux porteurs de titres de la Caisse d'amortissement sur un projet de conversion de la Dette Intérieure. On jugea, non sans raison, que cette mesure ne pouvait être qu'une entrée en matière, qu'une façon de préparer, par un mode d'allégement préalable des charges de l'Etat, la transformation de notre système monétaire, dont les ravages étaient devenus incalculables. Au fond, chacun était intéressé à ce changement radical, en raison des inquiétudes causées par la persistance de la crise, et voulait encore entrevoir un retour de confiance et de crédit qui résultât de la stabilité des transactions et du rabaissement logique du change.

C'est alors que les « banquiers » de la colonie allemande feignirent d'entrer dans les vues du Gouvernement et provoquèrent une sorte de consultation des commerçants d'Haïti, au moyen d'une Adresse conçue en ces termes :

A SON EXCELLENCE LE PRESIDENT D'HAITI

En son conseil

A LA CHAMBRE DES DÉPUTÉS

ET

AU SÉNAT DE LA RÉPUBLIQUE.

Les soussignés, négociants, marchands, industriels, établis dans cette ville, en présence de l'état alarmant des affaires dû uniquement aux fluctuations du Change, découragés de voir leurs efforts paralysés par le système monétaire actuel, apprenant que le Secrétaire d'Etat des Finances, Monsieur Solon Ménos, a pris l'initiative d'un projet de retrait basé sur le prélèvement d'une surtaxe de vingt-cinq pour cent sur tous les droits d'importation, persuadés que cette surtaxe, si elle est exclusivement affectée au retrait du papier, ne peut avoir aucune influence fâcheuse pour les consommateurs, puisque l'abaissement progressif du Change que provoquerait le retrait aurait pour effet de réduire le prix de revient actuel des articles d'importation,

Viennent supplier S. E. le Président de la République, Son Conseil, la Chambre des Députés et le Sénat de prendre en considération les vœux qu'ils expriment ici de voir hâter par tous les moyens possibles la réalisation de cette œuvre de Salut National.

Malheureusement, à l'instant précis où ils nous jetaient cette pétition aux yeux, ils montraient que « l'œuvre de salut national » n'était pour eux que la façon la plus lucrative de tirer leur épingle du jeu désastreux où leur manie de spéculation les avait entraînés et qui les tenait dans un engrenage impossible à arrêter. C'est pourquoi ils continuaient à déclarer que « le mauvais état actuel des affaires était *uniquement* dû aux fluctuations du change », que « le *seul* remède était le retrait du papier-monnaie et qu'il était du devoir de tous d'aider par tous les moyens possibles le Gouvernement dans cette œuvre de salut », et ceux-là qui n'ont jamais songé à faire le moindre don pour l'embellissement de ce pays où ils se sont enrichis en si peu de temps, « s'empressaient d'offrir au Secrétaire d'Etat des Finances une somme de cinq cent mille gourdes billets, pour être immédiatement affectée au commencement de ce retrait. » Cette somme porterait un intérêt de un et demi pour cent par mois et serait remboursable au fur et à mesure de la rentrée de la surtaxe de vingt-cinq pour cent. Et ce groupe de commerçants s'engageait, dès que les répartitions mensuelles l'auraient couvert, « à mettre à nouveau à la disposition du Gouvernement *cette même somme* aux mêmes conditions, jusqu'au retrait *intégral* de *tout* le papier (*sic*) en circulation dans la République ».

En d'autres termes, on avait vendu des traites à 85 % de prime contre des billets de caisse dont on ne savait plus que faire et qu'on offrait en désespoir de cause au Secrétaire d'Etat des Finances. Le « groupe de commerçants » se dégagerait en bénéficiant de l'écart inévitable entre le taux du versement et celui du remboursement des cinq cent mille gourdes, et, comme récompense de « l'adresse » de ces hardis calculateurs à sortir d'un mauvais pas aux dépens d'autrui, le Gouvernement leur accorderait un intérêt annuel de dix-huit pour cent. Puis, un jour ou l'autre, lorsqu'ils auraient allégé leurs coffres du trop-plein de billets qui les alarmait et les « décourageait », ils saisiraient avec leur habileté ordinaire le premier prétexte venu pour se délier de leur promesse de versements ultérieurs, et nous resterions avec le papier-monnaie — un peu moins abondant.

Et le changement du « système monétaire », si ardemment préconisé par ces « capitalistes » en détresse, c'est-à-dire l'objet même du pétitionnement général dont ils faisaient si grand bruit ? Il n'en était plus question, comme si, dans leur pensée, le seul retrait du papier-monnaie, ne laissant dans la circulation que le numéraire d'argent, devait suffire à supprimer les capricieuses « fluctuations du change ».

Le Gouvernement, qui tenait à extirper le mal, aima mieux donner suite au projet d'adoption de l'étalon unique d'or avec la monnaie divisionnaire d'argent comme appoint.

Dès que cette décision eût transpiré, la stupeur et l'irritation des allemands ne connurent plus de bornes. Décidément il ne valait pas le diable, ce Cabinet qui, n'envisageant que l'utilité générale, écartait les captieuses propositions d'intérêt privé et allait jusqu'à composer une Commission de vérification des effets publics, d'hommes d'une moralité et d'une compétence notoires, à commencer par M. A. Thoby, l'haïtien le plus versé dans les sciences politiques. Il fallait se hâter de renverser ce Secrétaire d'Etat des Finances qui, non content de rester insensible aux beautés de leurs conceptions usuraires, se permettait en pleine morte-saison de faire face aux dépenses des divers services publics sans recourir à aucun emprunt. (Car ce fut pour eux l'abomination de la désolation, le jour où ils apprirent que le paiement du douzième d'août s'effectuait : ils accoururent à la Banque pour s'assurer si elle n'avait pas prêté de l'argent au Gouvernement sans leur participation, et ils furent navrés d'entendre la vérité.) Et là-dessus ils engagèrent contre nous une effroyable campagne d'insinuations et de chantage. M. A. Crepsac, Directeur de la *Revue-Express*, venu un soir à la maison en compagnie de M. Edmond Héraux, me raconta que M. Otto Bein, fondé de procuration de la maison G. Keitel & C°, et marié depuis à une sœur de M. Emile Luders, lui avait dit : « Il paraît que vous soutenez M. Solon Ménos ; en tout cas, vous ne l'attaquez pas. *Eh bien ! je vous déclare qu'il n'est pas notre Ministre des Finances.* »

Pour moi, j'essuyai la mauvaise humeur de M. Luders père lors d'une réunion qui eut lieu à la Banque Nationale d'Haïti le 24 Septembre. Je venais d'annoncer officiellement aux porteurs de titres des emprunts consolidés l'adoption définitive par les Chambres de l'affectation réduite à soixante-quinze centimes par cent livres de café, quand ce « haut banquier » se mit brusquement à protester contre le taux de conversion des titres de la caisse d'amortissement, que, d'après lui, il n'avait accepté au début *qu'à la condition que j'aurais accueilli favorablement le projet d'emprunt présenté par le « groupe de commerçants »*. Je dus lui répondre entre autres choses que ce n'était pas cette question qui m'avait amené et que je n'avais pas à divulguer ni à discuter avec lui les projets du Gouvernement. La réunion prît fin presque aussitôt et le protestataire imprévu, au moment de se retirer, me serra la main en disant familièrement : « Sans rancune, n'est-ce pas ? »

L'événement a prouvé qu'il nourrissait, au contraire, une atroce rancune contre un Cabinet trop gênant et qu'il excitait et entretenait soigneusement le fiel de ses compatriotes.

La séance du 1er Octobre à la Chambre des Communes les déconcerta entièrement, car ils s'étaient flattés de l'espoir — je ne sais sur quelle assurance — que le projet d'emprunt et de retrait tomberait à plat sous les sifflets et les huées d'un peuple méfiant et dont le scepticisme pouvait s'aggraver du souvenir d'une récente expérience, et voilà que l'auditoire avait approuvé, applaudi, acclamé, et que ceux d'entre eux que l'attente d'un charivari exterminateur, « d'un chambardement général », avait attirés dans l'enceinte législative, se voyaient obligés de s'en aller la mine déconfite, après avoir assisté à un spectacle contrastant de tout point avec la scène de violence qu'ils avaient escomptée — par habitude. Comment ! l'annonce d'une politique de réforme n'était donc pas un jeu ? Ce n'était pas une promesse pour rire que celle de chercher à enrayer la crise par les moyens les plus sûrs, les plus prompts, les plus décisifs ? La réorganisation générale de la police ! L'installation prochaine de l'École militaire — en attendant la construction de casernes ! Le recrutement normal de la Magistrature assuré par une nouvelle loi sur l'École de Droit ! L'agiotage réduit à sa plus simple expression par une mesure équitable, impartiale, applicable à tous ! Et, comme couronnement, des propositions faites et des mesures adoptées pour encourager l'agriculture, pour favoriser l'industrie, pour réparer les routes publiques, pour provoquer des explorations scientifiques ! C'en était trop ! Alors on ne pourrait plus s'enrichir du jour au lendemain ? Il était urgent d'en finir ! Vite à la Légation allemande !

Ils se présentèrent devant le comte Schwerin en plaignants et en accusateurs. Ils étaient menacés d'une odieuse spoliation par suite de l'intention du Gouvernement haïtien de convertir en titres de soixante dollars les titres de la Caisse d'Amortissement (qui étaient remboursables en une monnaie de plus en plus dépréciée et ne valaient plus que vingt-deux dollars.) Ils avaient, à la vérité, proposé eux-mêmes ce taux de conversion, mais puisque leur offre de cinq cent mille gourdes à un et demi pour cent d'intérêts par mois n'avait pas été agréée, il n'y avait plus rien de fait. Bien plus, le remboursement, au change de 50 %, du papier-monnaie (grevé juste à ce moment d'une prime de 85 %) n'était-il pas une réelle iniquité qui diminuait sensiblement le bénéfice qu'eût produit le retrait au pair? Et par dessus le marché, M. Luders était encore détenu! L'attitude du Gouvernement était intolérable, et pourtant le Chargé d'Affaires la tolérait! Dans ces conditions, c'était une honte que d'être allemand et l'on finirait bien par déserter cette nationalité de malheur pour aller en corps s'inscrire à la Légation américaine, qui savait au moins se faire respecter et protéger efficacement ses ressortissants. En attendant, ils parlaient d'adresser une pétition au Sénat de la ville libre hanséatique de Hambourg. (1)

Déjà ils avaient écrit à New-York pour chercher à pénétrer le secret des négociations relatives à l'emprunt projeté. Leurs émissaires allaient et venaient dans cette ville, furetaient chez les principaux banquiers, questionnaient, s'informaient, soufflaient la méfiance contre la République d'Haïti, représentée comme insolvable ou tout au moins déloyale dans l'exécution de ses engagements, et par surcroît, à la veille d'une révolution. Des télégrammes discrètement lancés de Kingston annonçaient la catastrophe prochaine.

La presse berlinoise, de son côté, était vivement travaillée. La *Gazette de Voss*, qui s'intitule par autorisation royale « La Gazette privilégiée de Sa Majesté », disait ceci dans son N° 481, du 13 Octobre 1897 :

TRADUCTION.

—

D'après des nouvelles qu'on nous mande de Washington, sous la date du 24 septembre, de nouveaux troubles menacent d'éclater dans la République nègre d'Haïti.

---

(1) Le Sénat, aux termes de l'art. 22 de la Constitution du 13 Octobre 1879, représente l'Etat de Hambourg dans ses relations avec l'Empire d'Allemagne et les autres Etats allemands.

Tandis que Hippolyte, le dernier président de la République, réfrénait d'une main brutale les esprits récalcitrants, en emprisonnant ou exilant tous les suspects, Tirésias Augustin Simon Sam, son successeur, ne sait tenir tête à de pareilles difficultés.

La pourriture d'un favoritisme général se prélasse partout, alors que la décadence croissante du Commerce et de l'Industrie contribue à augmenter le mécontentement qui fermente dans les basses classes de la population.

Lorsque Calisthène Fouchard fut nommé Ministre des Finances, le peuple l'acclama avec enthousiasme, espérant qu'il imprimerait un nouvel élan aux affaires commerciales et industrielles ; mais le Président, poussé par la jalousie, le débusqua et l'envoya en exil. Fouchard alla aux Etats-Unis se lier avec Stewart, l'adversaire de Simon Sam et un prétendant à la présidence d'Haïti ; tous les deux unissent leurs efforts pour intriguer contre le Président actuel.

Firmin, le successeur de Fouchard au Ministère des Finances, a aussi donné sa démission, et les exactions du Gouvernement embrouillent la situation de plus en plus.

Les commerçants se refusent à avancer de l'argent au Gouvernement, et, comme les caisses publiques sont toutes vides, une révolution paraît imminente. Le Gouvernement a fait faire, dans toutes les provinces, des recrutements et s'est entouré à Port-au-Prince, pour se maintenir, d'une masse de soldats déguenillés et affamés.

En même temps, le Maire de Port-au-Prince rançonne arbitrairement les commerçants étrangers de la ville et vend, sous n'importe quel prétexte, leurs marchandises, au profit de sa propre poche. C'est ce qui est arrivé à un citoyen américain et à un allemand nommé Obermeyer. Le représentant diplomatique de l'Empire d'Allemagne, interposant immédiatement son autorité pour la défense des intérêts dudit Obermeyer, a demandé au Gouvernement haïtien satisfaction et dommages-intérêts.

De Port-au-Prince on envoya à « l'Echo », une Revue importante de Berlin, les articles suivants :

Pas de respect pour le drapeau Allemand.

Il est vraiment triste d'être, sur la terre étrangère, abandonné de son gouvernement. Je sais — et c'est là le plus déplorable témoignage contre notre Empire, qui a pourtant un Ministre-Résident ici — que quelques allemands recherchent la protection du consul américain, parce que là, on peut compter sur un réglement rapide et brusque de toute affaire. Si naturellement, comme le fait l'Allemagne, on considère Haïti comme un véritable État et qu'on le traite avec des gants blancs — en cravate blanche et souliers vernis — l'Allemagne restera toujours sans prestige.

Ici, c'est le langage du sous-officier allemand importé directement de la caserne, qui convient, mais pas de souliers vernis !

Haïti n'est pas autre chose qu'un morceau « transplanté » de l'Afrique. Envoyez-nous donc une fois des hommes tels que Leist, Wehlanan ou Peters comme représentants, et je veux être damné, si on ne nous respecte pas ici. (1)

Les Etats-Unis obtiennent tout ici. Pourquoi ? Parce qu'on mène les affaires diplomatiques à coups de coude et qu'il est connu que les navires de guerre américains peuvent arriver dans ce port en trois ou quatre jours.

Nos représentants s'arrachent tous les cheveux, écrivent des lettres innombrables, pleines de grand style, mais ils n'obtiennent rien, car leurs instructions de là-bas prescrivent toujours : « un tapis vert, une perruque longue, pas de coup de tête a travers la cloison ».

Quand cela changera-t-il enfin ? ? ? . . .

Un sujet allemand maltraité en Haïti.

---

(1) Le tribunal disciplinaire pour les territoires placés sous le protectorat de l'Allemagne a reconnu le Dr Peters coupable des faits articulés contre lui et l'a condamné à être révoqué de ses fonctions pour « avoir : 1° le premier octobre 1891, au Kilima-Ndjaro, fait pendre *sans motifs* un jeune nègre ; puis, le 2 novembre 1892, une jeune négresse ; 2° en octobre et en novembre 1891, ouvert injustement des hostilités contre le chef nègre Malamia ; 3° à la même époque, fait appliquer des châtiments corporels inhumains à trois jeunes négresses ; 4° en novembre 1891, puis en avril et juin 1892, adressé des rapports mensongers à ses supérieurs ; 5° en 1892, abusé de son autorité en faisant condamner à mort un jeune nègre dont le seul crime était d'avoir entretenu des relations avec une des négresses de sa maison. »

Tel est le type de représentant que les allemands établis en Haïti souhaitent d'avoir ici. C'est, d'ailleurs, une admirable civilisation que celle qui, par la bénignité de la punition, suscite plutôt des émules aux Leist, aux Wehlanan et aux Peters.

Le respect du drapeau noir, blanc, rouge en Haïti ?

. . . .

. . . .

. . . .

Nous ici, sous le régime populacier d'une république bouffe, n'avons vu de navire de guerre allemand depuis 1892, bien qu'il soit nécessaire de montrer un peu de sérieux à l'orgueil croissant d'heure en heure de cette république noire.

Avec les révolutions, incendies et pillages gigantesques et obligatoires, introduits ici, fortune et biens péniblement acquis passent souvent en flammes et en fumée.

Toutes les nations obtiennent toujours, par l'intermédiaire de leurs représentants respectifs, une réparation du dommage causé ; les réclamations, même longtemps après, sont finalement payées.

Seuls les allemands sortent toujours les mains vides. On tiraille leurs représentants à droite et à gauche, car les noirs sont diplomates, on ajourne les espérances et finalement l'affaire est enterrée. (1)

On sait cela et on agit en conséquence, car la tranchante affaire

(I) Le rédacteur a la mémoire courte ou ne veut pas se souvenir que les allemands ont été grassement indemnisés « à l'occasion des événements de septembre 1883 », car ils ont eu une bonne part de la somme de cinq cent quatre-vingt-huit mille quatre cent dix-huit piastres, votée à ce propos par le Corps Législatif, le 7 octobre 1884. M. Th. Luders était membre des Commissions mixtes chargées d'examiner les réclamations allemandes, belges et danoises. Le 8 décembre 1884, il fut accordé une indemnité supplémentaire de treize mille piastres, dont sept mille à Madame A. Gaëtjens et six mille à « Madame Julie Eulalie Déjardin, épouse Théodore Luders ».

Une loi du 29 octobre 1885 reconnut aussi comme dette de l'Etat, entre autres sommes, celle de quatre-vingt dix-huit mille trois cents piastres, à laquelle une Commission mixte avait évalué les pertes faites aux Gonaïves par des allemands, en août 1879.

Un nouveau crédit fut ouvert par la loi du 19 août 1886 pour le paiement des intérêts à 6 % l'an sur le montant des réclamations admises.

Ajoutons qu'en 1895, indépendamment des cent cinq mille trois cent quarante et une piastres payées pour l'affaire du « Crémon », des allemands à qui des incidents de la guerre civile de 1888-1889 auraient porté préjudice, ont obtenu des indemnités s'élevant à la somme de trente-cinq mille quatre cent cinquante-six piastres, soixante-trois centimes.

C'est ainsi que ces hommes insatiables sortent toujours les mains vides.

de l'amiral Batsch est oubliée depuis longtemps. On emprisonne des Allemands sans la moindre raison, sans aucun débat, sans aucune décision judiciaire, comme des vagabonds que l'on ramasse dans la rue. On rit, derrière la petite main noire, des voltiges du Ministre-Résident qui s'efforce d'arracher ses compatriotes des sales griffes de la justice.

Si Américains, Anglais, Français et Espagnols ne jouissent pas de sympathies ici, car le noir haïra toujours la race blanche, ils sont pourtant respectés, leurs gouvernements étant toujours derrière chacun de leurs ressortissants. Nous autres allemands n'avons pas même cela !

F. J. Z. (Haïti)

Mark Twain a fait observer qu'il y a huit cent soixante-neuf genres de mensonges, mais qu'un seul a été formellement interdit par les Ecritures dans ce commandement : « Tu ne porteras pas un faux témoignage contre ton prochain. » Cependant la défense prononcée par l'Ancien Testament semble n'être d'aucun poids pour ces Germains qui, de propos délibéré, nous accusent si faussement, pour empêcher la suppression des abus dont ils profitent sans vergogne.

Les mécontents ne devaient pas s'en tenir là. Depuis plusieurs jours, ils cherchaient vainement dans leurs rangs un « écrivain » qui fût capable de rédiger en un style plus ou moins présentable la pétition au Sénat de Hambourg. De guerre lassé, ils recoururent encore une fois au Dr R. Yahr, toujours en disponibilité à la Conciergerie et devenu une sorte de tabellion à leur service. Ils tirèrent de sa torpeur ce factotum aigri et lui mirent la plume à la main, en lui promettant de se cotiser pour désintéresser le créancier à qui il devait — son emprisonnement.

Voici le chef-d'œuvre de ce cerveau malade :

TRADUCTION

—

Au haut Sénat de la ville hanséatique libre de Hambourg, les soussignés, allemands établis à Port-au-Prince, se permettent de soumettre ce qui suit :

Parmi les membres de la colonie allemande d'ici se trouve le commerçant Emile Luders, citoyen hambourgeois et fils de Mr Théodore Luders, également un citoyen hambourgeois qui demeure ici et fait partie de la raison sociale J. Déjardin, Th. Luders et Co.

Lorsque Monsieur Emile Luders se rendit le 22 Seprembre 1897 au bureau de police, pour se plaindre de quelques agents qui, à l'occasion d'une arrestation faite d'une façon absolument contraire à la loi, avaient pénétré dans sa maison, il fut accusé par ces mêmes agents de résistance à la force publique et de voies de fait sur des fonctionnaires dans l'exercice de leurs fonctions et condamné par le juge de paix, en vertu de l'article 44 de la loi sur l'organisation de la police urbaine, à quarante-huit gourdes d'amende et à un mois d'emprisonnement. Conduit directement du tribunal à la prison pour subir sa peine, il fit appel du jugement par son avocat, et cet appel fut accepté par l'autorité compétente.

Comme, d'après la consultation de Me Lespinasse, avocat de l'accusé, qui est reconnu ici comme la première autorité dans les affaires juridiques et qui, en qualité d'ancien ministre de la Justice, doit connaître comme presque pas un autre les lois du pays, ces mêmes lois exigent en pareil cas la mise en liberté immédiate du condamné, en attendant une nouvelle décision judiciaire, et comme la libération de Mr Luders n'avait pas eu lieu, Me Lespinasse la réclama de l'autorité compétente. Ce moyen étant resté sans résultat, l'assistance du Ministre-Résident d'Allemagne fut requise. Mr le Ministre-Résident, en vertu de la consultation juridique citée plus haut, fit immédiatement les démarches nécessaires, non sans une grande énergie. Il sollicita, réclama et finit par exiger catégoriquement la libération immédiate de son compatriote et protégé, en faisant remarquer à l'autorité compétente — qu'il rendit responsable de ce fait — que Mr Luders, détenu contrairement aux lois du pays, «arbitrairement détenu», selon le texte de ces lois, se trouvait pourtant en prison. Il y est encore aujourd'hui, dix-huit jours après son arrestation et dix-sept jours après l'appel interjeté et accepté. Sans vouloir entrer ici dans l'examen de la question encore pendante, à savoir si Mr Luders est coupable ou non, nous tenons à faire ressortir le fait clairement établi et indiscutable que voici : Un sujet allemand est accusé par les autorités d'ici, condamné et immédiatement conduit en prison pour y subir sa peine. Il fait appel, les motifs de cet appel sont reconnus suffisants et de nouveaux débats sont consentis. La première autorité juridique du pays prouve par des textes de loi que *l'acceptation de l'appel* exige et a pour conséquence l'interruption de la peine et la mise en liberté provisoire du condamné.

Et, avec ces données en mains, le Ministre-Résident, appelé au secours, ne peut, malgré ses grands efforts et son attitude très-énergique, obtenir la libération du sujet allemand détenu illégalement. Comme notre légation dans le cas présent n'exigeait aucune prérogative pour un étranger, mais seulement la stricte application des lois du pays à un de ses habitants, nous devons conclure du refus opposé à cette demande réitérée et faite de la façon la plus pressante, que, d'une part, les aurorités d'ici croyent pouvoir violenter impunément un allemand, et que, d'autre part, la légation allemande n'est pas assez puissante pour les en empêcher.

Cet état de choses est contraire à l'honneur et à la grandeur de la nation allemande et comporte un grand danger pour notre liberté personnelle et nos intérêts!

Et ces intérêts ne sont pas sans importance.

Parmi les colonies étrangères d'ici, la colonie allemande est la plus grande et la plus importante de toutes, le haut commerce, l'industrie et les capitaux se trouvant en majeure partie et dans une proportion très considérable entre des mains allemandes. Malgré cette circonstance, nous allemands avons acquis l'expérience que nous sommes plus exposés aux empiétements et aux violences que, par exemple, les Anglais et les Américains, auxquels on reconnaît ici une auréole d'inviolabilité.

Comme ces agissements très-préjudiciables et si dangereux pour nous ne peuvent provenir que du fait que, dans des cas antérieurs de même nature, les personnes lésées et violentées, appartenant à notre nationalité, n'avaient pas obtenu de qui de droit une protection et une réparation suffisantes, nous, soussignés, prions le haut Sénat de faire valoir sa puissante influence auprès du Gouvernement allemand, pour qu'à nos compatriotes qui sont détenus contrairement aux lois, soient accordées une éclatante satisfaction et une complète réparation. *Si un procédé énergique dans ce cas vient démontrer que nous Allemands trouvons également une puissante protection contre l'injustice étrangère, si les suites de l'empiètement actuel retombent lourdement sur ceux qui en ont été les auteurs, alors nous nous verrons aussi, nous Allemands, désormais à couvert de pareils dangers.*

Nous avons d'autant plus instamment besoin de cet éminent et prompt secours du Gouvernement de notre lointaine patrie que sa représentation ici, la Légation allemande, malgré la meilleure volonté du monde, n'est pas assez puissante pour nous accorder une protection efficace. Si un Allemand détenu contrairement aux lois doit attendre en prison sa libération du lourd mécanisme de la Justice locale, il court le risque de n'en pas sortir en vie, car un séjour prolongé dans la prison d'ici implique un danger pour la vie de tout européen. Du reste, on ne peut pas espérer qu'on fera valoir ses droits au forum de la Justice haïtienne. Si, en Orient, la religion permet au Mahométan de déposer faussement, même sous serment, contre ceux d'une autre croyance, *fait dont la conséquence dans ces pays a été l'établissement de tribunaux spéciaux; de la juridiction consulaire, de même ici, c'est la haine de race qui pousse le nègre à de faux témoignages et nous livre ainsi, sans défense, nous étrangers, nous européens, à l'arbitraire des tribunaux.* La légation d'ici doit en pareil cas être en mesure d'obtenir la libération immédiate du détenu. Que cette faculté appartienne aux représentants d'autres nations, c'est ce que nous avons vu bien souvent déjà, et encore il y a peu de jours, lorsque le consul anglais obtenait sans jugement, sans débats judiciaires, la libération d'un sujet anglais qui, soupçonné d'homicide par négligence, était détenu préventivement d'une façon tout-à-fait légale par les autorités haïtiennes.

En conséquence, afin de trouver à l'avenir près de notre Légation la même protection que celle qui est déjà assurée aux sujets d'autres nations, nous Allemands soussignés prions le haut Sénat d'agir auprès du Gouvernement allemand, pour que la Légation d'ici soit munie de pouvoirs plus étendus qu'auparavant, car ceux qu'elle a actuellement ne se sont pas montrés suffisants dans le cas présent. Si nous adressons cette demande d'appui et de médiation au haut Sénat de la ville hanséatique libre de Hambourg, la raison en est que, d'un côté, le cas actuel concerne directement un citoyen hambourgeois et que, d'un autre côté, la plupart des propriétaires de maisons de commerce allemandes établies sur cette place se rattachent à Hambourg soit par leurs racines mêmes, soit par leurs principales relations. Or, il ressort des faits décrits ci-dessus que LA VIE ET LA PROPRIÉTÉ DE CITOYENS HAMBOURGEOIS SONT PARTICULIÈREMENT MENACÉS.

Espérant que le haut Sénat voudra considérer notre suppliante requête avec bienveillance et lui accorder une solution favorable, nous signons respectueusement et humblement.

(Suivent les signatures de tous les allemands établis au Port-au-Prince).

La pièce fut signée et expédiée dans le plus grand secret, car « ces bons allemands » voulaient bien continuer à nous faire risette, tout en appelant de leurs vœux notre anéantissement. « Il faut bien faire honneur à son nom, dit Friedrich Nietzsché : on ne s'appelle pas impunément *das tiusche Volk, das Tausche Volk,* — le peuple qui trompe. »

C'est le 15 Octobre que je connus l'existence de cette pétition. M. August Ahrendts, avec qui j'avais des rapports très cordiaux, était venu, sous une pluie battante, me voir ce vendredi, à sept heures du soir. Il avait commencé par me dire qu'on avait écrit à New-York pour s'assurer s'il y avait réellement des preneurs fermes pour le prochain emprunt et que les correspondants des banquiers d'ici avaient répondu qu'ils ignoraient cette affaire.

— J'ai pris mes précautions pour ne pas être déjoué, avais-je reparti.

LUI. — Pensez-vous recevoir les fonds à brève échéance?

MOI. — *Si la loi est votée ce mois-ci, le retrait du papier-monnaie commencera en Janvier 1898.*

LUI. — Je comprends que c'est se livrer à une mauvaise plaisanterie que de demander que le retrait se fasse au pair. Personne n'a jamais compté là-dessus (excepté pour les séries tirées au sort en Avril de l'année passée). Mais pourquoi ne pas y procéder sous forme de vente d'or au cours du jour ? On ne pourrait trouver à redire à ce genre d'opérations.

MOI. — Le système auquel le Gouvernement s'est arrêté a l'avantage de couper court à la spéculation sur le change du papier-monnaie et, par conséquent, de prévenir une perturbation incidente — et des insinuations — que provoquerait inévitablement le mode dont vous parlez. Le taux adopté est la moyenne des dix-huit derniers mois: il n'a donc rien d'injuste.

LUI. — A propos, « on » a signé une protestation concernant Emile Luders. Ce n'est pas sérieux. Tout le monde le connaît. C'est un garçon désagréable. Il n'est propre qu'à monter à cheval un jour de carnaval, en habit à queue de morue, pour se déhancher à la tête des « bandes » de masques. Sa condamnation est sévère. Soit! ce n'est rien! Seulement « on » veut aussi se plaindre de la partialité de la police à l'occasion d'un vol commis cette semaine chez Bein et Stude. Le voleur a été retrouvé. Il portait une des chemises soustraites, et pourtant il a été laissé en liberté. Cela est plus grave que la condamnation d'Emile Luders, qui est un mauvais coucheur.

MOI. — C'est un fait que mon collègue de l'Intérieur ignore certainement, car il n'aurait pas hésité à infliger un châtiment exemplaire à ces agents de police, en admettant qu'ils aient été aussi peu soucieux de leur devoir. D'ailleurs, dès que la pluie aura cessé, je l'en informerai par le téléphone.

J'avais été, durant nombre d'années, l'avocat de M. Ahrendts. Le dernier procès d'où il était sorti définitivement triomphant l'avait mis aux prises avec un de ses compatriotes, M. Bosselmann. Dans le cours de son entretien avec moi, j'étais loin de me douter qu'il avait apposé sa signature à côté de celle de son adversaire, sur un factum où était dénoncée « la haine de race qui pousse le nègre à livrer les étrangers sans défense à l'arbitraire des tribunaux haïtiens ». (1)

Le Chargé d'Affaires d'Allemagne ne voulut pas rester en arrière de ce beau mouvement où il entrevoyait « des pouvoirs plus étendus qu'auparavant ». M. Luders raconte

(1) Il s'est confirmé que, depuis lors, M. Bosselmann a obtenu une indemnité pour avoir succombé dans ce procès. Ce que voyant, M. Ahrendts déclare qu'il regrette d'avoir eu gain de cause, car sa condamnation lui eût rapporté un profit de cent mille dollars par la voie diplomatique.

dans l'interview déjà mentionnée, qu'il *l'avait fait venir* après le jugement et lui avait dit tout simplement : « Vous avez assisté à tout le procès, vous avez vu comment les choses se sont passées; vous êtes au courant de tout; c'est à vous à faire votre devoir. » *Il ne lui avait dit que cela.* Et, sur cette sommation plutôt irrespectueuse, le Comte Schwerin se dépêcha de rejeter bien loin ses derniers scrupules, et, se lançant tête baissée à la suite de ses ressortissants en humeur de croisade, il embrassa la cause du condamné avec la furie d'un timide qui ne se serait décidé à un acte criminel qu'après une longue hésitation. Cet agent diplomatique, placé entre l'indue protection d'un rébellionnaire en état de récidive et la conclusion probable d'un traité de commerce intéressant l'Allemagne encore plus qu'Haïti, opta pour un coup de tête dont, selon sa formelle expression, on se souviendrait longtemps. Il adressa à son Gouvernement un télégramme de proportions inusitées, où, s'inspirant du précepte du prince de Bismark, qui trouve si facile et si naturel « d'altérer le sens d'un discours ou d'une dépêche par des omissions et des ratures », il présenta M. Luders sous les traits d'un mouton aussi blanc que possible et prêta aux juges du Tribunal correctionnel de Port-au-Prince un dessein et une passion imaginaires. Et quand des instructions lui arrivèrent, telles qu'il les espérait, il en fut si ravi et si fier qu'il alla au Palais national comme s'il montait au Capitole.

C'était sa façon de comprendre « le devoir patriotique allemand ».

CHAPITRE IV.

Une semaine historique.

Le lendemain, nous ne tardâmes pas à constater l'inanité des précautions prises pour empêcher que l'équipée du Chargé d'Affaires d'Allemagne ne s'ébruitât. Le comte Schwerin s'était employé personnellement à donner à l'incident la plus large publicité. Déjà la veille, il n'avait pas jugé que la discrétion inhérente à sa charge lui commandât de taire la grave détermination à laquelle il s'était arrêté. Aussi, lorsqu'il quitta sa résidence pour se rendre au Palais National, la plupart des Allemands habitant le quartier de Turgeau s'étaient-ils mis aux portes afin de suivre des yeux et d'accompagner d'un suprême encouragement le diplomate en mal d'aventures herculéennes, devenu, au contact de sa tunique, bouillant au point de brûler de jouer en l'occurrence les Leist, les Wehlanan et les Peters à la fois. Le dé en était jeté, et c'était son va-tout. Ceux qui étaient bien avant dans sa confidence le répétaient à l'envi, cependant qu'il descendait vers la ville — dans une des voitures de M. Luders. Qu'allait-il sortir de sa démarche insolite ? Une complète disgrâce ou un merveilleux avancement. Il le savait, il l'avait dit et il était parti.

A son retour, il conta ce qui s'était passé à ses intimes, aux courtiers en rupture de commandes, aux entrepreneurs à forfait de la démolition du Cabinet. Il releva son récit d'une pointe d'invention opportune, car il avait assez conscience de l'énormité qu'il venait de commettre pour désirer la reléguer à l'arrière-plan en mettant en avant un luxe excessif de propos ingénieusement attribués au Président de la République. C'est pourquoi, le lundi de grand matin, une consigne active et insinuante lança dans la circulation la nouvelle que le comte Schwerin, ayant reçu un ordre télégraphique de l'Empereur d'Allemagne au sujet de la condamnation de M. Luders, avait été de suite le transmettre au Général Sam, « qui lui aurait montré presque le chemin de l'escalier au nom de la République *libre et indépendante* d'Haïti. »

Nous n'eûmes pas de peine à démêler tout ce qu'il y avait de perfidie dans le zèle infatigable apporté à la propagation des racontars qui naissaient sous les pas des nouvellistes dépositaires du mot d'ordre. Il importait, en effet, de créer une légende autour de l'audience du 17 octobre, dans le but de couvrir l'incorrection de la conduite du Chargé d'Affaires sous une prétendue insulte au « Représentant de la plus grande puissance du monde ». C'est pour déjouer un semblable calcul que je rédigeai en ces termes la dépêche que je devais adresser à l'agent diplomatique et qui fut approuvée par le Conseil des Secrétaires d'État :

Port-au-Prince, le 18 Octobre 1897.

Monsieur le Comte,

Son Excellence le Président de la République a bien voulu m'informer que vous vous êtes présenté spontanément au Palais National, hier dans l'après-midi, pour Lui faire part d'une communication de votre Gouvernement concernant un sujet allemand, Mr Emile Luders.

Je ne puis m'empêcher de vous dire que mon Département, auprès duquel Sa Majesté l'Empereur d'Allemagne vous a accrédité, s'attendait d'autant moins à cette détermination qu'il s'est invariablement efforcé d'entretenir avec la Légation Allemande et avec vous personnellement, Monsieur le Comte, des rapports sincères de courtoisie et d'amitié.

Quoi qu'il en soit, je resterai à votre disposition, comme votre intermédiaire naturel, pour les demandes d'audience privée que vous voudriez adresser à Son Excellence le Président d'Haïti, et, de plus, je serai toujours disposé à accueillir et à apprécier avec impartialité et sang-froid les communications que vous pourriez avoir à faire à mon Département, notamment au sujet de Mr Emile Luders.

En terminant, j'ose espérer que vous voudrez bien reconnaître le désir que j'ai eu fréquemment l'honneur de vous témoigner au nom de mon Gouvernement, de voir s'affirmer, dans une progression de plus en plus favorable aux intérêts de nos pays respectifs, l'efficacité des sentiments de réelle sympathie qui n'ont cessé depuis si longtemps de présider à nos relations diplomatiques ou commerciales.

Veuillez agréer, Monsieur le Comte, les assurances de ma considération très distinguée.

Solon MÉNOS

Aussitôt signée, la lettre fut portée à la Légation allemande. Le comte Schwerin la lut, la tourna et retourna, la déposa sur son bureau, la relut et, après cinq minutes de ce manège, il s'assit, leva les yeux au ciel, trempa une plume dans le plus proche encrier, regarda à ses pieds et finalement donna le jour à la réponse suivante :

Port-au-Prince, le 18 Octobre 1897.

Monsieur le Secrétaire d'Etat,

J'ai l'honneur de vous accuser réception de votre dépêche du 18 de ce mois, N° 71.

Veuillez agréer, Monsieur le Secrétaire d'Etat, l'assurance de ma haute considération.

Comte SCHWERIN.

Il n'y avait plus à s'illusionner. La teneur invraisemblablement laconique de ce simple accusé de réception dessilla les yeux des plus optimistes et démontra que nous ne pouvions espérer aucune solution satisfaisante de l'intraitable spartiate qui déclinait d'une façon si péremptoire notre conciliante invitation. C'est alors qu'il fut décidé d'informer de l'incident nos Représentants à l'étranger. J'envoyai cette dépêche télégraphique naturellement en premier lieu à M. Edouard Pouget, notre Chargé d'Affaires à Berlin depuis la retraite de M. Delorme :

Hier soir, Chargé d'affaires Allemand s'est présenté subitement chez Président, sans avoir demandé audience, pour réclamer libération immédiate d'Emile Luders, condamné pour rébellion et violences contre police, ainsi que indemnité et destitution agents. Expliquez au Ministre des Affaires Étrangères jugement légalement rendu. Lettre et pièces suivent. Regrettons incident causé par précipitation Chargé d'Affaires au moment des ouvertures pour étendre relations commerciales des deux Pays. Condamné s'est pourvu en Cassation. Espérons que Gouvernement Impérial, mieux informé, enverra autres instructions.

Le lecteur aura compris que « les ouvertures pour étendre les relations commerciales des deux pays », de même que la dernière phrase de ma lettre du 18 Octobre, avaient trait à la négociation d'un traité de commerce entre Haïti et l'Allemagne. Un projet avait été soumis par le D[r] Gœring à M. Faine, alors Secrétaire d'État des Relations Extérieures, mais les pourparlers n'avaient pas abouti. Il fut de nouveau question de ce traité à peu près à l'époque où je pensais pouvoir contracter avec des banquiers de Berlin l'emprunt que le Gouvernement avait en vue. J'étais assez enclin à accepter la majeure partie des stipulations proposées et je n'avais fait d'objection irréductible qu'à la clause relative au traitement de la nation la plus favorisée, à cause surtout de notre traité avec la République Dominicaine, à qui il est fait des avantages dont l'extension à une grande Puissance amènerait notre graduelle et inévitable absorption. Cette pierre d'achoppement écartée, il eût été facile de s'entendre sur tout le reste et d'ouvrir ainsi d'importants débouchés aux deux Etats.

Le comte Schwerin a mieux aimé sacrifier cette perspective à une étrange préoccupation d'avancement.

Les télégrammes envoyés aux Représentants de la République à Washington, à Paris et à Londres, relataient l'incident à peu près dans les mêmes termes que la Dépêche reproduite plus haut. Ils rappelaient ensuite que le Chargé d'Affaires d'Allemagne avait menacé, en cas de rejet de ses réquisitions, de recourir à tous moyens de violence. Ils contenaient enfin la recommandation de sonder le Département d'État (ou le Ministre des Affaires Étrangères) « pour savoir si et jusqu'à quel point nous pourrions compter sur une médiation ».

En outre, le télégramme adressé à M. le Général Manigat, E. E et Ministre plénipotentiaire d'Haïti à Paris, l'exhortait à voir l'Ambassadeur allemand, M. le comte de Münster, pour lui communiquer officieusement et lui demander de télégraphier à son Gouvernement des renseignements de même nature que ceux que j'avais chargé M. Edouard Pouget de fournir à Berlin. C'était, je présume, donner une nouvelle marque de notre sincère désir de dissiper le malentendu en nous efforçant de toute façon de faire aboutir au Ministère des Affaires Étrangères d'Allemagne les éclaircissements les plus propres à édifier sur l'objet du conflit autant que sur nos intentions actuelles à l'égard d'une nation qui, par la force des choses, aurait bénéficié du refroidissement ou de la tension de nos rapports avec le Gouvernement français.

Ce n'est un secret pour personne que les Cabinets opportunistes qui se sont succédé en France presque sans interruption depuis une dizaine d'années ont sensiblement modifié la politique traditionnelle de leur pays envers nous. Il doit leur sembler oiseux de considérer que, malgré la séparation violente et en dépit d'inévitables divergences d'intérêts, Haïti a toujours eu une très vive affection pour la France, dont elle est restée, ainsi qu'on l'a souvent dit, la fille intellectuelle. Pour nous, au contraire, ce n'est pas chose vaine que cette constante fréquentation d'un peuple chevaleresque, doué d'une invariable élévation de sentiments et perpétuellement accessible à toutes les idées généreuses. Le rayonnement de chaleur morale et civilisatrice qu'il dégage nous gagne et s'impose à nous irrésistiblement. Le Président de la République avait bien raison, le 21 Octobre 1897, à l'audience solennelle de réception de M. Théodore Meyer, E. E. et Ministre plénipotentiaire de la République Française, quand il parlait des « indissolubles liens qui nous rattachent à ce noble pays de France, dont les joies et les malheurs ne nous laissent jamais indifférents. »

S'il m'était permis de parler de moi, je dirais que j'ai en mainte occasion rendu un juste tribut d'hommages au pays où j'ai passé les meilleures années de ma jeunesse et que j'ai aimé au point de participer — à tort assurément, puisque je ne suis qu'un nègre haïtien — à toutes les manifestations des Ecoles de Paris en faveur de la République.

« Cette contrée, disais-je en 1881, dans une conférence sur la première Exposition organisée à Port-au-Prince, cette contrée est comme un aimant qui nous attire toujours ; à elle sont toutes nos sympathies. »

Au mois de Maï 1882, dans un article sur l'ouvrage intitulé *les Détracteurs de la Race Noire*, j'écrivais ceci : « Rien de plus rationnel que ce sentiment commun à nous tous, car c'est surtout des haïtiens qu'on peut dire sans exagération qu'ils ont deux patries : Haïti et la France. La terre natale et la patrie intellectuelle. Oui, nous aimons la France parceque nous aimons Haïti. En assistant à l'œuvre de gestation perpétuelle par laquelle la France manifeste sa prodigieuse vitalité et produit la sublime et féconde transformation du mal en bien, du préjugé en jugement et de la haine en concorde ; en y voyant couler l'humanité à pleins bords ; en contemplant le passage magnifique et rayonnant qu'elle s'est ouvert jusqu'au Progrès, à travers les erreurs, les routines, les terreurs, notre patriotisme s'épure et se transfigure et nous appelons de tous nos vœux le jour où Haïti voudra accomplir la même phase de civilisation. »

En Juillet 1884, devant la fosse de Fénelon Faubert, naguère un des plus brillants lauréats de la Sorbonne, je rappelais, en m'y associant, son vœu le plus cher : « celui de voir s'unir les deux pays dans une amitié étroite, franche et cordiale, de voir relier en un mot le berceau d'origine au berceau de lumière par un accord qui nous laissât notre indépendance, notre personnalité, notre autonomie. »

Seraï-je, après cela, accusé de gallophobie si je dis que la politique humaine célébrée récemment par M. Ernest Lavisse comme celle qui sied bien à la France n'est pas la politique de M. Gabriel Hanotaux ? Certes, je n'ignore pas que la grande nation, à la suite des désastres où elle s'abîma en 1870 et qui eurent en nos cœurs un si douloureux contre-coup, se devait à elle-même, avant tout, de se réorganiser, de se relever, de faire appel à ses suprêmes ressources et à la proverbiale élasticité de son crédit, pour reprendre son rang traditionnel. Si ce n'était que cette considération de premier ordre qui inspirât son attitude et ses façons d'agir, il n'y aurait rien à y redire. Mais il n'est pas contestable qu'à une préoccupation très légitime l'opportunisme n'ait mêlé une horrible sécheresse de cœur. La politique des résultats et la politique d'expansion coloniale ont engendré le plus délétère des égoïsmes. On a saisi la France alors qu'elle se reposait et, depuis lors, tout élan généreux lui est interdit. L'antique reine, revêtue de force et de splendeur, n'est plus : elle a fait place, s'il faut s'en rapporter aux éclectiques de gouvernement, tantôt à une soubrette indécise entre Crondstadt et Kiel et tantôt à une duègne terrible aux petits peuples, dont, malgré les plus nobles de ses enfants, elle dédaigne visiblement la clientèle.

L'histoire de notre politique extérieure pendant ces dernières années est pleine de violences « morales » et d'iniques exigences de la part de la diplomatie française. Hier, c'était la réception du Ministre d'Haïti qu'on subordonnait au dépôt de 650 obligations de l'emprunt de 1896, en garantie de réclamations ignorées du Gouvernement haïtien et de la Légation de France à Port-au-Prince. Aujourd'hui, c'est une indemnité qu'on nous impose au profit d'un sieur Numa Alexandre, qui ne s'est donné que la peine de naître au Havre ; indemnité dont l'injustice a frappé d'une pénible stupéfaction le premier Président de la Cour de Cassation, M. Mazeau. Demain, on vendra de force les obligations déposées et l'on cherchera ensuite à connaître quels sont les français qui pourraient avoir des prétentions à l'indemnité, qualifiée de « globale ».

Une fois pourtant, un Ministre des Affaires Étrangères, ayant jugé à propos d'examiner un dossier Munier, s'empressa de retirer la demande de réparation pécuniaire adressée à la République d'Haïti. Ce Ministre s'appelait Berthelot.

Tout dernièrement un historien dont une sorte de saisine académique amenait l'installation dans la maison de Richelieu, a dit avec un grand sens des principes sociologiques : « Un gouvernement s'égare, s'il n'a sans cesse les yeux tournés vers le monde des idées. » J'ose croire qu'en parlant ainsi sous la coupole, le successeur de M. Challemel-Lacour avait également en vue les idées de justice et de modération et que l'homme d'État voudra désormais se mettre d'accord avec l'académicien. Mais il est permis de se demander si, avant de traverser le pont des Arts, il ne faisait pas fausse route et s'il n'oubliait pas quelque peu cette pensée de M. de Vogüé : « Une nation ne fait avec succès que la politique qui sied à sa figure. »

Le système d'exactions envers les faibles déguise ou plutôt défigure trop outrageusement la France de la Déclaration des Droits de l'homme.

Assurément l'état d'esprit du Quai d'Orsay ne nous laissait aucune illusion et ce fut sans la moindre surprise que nous apprîmes l'indifférence dédaigneuse de M. Hanotaux à la nouvelle de l'incident du 17 octobre.

Dans l'après-midi du 20 octobre, dès la réception de mon télégramme, M. le Général Manigat, voulant entretenir « officieusement » M. Félix Faure de cette affaire, se rendit à l'Élysée, dans l'espoir d'obtenir une audience du Président de la République française, qui avait bien voulu un jour lui donner l'autorisation de s'adresser à lui toutes les fois que l'occasion s'en présenterait. M. Félix Faure recevait à ce moment-là des Grands-Ducs de Russie, et il fut impossible au Ministre d'Haïti de le voir. Le lendemain, il fit au Quai d'Orsay deux demandes d'audience, l'une pour le Président de la République et l'autre pour M. Hanotaux, en laissant entendre qu'il s'agissait d'une communication absolument nouvelle et d'un caractère très urgent. Il lui fut répondu, le 22 octobre, que M. Hanotaux se tiendrait à sa disposition *le mercredi 27*, jour de son audience diplomatique. C'était assez significatif et il n'y avait pas à insister.

Cette fois encore, la France était trop loin et M. Hanotaux, le dieu du protocole, était trop haut.

Au fond, il était à prévoir que le Gouvernement français, tenu à une extrême réserve en tout ce qui concerne l'Allemagne, ne serait pas enclin à offrir sa médiation dans ce conflit. Nous n'attendions pas tant de lui. C'est même ce qui nous avait fait hésiter — jusqu'au 19 Octobre — à télégraphier à Paris. Si, en dernier lieu, une dépêche fut envoyée qui recommandait de « sonder » le Ministre des Affaires Étrangères sur l'éventualité de la médiation, c'était surtout afin que nous ne fussions pas taxés de parti-pris pour avoir fait pressentir à cet égard deux Puissances, l'Angleterre et les Etats-Unis, à l'exclusion de la France. Par suite, il valait mieux que l'inopportunité d'une démarche quelconque en notre faveur fût établie par des raisons venues du Ministre que de nous.

Il n'en était pas moins pénible de constater, après une alliance chantée en prose et en vers, que le Grand-Maître de la diplomatie française hésitait à accorder à un Envoyé Extraordinaire une simple audience, pour ne pas faire froncer les sourcils à l'Allemagne.

Je faisais si peu de fond sur les dispositions de M. Hanotaux que c'est en prévision d'un résultat négatif de ce côté-là que le Représentant d'Haïti à Paris fut chargé de s'entretenir à ce propos avec l'Ambassadeur d'Allemagne. Le Comte de Münster se prêta avec un réel empressement à l'entrevue demandée par M. le Général Manigat. Son accueil fut empreint d'une grande urbanité et d'une haute courtoisie. Il écouta avec un très vif intérêt l'exposé de la question, assura de ses bons offices et promit de télégraphier à son gouvernement.

D'autre part, M. le Dr Louis Joseph Janvier, Chargé d'Affaires d'Haïti à Londres, fut reçu le 20 octobre par le Marquis de Salisbury, Ministre des Affaires Étrangères, à qui il communiqua personnellement ma dépêche télégraphique du 19. Le noble Lord voulut bien accueillir favorablement sa démarche.

Sur ces entrefaites, je reçus le télégramme suivant de notre Chargé d'Affaires à Berlin :

Entrevue calme. Le Chargé d'Affaires allemand a entretenu le Président personnellement de réclamation, d'après les instructions du Ministre des Affaires Etrangères. Le Ministre des Affaires Etrangères convient que ce n'est pas la voie régulière, mais ses instructions consistaient surtout en un appel à faire à la justice et à la sagesse du Chef de l'Etat. Le Département instruit l'incident cérémonial et promet de ne pas approuver le Chargé d'Affaires, s'il en résulte qu'il a manqué à l'étiquette diplomatique. Le Gouvernement Impérial maintient toutefois la demande libération immédiate Luders ; son domicile a été violé, lui-même a été arrêté au moment d'intervenir en faveur de son cocher. Ministère des Affaires Etrangères estime pourvoi en cassation Luders une simple observation des formes et non une acceptation jugement.

M. Edouard Pouget avait, le 19 octobre dès sept heures du matin, déposé au Ministère Impérial des Affaires Étrangères une demande d'audience « pour une communicanication importante de son Gouvernement ». Il fut reçu à 4 heures de l'après-midi par M. de Rotenhan, sous-Secrétaire d'Etat, M. de Bulow, Ambassadeur de l'Empire d'Allemagne à Rome, alors chargé par intérim de ce Département, étant retenu à Postdam en conférence avec l'Empereur Guillaume II.

M. de Rotenhan affecta de prime abord de n'attacher aucune importance au côté insolite de la visite du Comte Schwerin au Président de la République. Il alla jusqu'à raconter avec une feinte bonhomie que lui-même, tandis qu'il était à Buenos-Ayres, se présentait souvent au Palais présidentiel, pour serrer la main du Chef de l'État, pour causer, sans que personne n'y trouvât à redire. C'était parfois pour l'entretenir de choses déjà débattues avec le Secrétaire d'État des Affaires Étrangères, parfois pour d'autres questions. Il tourna assez longtemps autour de ce thème. Le cœur lui manqua toutefois pour affirmer que ses démarches directes auprès du Président de la République Argentine avaient un caractère comminatoire.

Soudain il fit observer que le Chargé d'Affaires d'Allemagne avait dû, dans ses nombreux entretiens avec le Secrétaire d'État des Relations Extérieures, solliciter de vive voix cette audience.

M. Pouget répliqua que le Comte Schwerin n'avait pas même procédé ainsi, en admettant qu'une demande d'audience pût se faire autrement que par un office diplomatique et que la voie orale ne fût pas insuffisante, surtout quand il s'agissait d'une réclamation de l'importance de celle dont le Chargé d'Affaires d'Allemagne avait pris l'initiative.

— Notre Chargé d'Affaires a agi d'après nos ordres, repartit le Sous-Secrétaire d'État. C'est le Département qui l'a autorisé à faire une démarche auprès de S. E. le Président de la République d'Haïti personnellement, pour solliciter, étant donnés les droits et les pouvoirs du Chef de l'État, la grâce de M. Luders.

— Merci, M. le Sous-Secrétaire d'État, fit M. Pouget ; le malentendu est levé. S. E. le Président de la République, j'en suis convaincu, accordera la grâce de M. Luders sur l'intercession du Représentant d'une nation amie.

— Ce n'est pas ce que j'ai dit, reprit vivement M. de Rotenhan. Je dis que notre Chargé d'Affaires était allé, de par nos ordres, expliquer au Chef de l'État l'injustice dont notre sujet est victime et faire un appel à sa sagesse et à sa justice, pour que celui-ci fût libéré et indemnisé.

A ce moment M. Pouget, pour répondre au reproche d'injustice, commença par rappeler l'excellence de nos relations antérieures avec l'Allemagne, ce dont convint le Sous-Secrétaire d'État, qui s'écria : « Et comment de si bonnes relations, que j'ai toujours constatées, peuvent-elles cesser aujourd'hui pour une question aussi simple et sous le Président Simon Sam, que nous savons sage et juste ? » Et là-dessus, il conta « que le domicile de M. Luders a été violé par ceux qui procédaient à l'arrestation de son cocher, fait puni par les lois haïtiennes; que ce Monsieur a été lui-même arrêté au poste de police pour être intervenu en faveur de son domestique; *que les agents lui firent violence, sans qu'il eût opposé la moindre résistance; que M. Schwerin a assisté à tout cela*; que le régime des prisons est affreux; *que M. Luders est un homme respectable* ». Il ne voulut pas s'en dédire, malgré les explications de notre Chargé d'Affaires et l'extravagance de l'hypothèse que la police aurait entendu réserver ses rigueurs précisément à un individu dépeint — par le télégraphe — comme le plus paisible des bourgeois.

En outre, M. Pouget eut beau insister sur la circonstance que le pourvoi en cassation de M. Luders était un obstacle insurmontable au déplacement de l'affaire d'un terrain choisi par le condamné lui-même; M. de Rotenhan répétait : « Vous êtes si formalistes que vous auriez reproché à M. Luders de ne pas suivre les voies légales, s'il ne s'était pas pourvu. » Cette réponse ne suffisait point à justifier la combinaison ou la concomitance de l'action diplomatique avec le recours judiciaire. Pasquale Fiore l'a dit excellement : « Un gouvernement qui, dans le but de protéger les intérêts nationaux, cherche à substituer l'action diplomatique à celle des juridictions territoriales, commet un attentat aux droits de la Souveraineté intérieure. »

M. Luders lui-même, en dépit de son ignorance indélébile, se doutait un peu que ce cumul était illogique. Il a fait sur ce point ses confidences *signées* au Directeur de *l'Impartial* : « Je me suis peut-être trop hâté d'aller devant le Tribunal de cassation. J'aurais dû peut-être attendre. »

Après trente-cinq minutes, l'entrevue de M. Pouget avec le Sous-Secrétaire d'État prit fin sur cette conclusion : « Le Gouvernement Impérial maintenait sa demande d'élargissement et d'indemnisation de M. Luders. Quant à la faute du Chargé d'Affaires d'Allemagne, le Département des Affaires

Étrangères ferait une enquête, et s'il était démontré que cet agent diplomatiqne avait péché contre les formes, il ne serait pas approuvé. »

A l'intérieur, la situation se compliquait. Le public, dans la journée même du lundi 18 octobre, était à peu près édifié sur l'aventure dans laquelle le Comte Schwerin s'était lancé, en se proposant d'y précipiter également ce pays. La nouvelle s'était aussi répandue que, sur le coup de midi, la Légation d'Allemagne avait amené son drapeau et que plusieurs maisons de commerce allemandes avaient suivi son exemple. Et une sourde irritation montait dans les groupes. On s'abordait, on s'assemblait, on commentait, on amplifiait, on devinait le coup monté pour nous empêcher de nous évader de la Bastille d'une intolérable féodalité financière. La stupeur du premier moment avait bientôt fait place à l'indignation. Eh quoi ! ce n'était pas assez de tant d'épreuves, de tant de misères, de toute cette crise épouvantable qui persistait et s'obstinait, accumulant les catastrophes, impossible à conjurer ! L'usurier allemand trouvait donc qu'il ne nous avait pas assez ruinés, rongés et dévorés ! Faudrait-il encore que, pour notre suprême humiliation, un État étranger, si puissant qu'il soit, infligeât à cette République la honte d'une injonction et d'une menace directe à son premier Magistrat et ajoutât à toutes les calamités, à tous les désastres où nous enfoncions lamentablement, le naufrage de l'honneur national ! Non ! il n'y avait plus à hésiter ! La mesure était comble ! Il était temps de savoir si nous étions toujours une nation indépendante ! Mieux valait finir dans un cataclysme que de traîner une existence misérable à la remorque de «banquiers» parés de nos dépouilles, une existence prosternée à la merci d'une puissance hautaine et inexorable !

Tel était l'incessant échange des pensers exaspérés et des âpres déterminations. Pour la première fois peut-être depuis la glorieuse époque où la proclamation de l'Indépendance d'Haïti avait assemblé aux Gonaïves et joint dans une sainte fusion les héroïques fondateurs de notre nationalité, l'unanimité s'était retrouvée. Dans toutes les couches sociales, dans toutes les familles, dans tous les esprits, dans tous les cœurs, c'était le même accord, la même résolution virile et désespérée. Les femmes n'étaient pas les moins décidées; qu'importaient la lutte inégale, le carnage insensé, l'écrasement définitif?

« Pas de tête plutôt qu'une souillure au front ! »

Les journaux politiques de la Capitale, *Le Ralliement*, *Le Drapeau*, *La Croix*, *L'Impartial*, *La Revue-Express*, faisaient trêve aux querelles accoutumées et se mettaient presque à l'unisson dans ce concert où chacun apportait la tonalité de son tempérament.

L'Impartial, comme il fallait s'y attendre, sautait d'un bond aux extrêmes et publiait, le 20 octobre, un violent article, dont ce passage mérite d'être cité à titre d'indication :

L'Allemagne aura été quitte pour avoir fait un pas de clerc, induite en erreur par des gens intéressés à bouleverser ce pays-ci.

Elle sera bien obligée de rentrer son bel ultimatum et Mr Luders subira la peine qui lui a été infligée.

Le peuple haïtien ne donnera pas un centime ; M. Luders ne franchira pas le seuil de la prison avant d'avoir purgé sa peine.

Si l'Allemagne se permet aujourd'hui de ces légèretés avec nous, c'est qu'elle y est autorisée par les procédés de certains de nos hommes d'Etat, qui souvent *poussent aux réclamations afin de faire leur beurre dans le règlement* de ces affaires ; c'est que ces mêmes hommes sont encore en train d'intriguer et de créer de nouveaux embarras à la République. Nous les connaissons et les démasquerons sans merci, au besoin. Il y en a qui furent ministres des Affaires étrangères et qui se sont salis dans bien des affaires véreuses ; il y en a qui, s'abritant sous un pavillon étranger, cherchent à faire fortune au détriment de l'honneur national et de la fortune publique. Nous les démasquerons tous !

En attendant, nous disons que l'Allemagne, cette fois, aura été quitte pour ses frais ; elle se sera trompée, en comptant sur le concours de ces gens-là et en suivant leurs conseils.

Ces gens-là ne sont plus au pouvoir. Nous avons un chef d'Etat soucieux de la dignité nationale et un cabinet compétent. — M. Ménos, malgré ses fautes et son incompétence en finances, ne pourra pas traîner le portefeuille des Relations Extérieures, comme M. Faine et ses prédécesseurs. M. Lux. Cauvin, M. Dyer, M. Arteaud, sont tous au courant des choses internationales.

Ils savent tous que les lois pénales obligent tous ceux qui habitent le territoire d'un Etat et qu'aucun autre Etat ne pourrait nous empêcher de poursuivre la répression d'un délit commis sur notre territoire.

Ils savent que notre souveraineté nationale n'existerait plus du jour où le gouvernement, pour faire plaisir à une puissance quelconque, empiéterait sur les attributions de la justice et mettrait en liberté, avec de l'or dans leurs poches, des étrangers qui seraient sous le coup d'une condamnation quelconque.

Ce ne serait pas seulement notre or qu'on sacrifierait, ce serait surtout notre souveraineté, notre dignité.

Le gouvernement n'est pas capable d'agir ainsi !

Que M. Luders se résigne donc ! et que M. le consul, qui doit être rappelé, aille méditer sur ce passage de Martens dont il ne devrait jamais se départir :

« Le consul n'a point à s'immiscer dans les affaires que ses nationaux « peuvent avoir pour leurs intérêts privés avec des particuliers ou avec le « gouvernement du pays où il réside ; à moins de courir le risque de se « compromettre, il ne doit faire pour eux d'autres démarches officieuses « que celles que comporte une simple recommandation. »

Nous ne sommes plus au temps où l'on payait à M. St.-Géraud huit mille dollars, pour avoir perdu un procès dans lequel il n'avait pas le bon droit, où l'on reconnaissait la dette Alexandre & C°, *parce que des raisons politiques obligeaient le Gouvernement d'agir ainsi.*

Non ! non, mes beaux allemands, vous n'aurez pas un liard et Luders ne sera pas mis dehors.

Vous viendrez alors refaire ce que Batch avait fait en 1870 ?

Alors vous verrez si nous ne sommes pas plus HÉROIQUES ou plus SAUVAGES que nous ne l'avons été à cette époque.

Vous viendrez bombarder nos villes et descendre sur nos plages, n'est-ce pas ?

Vous avez lancé une menace ; ce n'est pas une fanfaronnade, je suppose ?

Vous nous sommez de vous rendre votre cher Emile, gorgé d'or ? — Nous refusons !

Vous ramenez votre pavillon et confiez vos archives à un confrère ; vous cessez vos relations avec nous. Nous nous en moquons. Alors quoi ? Qu'allez-vous faire ?

Cette grande puissance sera obligée de regretter sa *bêtise.*

Le peuple haïtien est disposé, le cas échéant, à se laisser sacrifier jusqu'au dernier de ses enfants. Il n'a pas peur des canons allemands.

C'est le même jour que le Cabinet fit une communication à huis-clos à la Chambre des communes et au Sénat. Nous avions attendu jusque-là, dans l'espoir que le Chargé d'Affaires d'Allemagne serait désavoué par son gouvernement ou viendrait à résipiscence. Lorsqu'il ne fut plus possible de compter sur ce résultat, évidemment indigne d'une « race supérieure », les nécessités du régime représentatif nous commandèrent de mettre officiellement les Chambres au courant de l'affaire, de ses conséquences possibles et de notre souci de poursuivre les négociations et d'accepter toute solution qui ne serait pas incompatible avec la dignité nationale. Notre demande de huis-clos était, au surplus, une nouvelle preuve de nos intentions conciliantes, qui n'excluaient pas le casernement des troupes et d'autres mesures de sûreté dictées par les circonstances.

Les applaudissements que provoqua mon exposé montrèrent une fois de plus la communauté de sentiments qui faisaient battre le cœur de la Patrie comme d'un mouvement uniforme. Les députés votèrent à l'unanimité un ordre du jour de confiance dans le Ministère. Le Sénat saupoudra le tout de conseils de prudence concordant entièrement avec nos vues personnelles.

Le lendemain, parut dans l'*Impartial* l'article suivant :

Le différend Allemand devant les Chambres.

Hier matin, le Cabinet s'est présenté successivement à la Chambre et au Sénat pour donner à ces deux assemblées communication officielle du différend qui existe entre nous et l'Allemagne.

A la Chambre comme au Sénat, la séance a eu lieu à huis-clos.

Nous savons cependant que le Secrétaire d'Etat des Relations Extérieures a succinctement et clairement exposé les faits et donné communication des pièces y relatives, notamment de deux dépêches dont l'une du Secrétaire d'Etat très courtoise, mais très énergique à Mr le Chargé d'Affaires, et l'autre, très sèche et fort peu courtoise du Chargé d'Affaires, accusant réception de la première.

Le Cabinet n'a pas dissimulé la gravité de la question ; mais aussi, se mettant à la hauteur des circonstances présentes, il a indiqué le sens dans lequel le Gouvernement compte agir pour sauvegarder la dignité nationale et maintenir dans leur intégrité les droits de la République d'Haïti ! Il a donné l'assurance que le Gouvernement n'aura aucune faiblesse, aucune défaillance et qu'il ne reculera devant aucun sacrifice pour faire respecter nos droits et notre souveraineté.

Me Solon Ménos, que nous applaudissons aujourd'hui, a été applaudi sans réserve par tous les députés et par la foule des spectateurs qui attendait fiévreusement au rez-de-chaussée.

Et la Chambre et le Sénat ont approuvé la conduite digne de Mr le Président de la République et du Cabinet; ils ont ratifié tout ce qui a été fait jusqu'ici et ont donné pleins pouvoirs au Gouvernement de continuer dans le même sens, c'est-à-dire d'agir avec tact, sagesse et fermeté, de ne céder à aucune menace, à aucune pression et de garder sauf l'honneur national.

Après la séance à huis-clos, on a ouvert la séance publique et la Chambre a renouvelé ses félicitations et sa confiance au Gouvernement.

Nous ne pouvons, à notre tour, que féliciter Messieurs les députés de l'unanimité qu'ils ont mise à encourager et à soutenir le Gouvernement dans la voie où il s'est engagé. La belle atttitude qu'ils ont eue dans la journée d'hier, le beau frémissement qui a fait vibrer une corde que l'on croyait muette chez eux, cette excitation du peuple qui est impatient de voir les bateaux allemands, tout cela est bien réconfortant; car tout cela prouve que nous n'avons rien perdu de notre fierté et de notre courage; tout cela prouve que Gouvernement, Chambres et Peuple sont dans une parfaite communion d'idées, sont également décidés à sacrifier tous les sujets de récrimination, à s'unir franchement en face du danger.

Oui! tout cela prouve que le patriotisme est vivace en Haïti.

Or, si la foi soulève des montagnes, la foi patriotique nous armera suffisamment pour lutter, pour combattre, pour souffrir et pour mourir ... ou vaincre.

Qu'ils viennent maintenant les allemands !

Nous sommes prêts à mourir et à tuer, — à tuer d'abord.

Pas un ne sortira d'ici! pas un!

On a télégraphié pour demander une escadre. On espère se contenter d'un bombardement et de la prise de nos bateaux. Mais on oublie que nos bateaux se feront sauter plutôt que de se laisser prendre; on oublie que chaque boulet qu'on lancera sur la ville sera un allemand d'égorgé, en commençant par Mr le Chargé d'Affaires.

Le Gouvernement doit d'abord, ce nous semble, dénoncer officiellement au monde civilisé la conduite inqualifiable de l'Allemagne. Ne soyons dupes en aucune façon. Il y a, engagés en Haïti, des intérêts étrangers autrement supérieurs que les intérêts allemands. Il ne faut pas que, par notre négligence ou notre incurie, nous endossions la responsabilité des dommages qui pourraient, en cas de guerre, préjudicier à ces intérêts. Fixons d'abord les responsabilités et montrons nettement dans un document officiel la voie que nous allons suivre.

Au point où en sont les choses, il n'y a plus de secret à garder. Plus de diplomatie fermée!

Il ne doit y avoir de secret que pour les mesures et les dispositions de guerre que prend le Gouvernement.

Quant aux négociations, — si négociation il peut y avoir encore, — elles doivent être publiques.

Ce ne doit pas être seulement quand le canon allemand commencera à gronder dans notre rade que le Gouvernement se départira de sa réserve et annoncera au peuple haïtien et au monde civilisé que le vautour allemand veut fondre sur nous.

Si le Cabinet a demandé le *huis-clos* hier, c'est par sagesse et par convenance, je suppose. Espérant sans doute que Mr le Chargé d'Affaires sera désavoué par la Cour d'Allemagne, le Gouvernement n'aura pas voulu envenimer cette *querelle d'allemand* par une trop grande publicité et en provoquant à la tribune de la Chambre des discours qui empêcheraient l'Allemagne de revenir de ses erreurs.

Ça a été très sage, sans doute ; mais le télégraphe fonctionne et si jusqu'à présent le désaveu n'arrive pas, c'est l'escadre qui vient ; et le Gouvernement n'aura plus besoin de rien annoncer ; car la voix formidable du canon allemand nous aura déjà tout appris. Il ne faut pas que cela soit.

Aussi plus de huis-clos, plus de secret ! Que tout se passe au grand soleil. Nous avons confiance dans notre Gouvernement, *une absolue confiance* ; mais nous voulons savoir et savoir tout de suite.

P. F. FRÉDÉRIQUE.

Cet article tapageur avait un cachet d'outrance qui pouvait fournir une ample matière à de perfides insinuations. Le Gouvernement dut le censurer dans cette note insérée au *Moniteur* :

SECRÉTAIRERIE D'ÉTAT DE L'INTÉRIEUR
ET DE LA POLICE GÉNÉRALE.

Sans méconnaître le sentiment de patriotisme qui a dicté l'article « Le différend allemand devant les Chambres », publié dans l'*Impartial* du 21 octobre courant, N° 7 bis, le Département de l'Intérieur regrette que Monsieur Frédérique, Directeur politique du Journal et auteur de l'article, ait cru devoir faire, à l'occasion du différend en question, des menaces aux allemands en général et particulièrement au Chargé d'Affaires d'Allemagne. Dans une pareille occurrence, les patriotes éclairés, spécialement les journalistes, doivent penser qu'ils ne seconderont efficacement l'action du Gouvernement qu'en donnant au peuple l'exemple du calme et de la modération, qui n'excluent point la fermeté et l'énergie.

Port-au-Prince, le 23 Octobre 1897.

La *Revue-Express* n'avait pas l'acerbité ni l'allure « tranche-montagne » du précédent journal. Son rédacteur politique, sans se dégager tout-à-fait de ce style enveloppé et fade qui ne parvient pas toujours à dissimuler l'obliquité d'une âme insidieuse, exprima en termes mesurés des idées pleines de discrétion, s'efforçant dans son zèle imperturbable d'accorder sa phrase avec le ton de la politique de modération et de ménagements dont l'intérêt de la République nous imposait impérieusement l'adoption.

Il ne sera pas inutile, je pense, de reproduire ici la dernière partie de son article le plus saillant sur l'affaire :

Ce n'est pas le moment d'examiner les griefs articulés par M. le Chargé d'affaires de l'Empire d'Allemagne contre le jugement du Tribunal correctionnel de Port-au-Prince ; car, quelle que soit la certitude des principes invoqués par M. le comte de Schwerin, ils ne sauraient l'autoriser à se départir d'autres principes non moins certains et à s'affranchir des formes consacrées par le cérémonial et les usages diplomatiques. Pour avoir accès, en effet, auprès du Président de la République, M. le Chargé d'affaires de S. M. l'Empereur d'Allemagne et roi de Prusse était évidemment astreint à certaines formalités qu'il n'ignore pas assurément, mais dont il s'est cru sans doute dispensé, s'agissant des rapports d'un puissant empire avec un peuple faible. . .

M. le prince de Bismarck, dont on ne contestera pas la haute autorité en la matière, nous enseigne « qu'un ambassadeur — le fonctionnaire le plus « hautement placé dans la sphère hiérarchique — ne peut en aucune façon « prétendre au droit de traiter avec le monarque directement, sans l'entre- « mise des ministres de celui-ci, et qu'il ne peut exiger une entrevue per- « sonnelle avec le souverain. » Or ce principe, pris pour règle des rapports des ambassadeurs avec les souverains auprès desquels ils sont accrédités, doit s'appliquer avec une rigueur plus grande encore aux Chargés d'affaires, placés au dernier degré de l'échelle diplomatique. En effet, tandis que les ambassadeurs sont supposés représenter la personne du souverain et se voient concéder des prérogatives plus étendues que celles accordées aux agents d'un rang inférieur, les Chargés d'affaires, accrédités simplement auprès des Ministres des Relations Extérieures, ne sauraient prétendre, ni au même caractère représentatif, ni à des prérogatives plus larges que les leurs.

Les faits ne manquent pas pour appuyer la théorie que nous rappelons. Il y a un quart de siècle environ, S. M. le roi de Prusse, revendiquant les droits inhérents à sa qualité de souverain, refusait de recevoir à Ems M. Benedetti, ambassadeur de France, qui, obéissant aux instructions de l'Empereur Napoléon III, avait laissé de côté M. de Thile pour insister auprès du roi Guillaume à l'effet d'avoir de ce monarque des garanties qu'il n'appuierait jamais la candidature d'un prince de Hollenzollern au trône d'Espagne. Et c'est moins le refus de recevoir l'ambassadeur de France (prétexte allégué par M. Emile Ollivier d'un cœur léger) que la pensée de modifier l'esprit de l'armée qui avait montré une tiédeur marquée lors du plébiscite impérial et celle de consolider la dynastie napoléonienne par la gloire des armes, qui déterminèrent l'Empire français à déclarer la guerre à la Prusse.

M. le comte de Schwerin, en se présentant donc dans les conditions que nous avons indiquées au Palais de la Présidence et en se passant de l'intermédiaire obligé du Ministre des Relations Extérieures a, — à n'en pas douter, — commis une infraction aux usages diplomatiques.

Quant à la démarche tendant à faire infirmer par le Chef du Pouvoir Exécutif une décision de la justice, sous prétexte de déni de justice et à un moment où M. Emile Luders, acceptant la juridiction territoriale haïtienne, avait saisi le Tribunal Suprême d'un pourvoi, elle était à la fois prématurée et contraire aux attributions constitutionnelles du Premier Magistrat de la République et à la souveraineté nationale. Prématurée, en ce sens que les voies judiciaires n'étant pas complètement épuisées, la décision qui fait grief à M. Emile Luders, n'avait pas encore acquis l'autorité que la loi attache à la chose souverainement jugée et ne pouvait, par conséquent, lui causer un préjudice irréparable. Il restait en effet une voie de réformation ouverte précisément aux parties en vue de l'erreur possible des juges inférieurs et constituant une garantie que l'on trouve dans l'organisation judiciaire de tous les peuples civilisés. Il n'y avait pas, dans ces conditions, lieu à intervention diplomatique et à réparation de la part du gouvernement haïtien. La démarche de M. le comte de Schwerin était aussi contraire aux attributions constitutionnelles du Chef du Pouvoir Exécutif, en ce que les lois politiques qui nous régissent proclament la séparation des pouvoirs publics et interdisent au Pouvoir Exécutif de s'immiscer dans les attributions du Pouvoir judiciaire. Elle est encore contraire à la souveraineté nationale, en ce sens que la juridiction territoriale est un des attributs essentiels de la souveraineté des peuples et que, quels que soient les degrés de puissance matérielle qui distinguent les différentes entités politiques qui se partagent le monde, la loi morale exige que les Etats remplissent à l'égard des autres les obligations correspondantes aux droits qu'ils revendiquent pour eux-mêmes. Or, de même que l'Allemagne n'eût jamais consenti à se dessaisir d'un étranger qui aurait enfreint les lois de l'Empire et porté atteinte à la sûreté publique, elle ne saurait à bon escient vouloir soustraire un de ses ressortissants à la justice locale, légalement saisie d'un litige le concernant.

On attribue, nous ne l'ignorons pas, bien des excentricités à l'Empereur Guillaume; la presse européenne est même vivement émue en ce moment d'un discours prononcé par le jeune Empereur et dans lequel, ressuscitant les vieilles théories féodales de la monarchie de droit divin, il se proclame l'oint du Seigneur. Mais nous aurions peine à admettre qu'il ait enjoint à M. le comte de Schwerin de rompre en visière avec les traditions diplomatiques les plus positives et qu'il s'apprête, dans son ambition de gloire, à briser une lance avec notre jeune République. Nous lui supposons l'âme plus fière et croyons que, pour orner son front de César hanté par le spectre de Charlemagne et de Napoléon 1er, il rêve d'autres lauriers que ceux qu'il pourrait cueillir sur nos collines, loin des champs de bataille si suggestifs de la vieille Europe!

Il ne faut donc pas que nous nous emballions. Il s'agit pour nous de discuter nos droits avec calme, fermeté et dignité. Les extravagances et les airs de bravaches ne sont pas de mise dans les circonstances semblables à celles que nous traversons en ce moment : ils n'ont jamais donné aucun résultat sérieux, et le seul avantage qu'on en ait jamais tiré, c'est d'exciter les amours-propres et de rendre de la sorte toute négociation impossible. Ne nous hâtons donc pas de déployer l'étendard de l'honneur national, et attendons, pour le faire, que tout terrain d'entente se soit dérobé sous nos pieds, que toute issue honorable se soit fermée devant nous et qu'il ne nous reste d'autre ressource que de venger la dignité nationale, outragée et foulée aux pieds.

Quand nous toucherons à cette extrémité, il s'agira de passer des paroles aux actions et le sentiment de nos droits nous dispensera de compter le nombre de nos ennemis. Dociles à la voie de la Patrie et fidèles à nos traditions nationales, nous saurons faire le sacrifice de notre vie et montrer au monde étonné que, retranchés derrière nos collines, nous pouvons, semblables à Léonidas et aux trois cents Spartiates, repousser nos envahisseurs, « dût leur nombre intercepter la lumière du soleil. »

Jusque-là, soyons calmes, montrons-nous dignes et attendons.

LA RÉDACTION.

La Société de législation de Port-au-Prince, de son côté, ne resta pas inactive. La plupart de ses membres, émus de l'étrangeté et de la tournure de l'incident, s'empressèrent de se réunir sur l'invitation de M. A. Thoby. Pour donner une vue exacte des divers aspects de la question, je crois devoir emprunter à la *Revue de la Société* ce compte-rendu de la séance :

Réunion du 21 Octobre 1897.

Présents : MM. Thoby, Borno, Sylvain, Bonamy, Hérard Roy, Maximilien Laforest, Saint-Rémy, Viard, Lafleur, Bouzon, J. L. Dominique.

Présidence de Mr Thoby.

Le président rappelle aux membres présents l'objet de la convocation et donne la parole à M. le Secrétaire pour la communication suivante :

Messieurs,

Le 21 septembre 1897, le Tribunal de simple police de la section nord de Port-au-Prince condamnait M. Emile Luders, sujet allemand, à un mois d'emprisonnement et 48 gourdes d'amende pour rébellion et voies de fait envers des agents de la force publique.

Le sieur Emile Luders fit appel devant le Tribunal correctionnel. Aux audiences des 28 et 30 septembre, la cause fut produite et plaidée, après l'audition et l'interrogatoire d'une quinzaine de témoins. Et le 14 octobre, le Tribunal rendait un jugement par lequel, relevant dans les faits attestés les éléments d'un délit, il condamnait Luders à un an de prison et 500 gourdes de dommages-intérêts. Le condamné fit immédiatement au greffe du Tribunal une déclaration de pourvoi. Mais trois jours après, le 17 octobre, sans attendre que la juridiction suprême eût même pris connaissance de la cause que lui déférait le sieur Luders, le Chargé d'Affaires allemand se présentait au Palais National, se faisait annoncer et, introduit auprès du Président de la République, lui notifiait verbalement un ultimatum aux termes duquel le gouvernement allemand, s'il faut en croire des informations rendues publiques et qui n'ont pas été démenties, exigeait la mise en liberté dans les 24 heures de Mr Emile Luders, avec paiement par l'Etat haïtien d'une forte indemnité pour chaque jour de détention.

Tels sont, messieurs, les faits qui viennent de se passer et que nous avons cru devoir porter devant la Société de Législation.

Le jugement du Tribunal correctionnel était-il suffisamment autorisé par les principes de notre législation ou la jurisprudence de nos tribunaux ? C'est une question de doctrine qui, en d'autres temps, aurait pu faire l'objet de nos discussions, mais qui devient sans intérêt pratique, puisque le débat, arraché à la justice, se trouve transporté sur le terrain diplomatique.

La seule question qui se poserait serait celle-ci : Dans l'état où en était la procédure, et à supposer même que le Tribunal correctionnel n'eût pas jugé sainement en aggravant la peine, l'intervention du gouvernement allemand était-elle admissible en droit?

Or, cette question n'est pas discutable. Les principes du droit international ne permettent pas un doute là-dessus. Tant que les juridictions ne sont pas épuisées, on n'a pas le droit de dire qu'il y a eu déni de justice ou iniquité ; on n'a pas le droit d'abandonner les voies judiciaires pour faire trancher par la diplomatie le litige encore pendant. Aussi n'est-ce pas une consultation que nous attendons de vous, messieurs, mais une protestation.

LOUIS BORNO. GEORGES SYLVAIN.

M. Justin Dévot, empêché d'assister à la séance, a adressé à la Société la note suivante, dont lecture est aussi donnée par M. le Secrétaire :

« *Les lois de police et de sûreté obligent tous ceux qui habitent le territoire de la République.* »

Cette règle inscrite dans l'art. 5 de la première loi du Code Civil Haïtien est la consécration d'un principe généralement admis et appliqué dans tous les Etats civilisés et qui n'est lui-même que le corollaire d'un principe plus élevé sur lequel repose tout l'ensemble des relations internationales : *celui de la souveraineté des États indépendants dans les limites de leurs territoires respectifs.*

Tout individu donc qui se rend en pays étranger est immédiatement saisi par les lois de ce pays, en tant qu'elles ont pour but de maintenir l'ordre public et la sûreté des personnes et des biens. Protégé par des lois, il leur doit l'obéissance et le respect exigés des nationaux, et ce n'est qu'à cette condition qu'il peut être admis au séjour et à la résidence.

La prescription ci-dessus transcrite n'est pas une de ces règles internationales à caractère vague, n'ayant d'autre titre à l'existence que l'opinion plus ou moins unanime des auteurs dont la doctrine, on le sait, sert de fondement à une grande partie du Droit international, fondement respectable à coup sûr, mais insuffisant à donner à cette branche du Droit le caractère de positivité et d'obligation dont elle a si grandement besoin.

Notre règle découle de la législation positive écrite et participe, par conséquent, de la nature de cette législation, qui se distingue par la possibilité de sanctions effectives assurant l'effet de ses prescriptions.

De plus, elle rentre plutôt dans le cadre du *Droit international privé,* qui se trouve à un point d'élaboration beaucoup plus avancé que le *Droit international public.*

Enfin, elle est d'une application tellement générale et pour ainsi dire inévitable que, pour y soustraire en partie leurs nationaux, certains États Européens ont dû recourir à des actes conventionnels *ad hoc* : telles sont les stipulations internationales constituant le système des capitulations, en vigueur dans le Levant ou dans quelques autres pays orientaux ou se rattachant à l'Orient.

En l'absence donc de pareilles stipulations, tout Etat qui, abusant de sa force matérielle, essaie de soustraire ses sujets à l'empire d'une prescription légale si précise, si bien définie et étayée d'une pratique quasi-universelle, commet un attentat au Droit et à la Justice, qui offense les sentiments élevés que la civilisation nous a appris à respecter et à croire inattaquables.

Voyons maintenant si, dans l'espèce soumise à l'appréciation de la Société de Législation, on se trouve bien en présence d'un cas d'application de l'art. 5, sans avoir à tenir compte de circonstances adventices propres à modifier ou à empêcher le pur effet de la loi.

Oui, bien certainement : il s'agit ici de lois d'ordre et de sûreté, puisque dans la question soumise ne se trouvent mises en jeu que des prescriptions pénales et de procédure criminelle présentant au plus haut degré le caractère requis.

On se demande, désorienté, sur quoi, sur quel semblant de raison pourraient s'appuyer dès lors les exigences de la chancellerie allemande...... Reste qu'un grand État, en possession de la puissance matérielle, en abuserait pour pressurer une petite nation n'ayant pour elle que son droit.

Mais nous nous refusons encore à croire, malgré l'irrégularité des procédés du représentant de l'Allemagne, que tel soit le dernier mot du gouvernement allemand sur cette affaire. Car un pareil acte, dénoncé au monde civilisé, révolterait la conscience de tous ceux qui, en Allemagne comme ailleurs, espèrent en un avenir de solidarité et de fraternité internationales, où les petits n'auront plus à craindre les menaces et les violences des forts et des grands.

J. DÉVOT.

La réunion, consultée, à l'unanimité adopte les termes des deux pièces ci-dessus et en décide la publication immédiate.

La poésie elle-même se mit de la partie. M. Oswald Durand, reprenant sa plume de 1872, écrivit une pièce de vers, dont les strophes que voici donneront une idée exacte de l'état d'esprit qui les avait inspirées et de l'état d'esprit qui leur faisait bon accueil :

Non ! nous ne voulons plus, Allemands, Prussiens,
Comme autrefois à Batsch, votre vil émissaire,
Cracher l'argent, devant sa redoutable serre,
Ainsi qu'on jette un os aux chiens !

Nous en avons assez des abus de la force
Primant le droit. — Non, non ! nous en avons assez
Des affamés d'hier ! — Ils se sont redressés,
Les arbres à la rude écorce.

L'histoire eut à noter que des fils d'Africains
Achetés, importés comme bêtes de somme,
Un jour se sont levés, unis comme un seul homme,
Jetant leurs maîtres aux requins !

Où donc avez-vous lu, dans quelles Messéniennes
Avez-vous vu ce chant ? — Les esclaves penchés
Sous le joug des colons, — à la glèbe attachés,
Hurlant leurs Vêpres Siciliennes ?

Se redressant, sentant un vent de liberté
Souffler de France, ardent comme un simoun d'Afrique,
Se faisant de leurs fers une arme, — de leur trique,
Un glaive pour l'Egalité ?

Eh bien ! comme autrefois, les conventionnels
Sont là, nous inspirant le désir de la lutte.
Nous préférons périr que céder. — C'est la chute
En face des cieux éternels !

Levain de haine, ô mil huit cent soixante onze,
Nous vous gardons aussi ! Nous opposons nos cœurs
A ceux qui, cent contre un, furent un jour vainqueurs.
— C'est de la chair contre du bronze.

La haine est un bon grain, qu'on sème certain soir.
Tout un peuple mourra sans voir poindre la plante.
Soudain, elle viendra, comme une aube sanglante
Paraître, et dire à tous : « Espoir !.. »

Il est donc infiniment aisé de constater qu'un élan spontané portait la nation entière à la résistance et qu'il y avait à ce sujet une complète unité de vues sous la diversité de l'expression du sentiment général.

Quel était le devoir du Gouvernement devant ce mouvement si accentué de l'opinion publique ? Devait-il en faire fi, en méconnaître la noblesse et la légitimité, et même le réprimer brutalement, au risque de déchaîner la guerre civile ? N'y avait-il pas aux affaires publiques des citoyens qui ressentaient l'affront comme tous les autres haïtiens et ne pouvaient rester indifférents à l'irrésistible entraînement d'un peuple froissé et irrité par un mépris calculé des convenances diplomatiques, par une arrogance injustifiable, par des provocations systématiques, par des exigences subversives de la souveraineté et de l'indépendance de la République ? Non, il n'était pas possible de croire que ceux-là qui avaient, après tout, fait acte de patriotisme en acceptant le pouvoir dans des circonstances exceptionnellement défavorables, seraient capables de dépouiller tout-à-fait leur personnalité, leurs convictions intimes, la naturelle révolte de leur conscience, pour se draper dans je ne sais quelle impassibilité gouvernementale et assister d'un œil sec à une audacieuse tentative d'empiétement sur les droits essentiels de l'Etat d'Haïti.

Notre attitude devait logiquement s'inspirer d'une double considération : l'indispensable souci de l'honneur national et la notion trop certaine de notre faiblesse numérique aggravée par la défectuosité de notre organisation militaire. Ces deux points de vue constamment sollicitaient notre attention, impressionnaient notre jugement, déterminaient notre conduite. Quels écueils à éviter ! Quelle mesure à garder ! Ni prosternation, ni fanfaronnades ! Rien de plus sage et de plus délicat.

C'est ainsi que le Conseil des Secrétaires d'État, convoqué à l'extraordinaire le mercredi 20 octobre, pour entendre une communication que M. A. Dyer, Ministre de la Justice et des Cultes, avait été sollicité de lui faire, regretta de ne pouvoir acquiescer à l'idée de la libération de M. Luders par l'effet d'une grâce que le Président de la République accorderait d'office à ce condamné. Cet acte aurait eu l'inconvénient de ne satisfaire ni le pays, qui y aurait vu une sorte de soumission à l'ultimatum du Comte Schwerin, ni le Gouvernement allemand, dont le représentant avait réclamé l'élargissement immédiat et sans phrase de son ressortissant — condition absolument exclusive d'une pensée de clémence.

En même temps, nous n'envisagions pas moins la possibilité d'une transaction qui ne fût pas trop pénible pour notre amour-propre, et je m'employais de mon mieux à amener un tel résultat. Le Corps diplomatique ne pouvant être convoqué, eu égard à certaines raisons de principe comme de méthode, je dus m'arrêter à la résolution d'adresser une circulaire à ses membres, tout en me proposant de les voir privément. Dans l'après-midi du 20 octobre, j'eus à cette occasion un important entretien avec M. W. F. Powell, E. E. et Ministre plénipotentiaire des Etats-Unis d'Amérique.

M. Powell était arrivé à Port-au-Prince au commencement du mois d'Août 1897. Dès le début, il avait su, par l'aménité de son caractère et la correction de son maintien, exempt d'une vaine morgue, inspirer une réelle sympathie et commander l'estime générale. Reçu en audience solennelle par le Président de la République, le jeudi 19 août, il avait parlé avec une significative émotion du désir du Président Mac-Kinley de voir s'accroître la bonne intelligence et les amicales relations entre les deux pays et des efforts qu'il consacrerait personnellement à la réalisation de ce noble dessein. Il garde, si je ne m'abuse, la meilleure impression des souhaits de bienvenue et des sentiments de bienveillance qui lui furent exprimés par le Général Sam. En ce qui concerne ses rapports officiels avec le Département des Relations Extérieures, je puis dire que je n'ai eu qu'à me louer de la courtoisie et de l'équité qu'il apportait dans l'accomplissement de sa mission.

Depuis l'incident, je m'étais abstenu de toute entrevue avec lui, pour ne pas donner lieu à des commentaires qui eussent pu engendrer des méprises et des froissements. Quand j'eus connu les dispositions du gouvernement allemand et sa persistance à maintenir des demandes péremptoirement formulées et que, par suite, l'opportunité d'un échange de vues avec M. Powell me parut justifiée, je priai ce diplomate à une conversation dans ma demeure privée, préférable pour cette fin par sa situation aux environs de la ville, à l'abri d'une indiscrète curiosité.

Il arriva à quatre heures de l'après-midi, accompagné de M. Alexander Battiste, vice-consul des Etats-Unis.

Je lui exposai sommairement les origines de l'affaire, les négociations engagées à Berlin, les raisons qui rendaient impossible la mise en liberté pure et simple de M. Luders, la contrariété que j'éprouvais de n'avoir pas encore reçu de réponse à la dépêche que j'avais adressée depuis l'avant-veille au Représentant d'Haïti à Washington. Je lui expliquai ce que nous espérions du Gouvernement fédéral : ce n'était évidemment pas une intervention formelle en notre faveur dans un différend dont il ignorait les causes et les dessous, mais la simple promesse que, le cas échéant, il proposerait ses bons offices pour concilier le désaccord. (La médiation peut, selon la remarque de Calvo, se produire sous forme d'arbitrage, librement sollicité ou accepté par la partie intéressée. C'est justement pourquoi j'avais recommandé de pressentir plusieurs Gouvernements, de manière qu'une réponse bienveillante de leur part nous permît de laisser à l'Allemagne le choix de l'un d'eux comme arbitre.)

Le Ministre des Etats-Unis me répondit que le Département d'État ne lui avait fait aucune communication au sujet du conflit ; qu'il devait, en l'absence d'instructions spéciales, garder l'attitude la plus réservée ; que son impression personnelle, fondée sur des renseignements de source autorisée, était que l'affaire avait une extrême gravité et que l'Allemagne se porterait contre nous aux pires violences ; qu'il souhaitait vivement que cela s'arrangeât à bref délai, tant à cause de sa réelle amitié pour un peuple que la communauté d'origine lui rendait cher que de ses bonnes relations avec la famille Luders, à laquelle est allié le Dr J. B. Terrès, consul des Etats-Unis ; que relativement à une médiation dans le sens indiqué, il ne pensait pas, en raison de la tournure des choses et de certaines machinations, que le Gouvernement Impérial consentît à l'arbitrage avant la libération de M. Luders, c'est-à-dire sur une autre question que celle de l'indemnité.

Je répliquai que cette libération était impossible, vu l'état des esprits ; que la nation la considérerait comme un acte d'obéissance à l'Allemagne et que ce gage humiliant donné au maintien des rapports entre les deux pays ne serait pas pour nous une solution, puisqu'il ne ferait que déplacer les complications en provoquant des troubles intérieurs, qu'il serait souverainement déplorable de réprimer par la force.

— Ce serait sans doute autre chose, ajoutai-je, si c'était, par exemple, les Etats-Unis qui demandaient l'élargissement de M. Luders comme condition de ses bons offices pour le réglement des autres points par la voie arbitrale. Je vous serais même fort obligé de télégraphier cette proposition au Département d'État.

— Si vous le désirez, je le ferai volontiers, me dit M. Powell. Je crois pourtant que le temps presse, et quelque hâte que mon Gouvernement mettrait à me répondre, au cas où cette suggestion lui agréerait, il pourrait être trop tard, soit que, dans l'intervalle, des navires de guerre allemands arrivent ici, soit que la surexcitation populaire atteigne des proportions irréductibles. Ne serait-il pas prudent de prendre une voie plus expéditive ? Ainsi, je pourrais faire une démarche qui n'impliquât ni la responsabilité de mon Gouvernement, ni un préjugé de ses intentions ; je pourrais, je suppose, vous écrire pour demander la grâce de M. Luders. Ce dernier une fois sorti de prison, il sera bien moins difficile de ramener l'accord.

Je ne vis guère d'inconvénient à ce moyen qui dorait en quelque sorte une implicite concession de notre part. Tout en y adhérant personnellement, je demandai à M. Powell de me laisser le temps d'en référer au Conseil des Secrétaires d'État.

Ce délai devait également me permettre de faire une nouvelle tentative auprès du Gouvernement allemand.

Après la visite du diplomate américain, on m'apporta cette dépêche de M. J. N. Léger, E. E. et Ministre plénipotentiaire d'Haïti à Washington :

Etats-Unis pour le moment peuvent être seulement arbitres.

Le lendemain 21 octobre, le Conseil des Secrétaires

d'État se réunit dans la matinée au Palais National pour assister à la remise au Président d'Haïti des lettres accréditant M. Théodore Meyer comme E. E. et Ministre plénipotentiaire de la République française à Port-au-Prince. J'avais déjà adressé à notre Chargé d'Affaires à Berlin un télégramme dans ces termes :

Expliquez Ministre des Affaires Etrangères libération impossible avant arrêt Cour de Cassation. Domicile non violé; écuries publiques. En tout cas, violences incontestables. Condamné récidiver. S'en référer à Ministre Luxburg. Gouvernement grâciera si demander. Sinon, proposez arbitrage.

Au cours de l'audience solennelle de réception, M. Powell me fit parvenir, par l'intermédiaire de M. Alexander Battiste, une lettre close au cachet de la Légation américaine. L'envoi lui en avait paru tellement urgent, en raison d'alarmantes rumeurs sur la prochaine arrivée d'une flottille allemande, qu'il n'avait pas cru devoir attendre la délibération du Conseil concernant la combinaison arrêtée entre nous la veille.

Lorsque M. Meyer eût quitté le Palais, je donnai lecture au Président de la République et à mes collègues de la dépêche du Ministre des Etats-Unis, ainsi conçue :

LÉGATION OF THE UNITED STATES	LÉGATION DES ETATS-UNIS
Port-au-Prince, Haïti, October 20, 97.	Port-au-Prince, 20 Octobre 1897.
Honorable SOLON MÉNOS,	Mr SOLON MÉNOS,
Secretary of State for Foreign Affaires, Port-au-Prince, Haïti.	Secrétaire d'Etat des Relations Extérieures Port-au-Prince,
Sir,	Monsieur,
Do me the favor, Mr Minister, to release Mr Emile Luders, at present confined by the communal authorities. In taking this	Faites-moi la faveur, M^{r} le Ministre, de libérer Mr Emile Luders, actuellement détenu par les autorités communales. En

initiatory step, it is with no intention on my part to interfere with your rules of law or enter in the grave complications that at present exist between your Government and that of Germany, nor do I wish it understood that I am commitingmy Government in any way in this matter.

I assure you, Mr Minister, in making this request it is in view to relieve the present tension now existing, and to avoid that disorder and blood-shed that will be fatal to the interest of our american citizens resident and doing business upon your Island.

I trust, Sir, you will be able to grant this request for the true benefit of all your Country as well as mine.

With my best wishes and assurance, Mr Minister.

I am, Sir,

Your obedient servant

W. F. POWELL.

prenant l'initiative de cette demande, je n'ai nullement l'intention de m'immiscer dans vos lois, ni d'entrer dans la grave complication qui existe en ce moment entre votre Gouvernement et celui de l'Allemagne. Mon intention n'est pas non plus d'engager mon Gouvernement dans cette affaire.

En faisant cette demande, je vous assure, Mr le Ministre, que c'est seulement en vue d'aplanir les difficultés qui existent actuellement et d'éviter toute effusion de sang et tout désordre pouvant nuire aux intérêts des citoyens américains qui résident dans votre île et qui y font des affaires.

J'espère, Mr le Ministre, qu'il vous sera possible de m'accorder cette demande, pour le bien de votre pays et du mien.

Avec mes meilleurs vœux, je suis, Mr le Ministre, votre obéissant serviteur.

W. F. POWELL.

Le Conseil des Secrétaires d'État se montra très hésitant, eu égard à la teneur de cette lettre. La question était fort complexe et il n'y avait pas à se dissimuler la gravité de l'embarras du Gouvernement. Une mesure de clémence prise à la sollicitation d'un tiers serait-elle comprise et par l'Allemagne comme un témoignage incontestable de nos intentions conciliantes et par le pays autrement que comme une reculade injustifiée ? Quelle protection efficace pourrait être accordée à M. Emile Luders contre un déchaînement éventuel des passions populaires ? Si le Gouvernement allemand n'était pas satisfait et qu'il persistât à réclamer une indemnité au profit de ce libéré, quel espoir était-il permis de concevoir relativement à l'attitude des Etats-Unis, dont les bons offices auraient toujours pour nous une importance considérable ? Autant de points d'interrogation, autant d'énigmes que nous devions essayer de deviner. Assurément il convenait de faire la part de l'inconnu et il eût été déraisonnable de compter sur un engagement formel et encore moins sur l'aplanissement instantané de toutes les difficultés. Fallait-il néanmoins que l'octroi de cette grâce fît disparaître ne fût-ce qu'une des faces de notre perplexité, se présentant sous un jour assez favorable pour obtenir le suffrage de la nation.

Toutes ces considérations entraînaient pour moi la nécessité de revoir l'honorable M. Powell, afin de l'informer de nos doutes et de l'entretenir des points obscurs que, selon toute probabilité, notre acquiescement à sa demande ne suffirait pas à dissiper d'emblée.

En attendant, je fis la communication officielle aux membres du Corps diplomatique en envoyant à chacun d'eux la circulaire suivante :

Port-au-Prince, le 21 Octobre 1897.

Monsieur.....,

J'ai pour devoir de porter officiellement à votre connaissance un fait regrettable et qui a eu sur tous les points du territoire haïtien le retentissement le plus douloureux.

Dimanche dernier, Monsieur le Comte Schwerin, Chargé d'Affaires de l'Empire d'Allemagne à Port-au-Prince, s'est présenté au Palais National soudainement et sans avoir fait une demande préalable d'audience par mon intermédiaire ou même directement à titre privé.

Son Excellence le Président de la République n'avait pas fini de marquer la surprise que lui causait une démarche aussi inopinée, que Monsieur le Comte Schwerin commença à faire part d'une série de prescriptions impératives dont l'énumération prenait l'allure d'un ultimatum, sous prétexte de la récente condamnation d'un sieur Emile Luders, inscrit à la Légation allemande, bien que, selon le texte et l'esprit des lois de ce pays, où il est né d'une haïtienne, il dût être considéré comme essentiellement haïtien.

Son Excellence répondit à cette communication comme il convenait au Chef d'un Etat indépendant et qui n'entend accepter la suzeraineté d'aucune puissance étrangère, et fit observer à Monsieur le Comte Schwerin qu'il devait s'adresser au Secrétaire d'Etat des Relations Extérieures, auprès duquel il est exclusivement accrédité.

Lorsque Monsieur le Chargé d'Affaires de l'Empire d'Allemagne eut obtenu congé, le Conseil des Secrétaires d'Etat fut informé par Son Excellence de ce grave manquement aux usages internationaux; mais en dépit du froissement ressenti, il fut décidé que, par déférence pour le Gouvernement Impérial, qui n'avait pu prescrire ni autoriser une telle infraction, le Secrétaires d'Etat des Relations Extérieures se mettrait en rapport avec Monsieur le Comte Schwerin, pour avoir la connaissance officielle de communications dont une copie n'avait pas même été laissée.

C'est ce désir d'entente qui a porté mon Département à écarter toute discussion au sujet de la nationalité du sieur Emile Luders et donné lieu à l'envoi de la dépêche suivante à Monsieur le Comte Schwerin :

SECRÉTAIRERIE D'ETAT DES RELATIONS EXTÉRIEURES

N° 71 Port-au-Prince, le 18 Octobre 1897.

Monsieur le Comte,

Son Excellence le Président de la République a bien voulu m'informer que vous vous êtes présenté spontanément au Palais National, hier dans l'après-midi, pour Lui faire part d'une communication de votre Gouvernement concernant un sujet allemand, Mr Emile Luders.

Je ne puis m'empêcher de vous dire que mon Département, auprès duquel Sa Majesté l'Empereur d'Allemagne vous a accrédité, s'attendait d'autant moins à cette détermination qu'il s'est invariablement efforcé d'entretenir avec la Légation Allemande et avec vous personnellement, Monsieur le Comte, des rapports sincères de courtoisie et d'amitié.

Quoi qu'il en soit, je resterai à votre disposition, comme votre intermédiaire naturel, pour les demandes d'audience privée que vous voudriez adresser à Son Excellence le Président d'Haïti, et, de plus, je serai toujours disposé à accueillir et à apprécier avec impartialité et sang-froid les communications que vous pourriez avoir à faire à mon Département, notamment au sujet de Mr Emile Luders.

En terminant, j'ose espérer que vous voudrez bien reconnaître le désir que j'ai eu fréquemment l'honneur de vous témoigner au nom de mon Gouvernement, de voir s'affirmer, dans une progression de plus en plus favorable aux intérêts de nos pays respectifs, l'efficacité des sentiments de réelle sympathie qui n'ont cessé depuis si longtemps de présider à nos relations diplomatiques ou commerciales.

Veuillez agréer, Monsieur le Comte, les assurances de ma considération très distinguée.

Signé : SOLON MÉNOS

Monsieur le Comte SCHWERIN,
Chargé d'Affaires de l'Empire d'Allemagne, à Port-au-Prince.

Voici dans quels termes Monsieur le Comte Schwerin a cru devoir répondre à cette dépêche ;

KAISERLICH DEUTSCHE MINISTER-RESIDENTUR FÜR HAITI UND SAN DOMINGO.

Port-au-Prince, le 18 Octobre 1897.

Monsieur le Secrétaire d'Etat,

J'ai l'honneur de vous accuser réception de votre dépêche en date du 18 de ce mois, No. 71.

Veuillez agréer, Monsieur le Secrétaire d'Etat, l'assurance de ma haute considération.

Signé : Comte SCHWERIN.

Monsieur SOLON MÉNOS,
Secrétaire d'Etat des Relations Extérieures

Cette réponse, qui équivaut à un refus définitif d'entrer en communication avec mon Département, a achevé d'édifier le Gouvernement sur la position que Monsieur le Comte Schwerin a entendu prendre et garder dans cette affaire, où une intervention comminatoire n'a pas été jugée incompatible avec un recours volontaire en cassation.

La République d'Haïti, qui a toujours eu à cœur d'observer scrupuleusement les règles et les pratiques internationales auxquelles tous les Etats sont également astreints, ne peut que protester contre cette attitude que rien ne faisait prévoir et que rien ne justifie. Aussi, en attendant que Sa Majesté l'Empereur d'Allemagne en soit instruit dans les formes requises, ai-je pensé qu'il pouvait être de quelque intérêt qu'une communication de mon Département vous mît en mesure de renseigner votre Gouvernement sur un incident dont s'alarme à juste titre une Nation constituée au prix des plus grands sacrifices et qui est prête à ces mêmes sacrifices, pour sauvegarder son indépendance et la souveraineté de sa justice.

Veuillez agréer, Monsieur, les assurances de ma considération très distinguée.

Solon MÉNOS.

Le Doyen du Corps diplomatique, Mgr Tonti, Délégat apostolique et Archevêque de Port-au-Prince, était alors en Italie, ce qui nous priva malheureusement de ses bons offices et peut-être d'une des chances de médiation dont le Souverain Pontife veut bien favoriser parfois des peuples catholiques.

Ce fut aussi pour nous l'occasion de déplorer l'absence de M. Cohen, Consul général de Sa Majesté Britannique, parti quelque jours auparavant pour Santo-Domingo. Sans cette fâcheuse circonstance, la grande et légitime autorité qui s'attache depuis tant d'années à un personnage apprécié à bon droit pour sa haute sagesse, ses qualités de prudence et de sang-froid et son invariable esprit de justice, eût offert le contraste le plus frappant avec l'opinion provoquée par les singuliers procédés d'un Chargé d'Affaires d'occasion, impatient de réclame.

Les entretiens que j'eus dans la même journée avec M. Théodore Meyer, M. le Dr Llenas, E. E. et Ministre plénipotentiaire de la République Dominicaine, et M. A. Martinez de Tudela, Chargé d'Affaires d'Espagne, me laissèrent une excellente impression sur les sentiments personnels de ces Agents diplomatiques.

Je me rendis vers les sept heures du soir chez le Ministre des Etats-Unis. La franche cordialité de son accueil me mit à l'aise pour l'expression complète des scrupules du Gouvernement à l'égard d'une démarche dont nous lui resterions reconnaissants, mais qui, à notre avis, ne nous couvrait pas suffisamment. Il comprit d'autant mieux la délicatesse de notre situation qu'il était porté à envisager les conséquences extrêmes d'une crise nationale où le rôle de «tampon» imposé au Pouvoir Exécutif n'était pas le plus agréable. Il savait probablement que des allemands, comme pour narguer la foule et l'exaspérer, avaient organisé une manière de pélerinage à la Conciergerie, où ils affluaient avec des bouteilles de champagne, pour boire à l'imminente relaxation de M. Luders. Et il soupçonnait bien qu'une telle outrecuidance pourrait finir par exciter au-delà de toute limite une indignation qui tournait pour ainsi dire sur elle-même depuis plusieurs jours et s'exaltait à mesure. La perspective tant des désastres susceptibles de fondre sur notre territoire que du péril où le condamné Luders serait peut-être enveloppé à un moment donné, entraîna M. Powell à insister avec une affectueuse véhémence sur l'opportunité d'une grâce qui apparemment serait bien près d'amener une solution définitive.

Dans cette entrevue de plus d'une heure, nous eûmes à considérer ou à prévoir ensemble tous les mérites, tous les aspects, les suites directes ou indirectes d'une détermination du Gouvernement dans le sens où la raison l'inclinait. La sagesse d'un acte de conciliation autant que de clémence n'était pas discutable. L'expulsion après la grâce? C'était un droit inhérent à la souveraineté de l'Etat; mais n'y avait-il pas une formelle assurance que M. Luders partirait immédiatement à bord d'un bateau de la Compagnie hollandaise? Serait-il admissible que l'Allemagne ne tînt aucun compte de ce premier pas dans la voie de l'entente et, rejetant une naturelle proposition d'arbitrage, poussât jusqu'à un bombardement la volonté d'assurer une indemnité à M. Luders?

Comme nous étions tombés d'accord, le Ministre plénipotentiaire des Etats-Unis se tourna vers son bureau et se mit à écrire, pendant que je conversais avec un tierce personne. Quand il eut fini, il me tendit la feuille de papier sur laquelle il s'était penché durant quelques minutes et j'y lus ce qui suit :

LEGATION OF THE UNITED STATES

Port-au-Prince, Haïti, October 21, 97.

Hon. SOLON MÉNOS,
Secretary of State for Foreign Affaires,
Port-au-Prince, Haïti.

Sir,

In accordance with a letter that I sent you this morning, that I trust that you could see your way clear to release Mr Emile Luders, my Government will consider it a friendly act, in the interest of an amicable adjustment to this whole matter, and I can assure you, Mr Minister, that Mr Luders will leave, if released, on the Dutch steamer for New-York to-morrow. I trust, Mr Minister, that this will bring about his speedy release, then by releaving the great tension existing, without any humiliation to your Government, being a friendly act

LÉGATION DES ETATS-UNIS.

Port-au-Prince, Haïti, Octobre 21. 97.

Mr SOLON MÉNOS,
Secrét. d'Etat des Affaires Etrangères,
Port-au-Prince, Haïti.

Monsieur,

Me référant à une lettre que je vous ai adressée ce matin, j'estime que vous pourrez sans inconvénient relaxer Mr Emile Luders: mon Gouvernement considérera cette mesure comme un acte amical, fait en vue d'un arrangement amaible de toute cette affaire, et je peux vous assurer, Mr le Ministre, que Mr Luders partira, s'il est mis en liberté, sur le steamer Hollandais qui doit laisser pour New-York demain. J'espère, Monsieur le Ministre. que ceci déterminera son prompt élargissement et, par suite, l'atténuation de la grande tension existante, sans aucune

on the part of your Government to mine.

humiliation pour votre Gouvernement, puisque ce sera un acte d'amicale courtoisie de la part de votre Gouvernement envers le mien.

With my personal assurance and esteem, Mr Minister.

Avec l'assurance de mon estime personnelle, Mr le Ministre,

I am, Sir,
Your obedient servant,

Je suis,
Votre obéissant serviteur,

Après en avoir pris lecture, je lui remis la lettre en lui disant : « Cela me suffit et conviendra, j'espère, au Président de la République et à mes Collègues. »

— Il n'y a rien à y ajouter? me demanda-t-il.

— Rien, répondis-je. Le reste va de soi.

Alors il reprit sa plume et signa : W. F. POWELL.

Le Conseil des Secrétaires d'État étant en permanence au Palais national où il attendait l'issue des pourparlers, je demandai la lettre à M. Powell, qui me la remit en s'excusant de ne pouvoir apposer sur l'enveloppe le cachet de la Légation, enfermé au rez-de-chaussée.

— Il n'importe, fis-je en souriant. Je possède déjà une très bonne signature.

Et me levant pour partir, je remerciai chaleureusement l'éminent diplomate.

A mon arrivée au Palais, la séance fut reprise. J'indiquai les grandes lignes et les points les plus intéressants de mon entretien avec le Ministre américain et je donnai lecture de sa nouvelle Dépêche. Le Conseil des Secrétaires d'État examina, commenta et approuva pleinement ce qui avait été fait.

On se sépara vers les dix heures du soir, pour se réunir encore le lendemain matin, car nous avions été d'avis de consulter les bureaux des deux Chambres avant d'agréer officiellement la demande de M. Powell.

Après un exposé succinct fait par le Président de la République, les sénateurs et députés convoqués, tout en déclarant qu'ils ne pouvaient exprimer que leurs opinions personnelles, furent unanimes à reconnaître l'excellence du procédé. Leur approbation daigna même s'étendre à un projet de réponse que je lus en leur présence.

Voici le texte définitif de la Dépêche que j'adressai à l'honorable Envoyé Extraordinaire et Ministre plénipotentiaire des Etats-Unis :

SECRÉTAIRERIE D'ETAT DES RELATIONS EXTÉRIEURES.

Port-au-Prince, le 22 Octobre 1897.

Monsieur le Ministre,

J'ai l'honneur de vous accuser réception de vos deux dépêches en date des 20 et 21 du courant, par lesquelles vous avez bien voulu, au nom de votre Gouvernement et à titre purement gracieux et amical, demander une mesure d'élargissement en faveur de Monsieur Emile Luders, détenu dans la prison de cette ville.

Son Excellence le Président de la République et le Conseil des Secrétaires d'Etat reconnaissent pleinement le mobile qui a déterminé votre généreuse démarche et je suis chargé de vous transmettre leurs sincères remercîments pour ce haut témoignage de sympathie que vous donnez, en ces jours d'épreuves, à un peuple qui a conscience de sa faiblesse numérique, mais qui veut rester digne de ceux auxquels il doit son affranchissement et son indépendance.

C'est pourquoi, s'inspirant uniquement des sentiments réciproques de franche amitié qui existent entre la République d'Haïti et la Noble et Grande République fédérale, mon Gouvernement a décidé d'accueillir favorablement votre loyale requête, et je viens vous donner l'assurance que Son Excellence le Président de la République prendra aujourd'hui un Arrêté de grâce au profit de Monsieur Emile Luders.

Cependant, tout en prenant acte de la promesse d'éloignement immédiat de ce condamné, je ne dois pas vous laisser ignorer que le Gouvernement réserve son droit d'arrêter en toute circonstance une mesure officielle d'expulsion pour interdire désormais à Monsieur Emile Luders l'accès de ce pays, qu'il a renié.

Veuillez agréer, Monsieur le Ministre, les assurances de ma haute considération.

SOLON MÉNOS

Le Conseil des Secrétaires d'État dut, dans cette occasion, délibérer sur certaines mesures d'ordre destinées à protéger la sortie de M. Luders de la Conciergerie, ainsi que son embarquement. L'irritation des haïtiens contre ce descendant d'une africaine était d'autant plus vive qu'elle s'alimentait des inconvenances mêmes du condamné, que la rumeur générale accusa d'avoir installé dans son logement provisoire une buvette à l'usage de ses visiteurs, jusqu'au jour où le Secrétaire d'État de l'Intérieur et de la Police générale dut interdire le libre accès de la prison. Il y avait à prévoir, d'une part, des manifestations tumultueuses à son adresse, si le bruit de sa prochaine mise en liberté venait à courir la ville, et, d'autre part, les plus acerbes critiques contre le Gouvernement, si les causes génératrices de l'acte de clémence n'étaient pas connues en même temps que l'Arrêté du Président Sam.

Tout fut concerté soit pour empêcher de fâcheuses extrémités, soit pour prévenir des commentaires défavorables. D'abord, une diversion fut amenée par l'annonce d'une importante communication au Corps Législatif, ce qui attira une grande affluence à la Chambre des communes et contribua à dégager les rues par lesquelles il fallait faire passer M. Luders jusqu'au quai d'embarquement. En second lieu, la grâce de Dorléus Prézumé fut décidée comme un palliatif non dépourvu d'à-propos ni d'équité. Enfin, la nécessité de parer à l'avance aux récriminations et aux malentendus possibles fit admettre l'obligation de donner une large publicité aux documents relatifs à l'incident.

Au moment convenu — une heure de l'après-midi — alors que l'ardeur du soleil rendait moins active la circulation publique, M. Luders, sortant en coup de vent de la prison, sauta dans une voiture où se trouvait le Ministre des Etats-Unis et qui partit rapidement sous la sauvegarde d'une escorte militaire. On gagna des rues excentriques voisines du littoral, et les rares passants rencontrés sur le parcours imprévu n'étaient pas encore revenus de leur ébahissement que le gracié par persuasion s'était abîmé dans un canot qui avait de suite pris le large.

Lorsque, du Bureau du Port, la nouvelle de l'embarquement de M. Luders fut téléphonée au Palais de la Présidence, les Secrétaires d'État se rendirent incontinent à la Chambre des communes. Là, je parlai de l'amicale intervention de M. Powell. Je donnai lecture de sa première lettre, dont les termes ne nous avaient point paru assez décisifs pour calmer les justes susceptibilités de la nation et déterminer une mesure qu'il ne fût pas possible de considérer comme un acte de faiblesse. Je dis comment ce haut Représentant d'une Puissance amie s'était rendu à nos objections et nous avait adressé une seconde lettre pleine d'une cordiale insistance et à laquelle nous ne pouvions répondre qu'en déférant à la courtoise requête du Ministre des Etats-Unis. Et je lus l'Arrêté de grâce qui suit :

LIBERTÉ, EGALITÉ FRATERNITÉ

RÉPUBLIQUE D'HAITI.

ARRÊTÉ.

TIRÉSIAS AUGUSTIN SIMON SAM

Président d'Haïti.

Vu l'article 103 de la Constitution et la loi du 26 Septembre 1860 sur l'exercice du droit de grâce et de commutation de peines ;

Vu les dépêches en dates des 20 et 21 octobre 1897 adressées au Secrétaire d'Etat des Relations Extérieures par l'honorable Monsieur W. F. Powell, Envoyé Extraordinaire et Ministre Plénipotentiaire des Etats-Unis d'Amérique ;

Sur le rapport du Secrétaire d'Etat de la Justice,

ARRÊTE CE QUI SUIT :

Article 1er. — Grâce pleine et entière est accordée, à partir de ce jour, les droits des tiers réservés, si aucuns sont, au nommé Emile Luders, condamné par jugement du Tribunal correctionnel de Port-au-Prince, rendu le 14 Octobre courant.

Article 2. — Le présent arrêté sera exécuté à la diligence du Secrétaire d'Etat de la Justice.

Fait au Palais National de Port-au-Prince, le 22 Octobre 1897, an 94ème de l'Indépendance.

T. A. S. SAM.

Par le Président :

Le Secrétaire d'Etat de la Justice,

A. DYER.

« Messieurs, ajoutai-je, du moment que, pour un motif de haute convenance, nous entrions dans la voie de la clémence, S. E. le Président de la République ne pouvait oublier que, en même temps que M. Emile Luders, il y avait un haïtien condamné et détenu pour la même affaire, et qu'il était juste que celui-ci bénéficiât de la même mesure.

Voici également l'Arrêté qui le concerne :

LIBERTÉ EGALITÉ FRATERNITÉ

REPUBLIQUE D'HAITI.

ARRÊTÉ

TIRESIAS AUGUSTIN SIMON SAM

Président d'Haïti.

Vu l'article 103 de la Constitution et la loi du 26 Septembre 1860 sur l'exercice du droit de grâce et de commutation de peines ;

Sur le rapport du Secrétaire d'État de la Justice,

ARRÊTE CE QUI SUIT :

Article 1er. — Grâce pleine et entière est accordée à partir de ce jour, les droits des tiers réservés, si aucuns sont, au nommé Dorléus Présumé, condamné par jugement du Tribunal Correctionnel de Port-au-Prince, rendu le 14 Octobre courant.

Art. 2. — Le présent arrêté sera exécuté à la diligence du Secrétaire d'Etat de la Justice.

Fait au Palais National de Port-au-Prince, le 22 Octobre 1897, an 94e de l'Indépendance.

T. A. S. SAM

Par le Président :

Le Secrétaire d'Etat de la Justice.

A. DYER.

Messieurs, toutes ces pièces, ainsi qu'une circulaire que j'ai dû adresser aux Membres du Corps diplomatique pour protester contre l'attitude du Chargé d'Affaires d'Allemagne, seront publiées dans le *Moniteur* de demain.

Permettez-moi d'ajouter que les divers entretiens que j'ai eus avec l'éminent Représentant des Etats-Unis ne me laissent aucun doute sur sa vive sympathie pour la République d'Haïti.

Messieurs, cet incident, de quelque façon qu'il se termine, doit être un enseignement pour nous et pour tous ceux qui croient à la toute-puissante vertu du patriotisme. On avait sans doute escompté nos divergences politiques, dont la stérilité n'est plus, d'ailleurs, à démontrer, mais il nous a suffi de savoir que le pays était, par suite d'une démarche incorrecte, menacé dans sa dignité et son indépendance, pour qu'il se produisît une véritable explosion du sentiment patriotique et que les haïtiens fussent unanimes à envisager la mort plutôt que de laisser avilir la nation. » (I)

M. le député C. Léon manifesta sa vive approbation. Il ne put « s'empêcher, en cette circonstance, d'exprimer tant en son nom personnel qu'au nom de l'Assemblée et de tous les haïtiens, la satisfaction de voir que la dignité nationale avait été sauvegardée. » Et il conclut à peu près en ces termes : « Nous aimons à dire au Gouvernement qu'il peut compter

(I) Le *Ralliement*, que ces graves conjonctures rendaient exclusivement attentif aux choses nationales, a bien voulu, dans son No du 25 octobre, mentionner les applaudissements soulevés par cette dernière partie de ma communication.

sur le concours non-seulement des Représentants de la nation qui ne le lui marchanderont pas, mais encore de tous les citoyens d'Haïti, qui, sans exception, tiennent au respect de la Patrie et sont prêts à verser la dernière goutte de leur sang pour le lui assurer. »

M. A. G. Boco, après avoir envoyé ses remercîments au Ministre plénipotentiaire des Etats-Unis, voulut savoir si cet acte de haute courtoisie et de magnanimité devait faire réputer l'incident clos.

Je répondis que pour nous il n'en était pas ainsi, puisque j'avais protesté auprès du Gouvernement allemand contre le procédé du Comte Schwerin. (I)

M. Ulrick Duvivier, dans le cours d'une longue improvisation, s'écria : « Que de malheurs cette République n'a-t-elle pas eus ! Tous, disons-le avec peine, sont dûs à nos luttes intestines, à nos guerres fratricides....

Contrairement à ce qu'on a sans doute pensé, toutes les divisions se sont éteintes, tous les partis se sont confondus, toutes les récriminations se sont évanouies. Devant le péril national, disons-le avec gloire, on n'a vu se former qu'un seul et grand parti : celui de la nation. Ce parti se dresse fier, ayant conscience de son infériorité numérique, mais sachant surtout toute l'étendue du sacrifice qu'il doit au maintien de la dignité nationale. »

M. V. Guillaume, alors président de la Chambre des Communes, fit ce résumé de l'impression générale :

« Messieurs les Secrétaires d'État, la Chambre vous donne acte de la communication que le Cabinet, par l'organe de l'honorable Secrétaire d'État des Relations Extérieures, vient de lui faire et a noté avec plaisir que rien n'a été négligé dans le réglement de l'affaire Luders. L'Assemblée vous renouvelle ses félicitations ; elle espère que, cette affaire n'étant pas épuisée, vous mettrez dans sa so-

(I) Je rappelle que le Ministère impérial des Affaires Étrangères avait promis de faire une enquête sur ce point et, le cas échéant, de désapprouver le Chargé d'Affaires d'Allemagne.

lution le même tact, la même dignité, le même patriotisme. »

Après avoir pris congé de la Chambre, nous allâmes au Sénat. Je refis la relation des démarches qui venaient d'aboutir à la libération de M. Luders. (I)

Le président de cette Assemblée répondit :

Messieurs les Secrétaires d'Etat, le Sénat vous remercie de cette communication. Il constate avec plaisir que, dans les graves circonstances que traverse le pays, le Pouvoir Exécutif a compris qu'il était de son devoir de ne pas se séparer des mandataires du peuple.

Le Grand Corps, qui sait tout ce que lui commande en pareil cas son patriotisme, saura toujours tenir compte au Gouvernement des louables efforts qu'il fera pour sauvegarder l'honneur et la dignité de la nation.

J'exprimai encore l'espoir d'être prochainement en mesure d'annoncer au Corps Législatif l'heureuse issue de l'incident, et le Cabinet se retira pour aller rendre compte au Président de la République du bon accueil que les résolutions de son Gouvernement avaient obtenu auprès du Parlement et d'un nombreux auditoire.

Le 23 Octobre au matin, j'adressai la dépêche télégraphique suivante à nos Agents diplomatiques à l'étranger :

Condamné allemand gracié — et embarqué — sur supplique Ministre américain.

Dès la réception de ce télégramme, M. Edouard Pouget fit remettre au Ministère impérial des Affaires Etrangères la note ci-après :

Le soussigné, Chargé d'Affaires ad interim de la République d'Haïti à Berlin et près le Saint-Siège, a l'honneur d'informer le Département Impérial des Affaires Etrangères que le Secrétaire

(I) Je ne reproduis pas ici les paroles consignées dans le compte-rendu officiel sanctionné par le Sénat : elles me semblent différer — quant à la forme — de celles que je prononçai.

d'Etat de la Justice, sur une supplique adressée par l'honorable Monsieur W. F. Powell, Envoyé Extraordinaire et Ministre Plénipotentiaire des Etats-Unis d'Amérique à Port-au-Prince, a proposé au Gouvernement la grâce du nommé Emile Luders, sujet allemand, condamné par jugement contradictoire.

Son Excellence le Président de la République, usant des prérogatives que lui accorde la Constitution, a accordé la grâce du condamné.

Le Secrétaire d'Etat des Relations Extérieures a bien voulu charger le soussigné de notifier au Département Impérial des Affaires Etrangères, l'élargissement du détenu.

Le Gouvernement de la République a été heureux de saisir cette nouvelle occasion de témoigner de sa haute sympathie au Gouvernement de Sa Majesté l'Empereur d'Allemagne, Roi de Prusse, et d'affirmer les excellentes relations qui existent entre les deux Pays.

Le soussigné est on ne peut plus satisfait de voir enfin l'incident clos.

Le soussigné a l'honneur de prier le Département Impérial des Affaires Etrangères de vouloir bien agréer les assurances nouvelles de sa considération la plus distinguée.

Ls. Ed. POUGET,

Berlin, le 24 Octobre 1897.

D'autre part, M. le Général Manigat, en raison des bienveillantes assurances que lui avait données l'Ambassadeur d'Allemagne à Paris, jugea utile de lui faire connaître la décision du Gouvernement.

CHAPITRE V.

Journalisme et diplomatie.

L'opinion publique, renseignée par la publication des documents au *Moniteur*, se montra satisfaite. Une détente se produisit presque instantanément. Pour tout le monde, les complications n'étaient plus à redouter, la crise avait perdu son inquiétante acuité, les courroux ni les alarmes n'étaient plus de saison. L'affaire entrait dans une phase normale ; elle pourrait être abordée avec sérénité par les deux Gouvernements. Si la superbe désinvolture d'un Chargé d'Affaires désireux de marquer son noviciat diplomatique par un coup d'éclat, avait failli tout gâter, l'événement faisait voir du moins qu'il n'y avait eu rien d'irréparable. Il ne devait plus rester dans les cœurs, hier encore angoissés et frémissants, aucune colère, aucun froissement, aucune arrière-amertume contre une nation qu'on estimait grande par sa culture intellectuelle beaucoup plus que par ses fastes militaires. A peine si le souvenir du cauchemar engendré par l'ambitieuse impétuosité d'un intérimaire mal initié pesait ou plutôt planait sur les esprits moroses.

Quelques-uns même auraient voulu trouver au profit du Comte Schwerin des circonstances atténuantes. Avait-il réfléchi à toutes les conséquences de son action ? Ce n'était guère probable. Il avait de gaieté de cœur affiché la plus outrageante incorrection, soit ! Mais quoi ! Il croyait sans doute avec un Ministre des Affaires Étrangères d'Espagne que rien n'est plus dangereux que les hommes qui ne mettent jamais leurs pantoufles, et comme il portait les siennes au moment où un télégramme impératif le « toucha » à domicile, il avait oublié de les retirer pour sortir et il avait passé ses bottes par-dessus : de là un conflit de forces antagoniques, aboutissant à une visite inopinée au Palais de la Présidence tandis qu'il devait se rendre chez le Secrétaire d'État des Relations Extérieures. En outre, n'avait-il pas son uniforme de lieutenant des uhlans de la

Garde impériale à tirer de l'armoire où la moisissure l'entamait ? Enfin qui sait s'il n'avait pas marché — par saccades — dans un rêve où il s'était vu poursuivant jusque sous le ciel d'Haïti un aigle qu'il brûlait de mettre en croix sur sa poitrine aiguilletée d'or ? Oui, concluaient les indulgents, il doit être un disciple — breveté — de M. de Hartmann et c'est sa façon — militaire — d'entendre et de pratiquer la philosophie de l'inconscient. . . . . .

La plupart des journaux approuvèrent formellement la mesure prise à l'égard de M. Luders. Le *Ralliement* s'exprima ainsi :

Le Gouvernement haïtien, en acceptant la demande amicale du Représentant des États-Unis du Nord, consistant à gracier le sieur Luders, a fait un acte de sagesse, en même temps a donné une leçon qui certes n'échappera pas à la sagacité du Représentant allemand...... Le Gouvernement, dans cette affaire, n'a rien sacrifié de sa dignité ; il s'est montré sage en condescendant à la demande du ministre représentant un pays ami. Tous les haïtiens sensés doivent approuver cette conduite sage et commandée.

L'*Impartial* surprit agréablement le public en parlant à peu près dans le même sens :

Nous ne sommes pas trop satisfait, dit-il, de voir M. Luders sorti de la prison avant le réglement définitif de l'incident allemand.

Mais nous ne disons pas, comme certains, que le Gouvernement a faibli, qu'il a molli et cédé en prenant un biais.

Non ! cela n'est pas vrai.

Le Gouvernement a été sage en agissant comme il l'a fait. Il ne pouvait, en bonne diplomatie, agir différemment.....

Quoique nous ne soyons pas trop content de voir M. Luders aller grossir les rangs des allemands qui viendront nous envahir, nous faisons des compliments au Gouvernement et lui renouvelons, comme la Chambre et le Sénat, notre confiance pour la sauvegarde de la dignité nationale, dans le réglement définitif de cette grave affaire.

Tout compte fait, il y eut quelques soupirs de soulagement et force congratulations. J'ai même ouï dire que S. E. le

Président de la République reçut, un dimanche matin, une délégation de jeunes gens, chargée de lui présenter une adresse de félicitations que la gratitude générale avait rapidement couverte de signatures.

Etait-ce la fin ? Pouvions-nous penser que le Gouvernement allemand, informé de la grâce de son client, se déciderait d'emblée à désavouer le Comte Schwerin et à laisser tomber sa demande d'indemnité en faveur de M. Luders ? Evidemment non. Il eût été imprudent de se bercer d'un tel espoir et personne, au fond, ne croyait à la probabilité d'un dénouement propre à nous donner une immédiate satisfaction sur les points en suspens. Un journaliste disait bien « qu'il fallait *exiger* que l'Allemagne rappelât son représentant et nous fît des excuses pour les procédés cavaliers dont celui-ci avait usé envers nous et que si elle nous les refusait, nous romprions avec elle et chasserions de notre territoire tous ses sujets, véritables sangsues qui absorbent notre sang et ne nous respectent pas » ; mais il lui restait assez de lucidité pour comprendre et reconnaître que « la conduite et le langage de l'homme d'État, de l'homme de gouvernement, ne sont pas la conduite et le langage du journaliste politique ». Nul ne contestait que l'attitude de l'agent allemand n'eût été déplorablement incorrecte et je ne crois pas me tromper ni manquer à une discrétion conventionnelle, en affirmant que ses Collègues du Corps diplomatique ne m'ont point paru avoir, en l'occurrence, un avis autre que celui de tout le monde. Ils ne pouvaient se méprendre sur la gravité de l'infraction et ils n'ignoraient aucunement qu'une brusque irruption dans le Palais national pour adresser des menaces au Président de la République, n'avait rien de commun avec les simples visites de politesse dont plusieurs d'entr'eux étaient coutumiers, notamment M. le Chargé d'Affaires d'Espagne, l'un des diplomates les plus irréprochables qu'il soit donné de rencontrer.

N'y avait-il vraiment pas quelque chose de révoltant dans l'action d'un fougueux redresseur de torts qui, pour demander réparation d'une prétendue violation de domicile imputée à d'infimes agents de police, violait lui-même le domicile présidentiel ? Ce fâcheux éplucheur de textes de loi, ce fureteur hasardeux qui ne dédaignait pas la lecture de l'Exposé de la situation, pour chercher des semblants d'arguments dans des phrases entendues par lui à contresens, n'avait-il pas affiché une trop méprisante désinvolture envers nos institutions fondamentales, en réclamant et la destitution de juges inamovibles et d'autres mesures impossibles à prendre sans la coopération du Secrétaire d'État compétent ?

Le changement du Chargé d'Affaires d'Allemagne allait de soi et terminerait heureusement un incident qu'il avait couvé, entretenu et aggravé à plaisir. Il y avait à ce sujet une complète unanimité d'opinion. Seulement il n'eût pas été sage de faire de cet objectif l'unique point de mire de nos pourparlers avec Berlin, et de sa réalisation la condition primordiale et indispensable du maintien des relations diplomatiques, en d'autres termes, d'exiger, avant tout, le rappel du Comte Schwerin. « La prudence, dit Heffter, conseille de la condescendance et des ménagements momentanés, dans les cas mêmes où l'on est en droit d'exiger. » Cette tactique s'impose surtout alors qu'on n'est pas en mesure d'exiger.

Il convenait donc pour le moment de s'en tenir à la promesse qu'avait faite M. de Rotenhan à M. Edouard Pouget et d'attendre que l'intrépide lieutenant qui avait enfoncé, sans coup férir, les portes ouvertes du Palais national, fût désapprouvé quand il serait résulté de l'enquête convenue qu'il avait manqué à l'étiquette officielle. Nous devions croire à la sincérité de l'engagement, en souhaitant que le Gouvernement impérial fût vite édifié sur les procédés de cet agent qui aurait fini par prendre un salon de réception pour un champ de manœuvres — peu diplomatiques. L'essentiel était d'aller au plus pressé, de faire montre de notre bon vouloir sur le terrain d'une discussion calme, loyale, patiente.

A Port-au-Prince, les négociations eussent été presque impraticables après les froissements que nous avions endurés, après la sèche réponse du Chargé d'Affaires d'Allemagne à ma dépêche « polie », selon l'aveu d'un journal allemand de Budapest, le *Pester Lloyd*. Berlin était certainement un milieu plus propice; l'atmosphère y paraissait moins chargée d'orages; l'accord s'y ferait vraisemblablement par une franche et courtoise controverse, par la véridique expression des arguments respectifs.

Il était urgent d'expédier les principales pièces du dossier Luders à M. Edouard Pouget, dont l'intelligence déliée était une garantie, encore qu'il semblât utile de songer d'ores et déjà à rendre sa tâche moins difficile par le précieux concours de M. Dalbémar Jean-Joseph.

Notre distingué E. E. et Ministre plénipotentiaire à Santo-Domingo était alors à Paris, où il venait de coopérer, relativement à la réclamation Alexandre, avec M. Mazeau, Premier Président à la Cour de Cassation, et M. Louis Renault, professeur de droit international, à cette sentence arbitrale qui constitua pour notre pays un triomphe moral, en raison de la grande bienveillance avec laquelle les deux éminents arbitres français apprécièrent le jugement du Tribunal civil de Port-au-Prince et l'Arrêt du Tribunal de Cassation de la République d'Haïti. La sûreté des connaissances juridiques de M. Dalbémar Jean-Joseph autant que sa profonde expérience des négociations diplomatiques, souvent pratiquées par lui, le désignaient comme un conseiller opportun dans une affaire devenue complexe par suite de clandestines menées fortuitement résolues en une incompréhensible mésintelligence. Il ne pouvait être pourtant question de l'accréditer à un titre quelconque près le Gouvernement impérial, d'autant que la tension de nos rapports avec Berlin nous commandait une extrême circonspection dans la moindre de nos démarches officielles et nous eût spécialement laissé de l'incertitude sur l'accueil qui serait fait à l'envoi d'un Représentant en mission temporaire.

Le 25 Octobre, j'envoyai à M. Edouard Pouget, en même temps qu'un exemplaire d'une circulaire spéciale aux Agents diplomatiques d'Haïti à l'étranger, un dossier contenant : 1° une expédition du jugement du Tribunal correctionnel de Port-au-Prince; 2° le procès-verbal des audiences des 28 et 30 Septembre 1897; 3° le jugement du Tribunal de police en date du 7 Février 1894; 4° l'acte déclaratif du pourvoi de M. Luders et 5° l'exploit notifiant le désistement du pourvoi en Cassation.

Les choses en étaient là quand je reçus cette lettre du Chargé d'Affaires d'Allemagne :

Port-au-Prince, le 27 Octobre 1897.

Monsieur le Secrétaire d'Etat,

Dans la publication du Moniteur du 23 de ce mois, vous dites en vous référant à ma dépêche du 18 de ce mois que cette réponse équivaut à un refus définitif d'entrer en communication avec votre Département, et les journaux, à voir *l'Impartial*, N° 9 bis, et d'autres, semblent être d'avis que mes relations avec le Gouvernement d'Haïti sont interrompues. Je vous prie, Monsieur le Secrétaire d'Etat, de remarquer que pour mes démarches envers son Excellence le Président d'Haïti, je suis responsable uniquement au Gouvernement Impérial d'Allemagne, et si, selon mes ordres, j'ai cru devoir agir de la manière que je l'ai fait, je ne pouvais pas vous répondre d'une façon détaillée, car les ordres de mon Gouvernement sont pour moi à remplir et non pas à discuter. Mais du fait même que j'ai répondu à votre note du 18 et que dans cette réponse je n'ai pas soufflé mot de vouloir interrompre mes relations avec vous, il s'ensuit que nos relations se trouvent tout-à-fait sur le *Statu quo ante* et je suis convaincu, Monsieur le Secrétaire d'Etat, que nous serons en accord sur ce point.

Je viens de recevoir l'ordre de mon Gouvernement de me mettre en rapport avec vous dans l'affaire Emile Luders, et je vous prie, de bien vouloir me faire savoir la journée et l'heure où je pourrais conférer avec vous.

Veuillez agréer, Monsieur le Secrétaire d'Etat, l'assurance réitérée de ma haute considération.

Comte SCHWERIN.

Enfin le Comte Schwerin consentait à ne plus rester sous sa tente. Après sa lettre lapidaire du 18 Octobre, l'émule des Spartiates les plus authentiques daignait desserrer les lèvres et reprendre sa plume pour écrire plus de deux mots. Ce Feringhea de la diplomatie fournissait des explications plus ou moins subtiles, se retranchait derrière ses instructions, parlait de *statu quo ante*, en glissant sans appuyer sur l'état intermédiaire, qu'il s'abstenait de définir. Il rechignait bien quelque peu et laissait percer sa mauvaise grâce, mais il ne pouvait pas éluder l'ordre de son Gouvernement et se soustraire à l'obligation de me demander une entrevue.

Il était impossible de lui refuser cette audience, car quels que fussent les griefs que nous avions contre lui personnellement, nous ne devions pas oublier qu'il restait jusqu'à nouvel ordre le représentant officiel d'un État dont les intentions ne semblaient pas encore empreintes d'un cachet d'hostilité irréductible. Peut-être aussi y avait-il une nuance de blâme sous « l'ordre de se mettre en rapport » avec moi, et, dans cette hypothèse, il ne fallait pas que l'on s'exposât, en lui tenant rigueur, à enter sur ses propres torts un nouveau malentendu qui fît épouser sa querelle par son Gouvernement. Les convenances et la raison étaient d'accord pour approuver notre consentement à l'entretien sollicité. Libre à des amateurs de paradoxes de répéter qu'il « ne faudrait faire à l'Allemagne aucune concession, aucune! » Les exagérations d'un journaliste n'avaient rien de concluant et étaient sans effet sur la ligne de conduite que nous avions à observer. Certes, on avait à prendre garde à toutes les circonstances caractéristiques, à tous les indices du sentiment public et jamais cette parole de M. Jules Ferry ne fut plus en situation qu'à cette heure si trouble: « A côté du patriotisme rationnel et qui sait attendre, il faut compter avec le patriotisme impatient, celui de la jeunesse et celui des foules, avec le patriotisme irresponsable qui, souvent, fait payer injustement aux sages la prudence dont ils ont la charge. » Néanmoins à tout hasard il importait de recevoir le Chargé d'Affaires d'Allemagne.

En conséquence, je lui fis cette réponse :

Port-au-Prince, le 28 Octobre 1897.

Monsieur le Comte,

J'ai l'honneur de vous accuser réception de votre Dépêche en date du 27 de ce mois, par laquelle vous m'annoncez que vous n'avez pas eu l'intention d'interrompre vos relations avec mon Département et que vous avez reçu de votre Gouvernement l'ordre de vous mettre en rapport avec moi dans l'affaire Emile Luders.

Je prends acte de ces déclarations et vais en faire part à Son Excellence le Président de la République et au Conseil des Secrétaires d'Etat.

En attendant et sous les réserves de droit, déférant au désir que vous m'exprimez dans la même Dépêche, j'aurai l'honneur, Monsieur le Comte, de vous recevoir vendredi 29 Octobre courant, à dix heures du matin.

Veuillez agréer, Monsieur le Comte, les nouvelles assurances de ma considération très distinguée.

Solon MÉNOS.

Au jour et à l'heure fixés, le Comte Schwerin se présenta au salon de réception du Ministère des Relations Extérieures, où je l'avais précédé de quelques minutes. Il se distinguait par une mise irréprochable jusqu'à l'affectation. L'invariable costume blanc avait fait place à un « complet » de drap noir et son éternel chapeau de paille jaune s'était transformé en un couvre-chef de haute forme, qu'il avait la bonté de ne pas « mettre de travers ». Ses bottines vernies et sa cravate blanche eussent fait le désespoir de ce correspondant de l'*Echo* qui aurait voulu les voir prohiber dans les rapports de la diplomatie allemande avec notre République. Seulement le « sujet allemand maltraité en Haïti » se fût vite consolé en constatant que l'agent diplomatique n'avait pas pris des gants blancs, ceux qu'il tenait dans sa main gauche étant plutôt « beurre frais ».

Le Chargé d'Affaires, correctement sanglé dans sa redingote, développa de vive voix le thème de sa lettre du 27 octobre. Il n'avait jamais eu l'intention de rompre. S'il ne s'était pas adressé à moi, c'est parcequ'il lui avait été enjoint par son Gouvernement de faire un appel direct à la sagesse et à l'équité du Chef de l'État. Ses ressortissants l'accusaient depuis trop longtemps de tiédeur et d'insouciance à leur égard, ainsi qu'il me l'avait fait entendre dans une précédente conversation, et ce sont ces reproches réitérés qui l'avaient surtout déterminé à agir d'une façon aussi décisive. Qu'il eût revêtu pour la circonstance son uniforme de lieutenant des uhlans de la Garde impériale, cela n'avait rien d'excessif, car, en l'absence d'un costume spécial, il était autorisé à se mettre en tenue militaire. . .

— Ce n'est pas, lui dis-je, cette particularité qui tirerait à conséquence et devrait être relevée comme un grief *sui generis*, et personne n'ignore que vous avez été reçu en cette tenue la première fois que, sur votre demande transmise par le Département des Relations Extérieures, S. E. le Président de la République vous a accordé une audience.

Ce que le Gouvernement haïtien regrette infiniment, c'est que vous n'ayez pas tenu compte de son bon vouloir, manifesté en maintes occasions et qu'une pression anormale ait été exercée au moyen d'une démarche faite en dehors et à l'insu du Département des Relations Extérieures.

— Il n'y a eu aucune tentative de pression, affirma le Comte Schwerin. J'étais simplement venu demander au Président la mise en liberté de M. Luders. . .

— . . . et fixer un délai pour cette mise en liberté, repartis-je. Tout le monde aurait pu s'y méprendre aussi sincèrement que le Président de la République.

— Enfin, il est bien entendu que nos rapports officiels sont sur le même pied qu'auparavant.

— Je n'y vois pas d'inconvénient après les réserves qu'implique ma lettre d'hier, car le Gouvernement a toujours à cœur de maintenir les bonnes relations existant entre Haïti et l'Allemagne.

Il n'en reste pas moins déplorable, ajoutai-je, que cet incident soit venu renverser des projets dont la réalisation eût été un nouveau gage d'harmonie et d'amitié.

A cette dernière allusion, le Comte Schwerin froissa légèrement ses gants toujours « beurre frais ». Il se mit ensuite à parler d'une indemnité que « l'Office impérial des Affaires Etrangères » lui avait de nouveau enjoint par son dernier télégramme de réclamer en réparation de l'emprisonnement de M. Luders. Il dit que *satisfaction avait été donnée à son Gouvernement par le mode de libération de son ressortissant;* qu'un autre point de sa communication verbale du 17 octobre était relatif à la révocation des fonctionnaires impliqués dans l'affaire; qu'il ne pouvait affirmer que le Général Sam eût entendu cette partie; qu'en tout cas, il avait l'ordre de ne pas insister là-dessus; qu'il n'avait donc plus à discuter que la question d'indemnité.

Alors il tira d'une des poches de sa redingote et me remit un cahier formé de quelques feuilles de papier et intitulé, je crois, *Aide-mémoire pour le Secrétaire d'Etat des Relations Extérieures.*

Je parcourus attentivement ce document, que je regrette de ne pouvoir reproduire ici, l'ayant envoyé, le 12 novembre 1897, avec plusieurs autres pièces, à notre représentant à Berlin, sans en avoir fait tirer une copie pour moi-même. Il contenait, si j'ai bonne mémoire, les griefs suivants : 1° le domicile de M. Luders a été violé; 2° l'appel étant suspensif, M. Luders avait été arbitrairement détenu; 3° la preuve n'a pas été faite que les agents de police eussent été maltraités et blessés, les dépositions des simples particuliers n'étant pas assez décisives sous ce rapport; 4° le Tribunal d'appel, en admettant le déclinatoire d'incompétence, aurait dû renvoyer les parties devant le Commissaire du Gouvernement; 5° la peine ne pouvait pas être aggravée.

Je fis observer au Chargé d'Affaires que M. Luders, s'étant volontairement désisté de son pourvoi en cassation et ayant été gracié avec son plein assentiment, n'était pas fondé à recourir à la voie diplomatique pour critiquer l'instruction de l'affaire ou le jugement de condamnation et que, dans ces conditions, je ne réfuterais ses griefs que pour mémoire, à seule fin de démontrer l'absence de tout parti-pris et non de rouvrir une discussion close par son ressortissant lui-même. Et j'énumérai les nombreuses raisons et les principaux éléments de fait qui justifiaient les décisions judiciaires et les mesures d'exécution dont les deux délinquants, Luders et Prézumé, avaient indifféremment été l'objet.

Le procédé d'argumentation du Comte Schwerin consistait spécialement à n'accorder aucune créance aux déclarations des agents de police ni aux témoignages de n'importe quel employé public. M. Forest Julien, par exemple, affirme avec une plus grande précision ce que M. Luders avouera implicitement dans une interview dont il signera le compte-rendu ; pourtant M. Forest Julien ne doit pas être cru, *étant huissier au Tribunal de cassation*. Et l'inaugurateur de ce système commode ne s'apercevait pas que sa suspicion contre le témoin était, au fond, un démenti infligé à son client de commande. Sans doute les scandales du procès Tausch à Berlin l'eussent autorisé en quelque façon à ne pas mettre toute sa confiance dans la police, d'où qu'elle vienne. (I) Mais une méfiance absolue à l'endroit de l'Administration entière était excessive. Sa partialité outrée ressortait d'autant mieux de cette prétention subversive de la théorie des preuves en matière pénale. Il fallait à ce personnage un

---

(I) Nous lisons, en outre, dans l'*Intransigeant* du 1er janvier 1898 :

LA POLICE EN ALLEMAGNE.

« Depuis longtemps, la population de certaines grandes villes d'Allemagne « se plaint de l'arrogance, de la brutalité et du manque de discernement des « agents de police ».

« C'est ainsi que, ces jours derniers, la police de Berlin arrêta et malmena « une jeune fille honorable, parce qu'il avait plu à un agent de dire qu'il connais- « sait la jeune personne comme étant de mœurs légères. La malheureuse supplia « que l'on prévint ses parents. Mais les policiers, au lieu d'accéder à cette de- « mande, la retinrent pendant vingt-quatre heures. Pendant les formalités d'u- « sage, l'erreur fut reconnue ; néanmoins on reconduisit la malheureuse au « dépôt de police, et ce ne fut que sur les réclamations des parents qu'on la « remit en liberté. »

« Peu de jours après, un fait absolument identique se présenta à Cologne. Les

prétexte, quel qu'il fût. Il n'était sincère ni lorsque, le lendemain de l'audition de l'affaire en l'appel — *quatorze jours avant le jugement du Tribunal correctionnel* — il recevait et transmettait, en la recommandant à son Gouvernement, une demande d'indemnité de M. Luders, ni lorsqu'il télégraphiait à l'Office impérial des Affaires Étrangères qu'il avait assisté à la scène que provoqua l'arrestation de Dorléus Prézumé et constaté la violation de domicile, ni lorsque, de l'ordre qui lui avait été « cablé » de s'adresser au Président de la République, il inférait la faculté et le droit de se passer de l'intermédiaire du Département des Relations Extérieures pour une demande d'audience.

Aussi, en raison de son état d'esprit, la discussion n'aboutissait-elle pas.

Je finis par lui donner à entendre que j'avais déjà envoyé à M. Edouard Pouget la partie la plus importante du dossier Luders et que j'espérais que notre Chargé d'Affaires convaincrait sans grande peine le Gouvernement allemand de nos intentions amicales. Comme il vit que nous avions ainsi pris les devants, il se décida à proposer — sauf ratification — que l'examen contradictoire de la question fût officiellement renvoyé à Berlin. Je n'avais rien à objecter à cette offre et je n'hésitai pas à y adhérer.

Il demanda quelques minutes pour rédiger un projet de lettre à cet effet. Quand il eut achevé son brouillon, il m'en donna lecture, en se réservant de le faire mettre au net à son retour dans les bureaux de la Légation allemande. Je

---

« journaux réclamèrent la punition des agents coupables, mais leurs chefs ré-« pondirent par des explications vagues ».

« On signale maintenant de Berlin un nouveau fait du même genre, dont la « victime est cette fois une jeune femme mariée; les journaux de la capitale ra-« content que les injures et les mauvais traitements n'ont pas été épargnés à cette « dame, même à la préfecture de police ».

« En présence de ces faits graves, auxquels s'ajoutent de nombreux abus de « pouvoir, la presse réclame l'intervention du Parlement; les journaux disent « qu'une honnête femme n'osera plus passer par les rues de Berlin après la « brune ».

« On voit que Berlin n'a plus rien à envier à Paris. La police dite des mœurs « est, en Allemagne, ce qu'elle est en France : odieuse et ignoble ».

le prévins que, bien que j'eusse à bon escient approuvé le principe de sa proposition, ma réponse comporterait une certaine restriction relativement à l'indemnité.

Avant de partir, il trouva l'occasion de dire qu'il n'attachait pas une importance exagérée aux attaques auxquelles il avait été en butte de la part de la Presse et qu'il ne jugeait pas à propos de s'en plaindre.

Je répliquai que les violences d'un journal systématiquement hostile au Cabinet avaient encouru l'improbation générale et que la note de la raison l'avait plutôt emporté parmi les journalistes de Port-au-Prince durant la difficile période dont nous pouvions enfin nous flatter de sortir à la satisfaction des deux pays.

Dans l'après-midi, le Chargé d'Affaires me fit parvenir cette lettre, telle — où peu s'en faut — qu'il l'avait rédigée au Ministère des Relations Extérieures :

Port-au-Prince, le 29 Octobre 1897.

Monsieur le Secrétaire d'Etat,

En me référant à notre entretien d'aujourd'hui, j'ai l'honneur de vous proposer, de mon propre compte et en réservant l'approbation de mon Gouvernement, à porter la question sur l'indemnité à accorder à Monsieur Emile Luders et demandée par mon Gouvernement, à Berlin, pour y être décidée par l'intermédiaire du Gouvernement Impérial d'Allemagne et du Représentant du Gouvernement de la République d'Haïti.

Veuillez agréer, Monsieur le Secrétaire d'Etat, l'assurance réitérée de ma haute considération.

Comte SCHWERIN.

Le lendemain, je répondis par cette dépêche, préalablement soumise à l'appréciation du Conseil des Secrétaires d'État :

Port-au-Prince, le 30 Octobre 1897.

Monsieur le Comte,

J'ai l'honneur de vous accuser réception de votre Dépêche en date du 29 de ce mois.

Je viens d'être autorisé à répondre à la proposition que vous avez faite, en vous informant que des raisons de premier ordre, justifiées par les incidents exceptionnels de la semaine dernière, m'ont, depuis plusieurs jours déjà, commandé de provoquer, par l'intermédiaire du Représentant de la République d'Haïti à Berlin, le prompt réglement du différend survenu par suite de la condamnation qu'a encourue Monsieur Emile Luders.

Mon Gouvernement ne peut, en effet, méconnaître l'autorité des décisions de la justice haïtienne au point de consentir à envisager l'obligation d'indemniser un condamné qui, après s'être désisté de son pourvoi en cassation, a bénéficié d'un acte de clémence sollicité dans son intérêt. Il demeure, au contraire, convaincu qu'une discussion franche et consciencieuse de l'affaire, considérée dans ses causes et ses phases diverses, ne manquera pas de faire triompher les principes qui régissent les rapports internationaux.

Veuillez agréer, Monsieur le Comte, les assurances de ma considération très distinguée.

Solon MÉNOS

Il fallait bien, en effet, réitérer par écrit au Comte Schwerin ce que je lui avais annoncé de vive voix au sujet des éclaircissements que son attitude intransigeante des jours précédents nous avait amenés à fournir directement au Gouvernement impérial. M. Edouard Pouget avait mis du tact et de l'habileté dans son action à Berlin et spécialement dans ses divers entretiens avec le sous-Secrétaire d'État des Affaires Étrangères. Logiquement, il n'y avait plus qu'à attendre que la proposition du diplomate allemand fût approuvée par ses chefs hiérarchiques.

Et ce ne fut pas sans une légère surprise que je reçus, un dimanche, dans ma maison privée, la lettre qui suit :

Port-au-Prince, le 31 Octobre 1897.

Monsieur le Secrétaire d'Etat,

J'ai l'honneur de vous accuser réception de votre note du 30 de ce mois, N° 80.

Je viens de recevoir des instructions ultérieures de la part de mon Gouvernement qui m'informe que l'Envoyé haïtien à Paris a demandé à l'Ambassadeur allemand, Monsieur le Comte Münster, de soumettre au Gouvernement Impérial d'Allemagne l'opinion du Gouvernement Haïtien sur l'affaire Luders, le Gouvernement haïtien n'ayant pas un représentant à Berlin.

Autant que mon Gouvernement sait, Monsieur Pouget est chargé d'Affaires de la République d'Haïti à Berlin et mon Gouvernement se voit donc dans la nécessité de vous prier de lui faire parvenir les communications, destinées pour lui, par mon intermédiaire ou par celui de la Légation Haïtienne à Berlin.

Ces communications ne lui peuvent pas être transmises par la voie de Londres ou de Paris.

Veuillez agréer, Monsieur le Secrétaire d'Etat, l'assurance réitérée de ma haute considération.

Comte SCHWERIN.

Cette lettre prouvait surtout une chose : le dépit que ressentait Berlin en constatant l'intérêt — si discret qu'il fût — que nous inspirions encore en face de son arbitraire entreprise contre nos lois et notre indépendance. Dès le 27 octobre, j'étais en possession de cette dépêche télégraphique de notre Chargé d'Affaires à Londres, le Dr Louis Joseph Janvier :

Votre deuxième télégramme (celui qui annonçait la grâce de M. Luders) a été communiqué au Ministre des Affaires Etrangères, qui a fait des observations en notre faveur.

Ces « observations » du Marquis de Salisbury avaient produit, paraît-il, une émotion et un étonnement extraordinaires. Était-il possible qu'un petit pays comme Haïti occupât un instant la sympathique attention du noble Lord qui dirige avec une si impeccable dextérité la politique extérieure du Royaume-Uni ! De quoi vraiment se mêlait ce premier Ministre de Sa Gracieuse Majesté ? Était-ce un commencement de revanche de la lettre de l'Empereur Guillaume à M. Krüger, Président du Transvaal ? Qu'importait le sentiment d'humanité qui avait dicté une telle démarche ! Cette ingérence, même courtoise, n'était-elle pas une chose intolérable ?

Cette fois encore, l'irascible héritier de Frédéric II devait justifier cette parole de l'hôte de son illustre ancêtre : « L'amour-propre est un ballon gonflé de vent, dont il sort des tempêtes quand on y fait une piqûre. » Dans la circonstance, la tempête fut de telle nature que le reportage au gros sel prétendit que « Blücher, pour converser avec Wellington, avait emprunté le vocabulaire de Cambronne ».

Ce qui dépassait décidément la mesure, c'était la transmission par le Comte de Münster des assurances et des explications de notre Représentant à Paris. Il va sans dire que le procédé n'avait rien d'excessif. Il était autorisé par de nombreux précédents, par la pratique courante. Ce n'étaient pas des négociations qui avaient été engagées à côté, comme on feignait de le croire. Il ne s'était agi que d'une simple conversation et le bon sens indique qu'il ne pouvait être interdit à un Agent diplomatique d'en informer son Gouvernement en considération d'un malentendu à dissiper et du rétablissement des bonnes relations entre deux États. C'est ce que comprenait également notre Représentant à Washington quand, à la même époque, il m'écrivait ceci : « Si l'affaire n'était pas entièrement terminée, verriez-vous quelque inconvénient à ce que j'en parle à l'Ambassadeur d'Allemagne ici et lui demande de renseigner son Gouvernement ? »

Berlin savait parfaitement à quoi s'en tenir sur l'application que nous avions faite d'un usage constant, mais il jugeait à propos de nous en remontrer, soit qu'il brûlât de découvrir à notre passif un pendant à la récente incorrection du Comte Schwerin, soit qu'il fît semblant d'appuyer sur la communication venue de Paris pour glisser, à la façon du Parthe, une allusion *in extremis* à la communication venue de Londres, soit que M. de Bülow, qui avait définitivement remplacé le baron Marschall de Bieberstein au Ministère des Affaires Étrangères, eût pris ombrage d'une marque d'impartialité du Comte de Münster et que ce fait eût par hasard suscité dans son esprit alarmé la vision de l'Ambassadeur d'Allemagne à Paris succédant sous peu à l'ancien Ambassadeur d'Allemagne à Rome.

Au reste, il était on ne peut plus piquant de voir le Comte Schwerin, l'homme de la visite du 17 octobre, nous représenter l'obligation de n'avoir comme intermédiaire pour communiquer avec son Gouvernement que lui-même ou M. Edouard Pouget.

Pour toute réponse, il n'y avait qu'à le renvoyer purement et simplement à la Dépêche où j'annonçais que des instructions avaient été adressées au Chargé d'Affaires d'Haïti à Berlin pour le prompt réglement du différend. C'est ce que je fis dans ces termes :

Port-au-Prince, le 3 Novembre 1897.

Monsieur le Comte,

J'ai l'honneur de vous accuser réception de votre lettre du 31 Octobre dernier, N° 576.

En réponse, je ne puis que vous référer à ma dépêche du 30 du même mois, N° 80.

Veuillez agréer, Monsieur le Comte, les assurances de ma considération très distinguée.

Solon MÉNOS,

Dans la matinée du samedi 6 novembre la lettre suivante me fut remise :

Port-au-Prince, le 5 Novembre 1897.

Monsieur le Secrétaire d'Etat,

En Vous accusant réception de votre dépêche du 3 de ce mois, N° 81, concernant l'affaire Emile Luders, j'ai l'honneur de Vous faire savoir que mon Gouvernement a consenti à la proposition que je Vous ai faite dans ma lettre du 29 Octobre dernier, N° 575.

Agréez, Monsieur le Secrétaire d'Etat, l'assurance réitérée de ma haute considération.

Comte SCHWERIN.

A la plus prochaine réunion du Conseil des Secrétaires d'État, je donnai lecture de la dernière communication du Chargé d'Affaires d'Allemagne et j'obtins l'approbation d'usage pour cette réponse :

Port-au-Prince, le 9 Novembre 1897.

Monsieur le Comte,

J'ai l'honneur de vous accuser réception de votre Dépêche du 5 de ce mois, N° 586.

Je note votre information concernant la ratification donnée par votre Gouvernement à la proposition contenue dans votre lettre du 29 Octobre dernier, N° 575.

Veuillez agréer, Monsieur le Comte, les assurances de ma considération très distinguée.

SOLON MÉNOS.

Ainsi, l'affaire paraissait être dorénavant dépouillée de tout vestige d'irritation, de toute éventualité menaçante, de toute présomption de partialité ou de froissements, par suite du dessaisissement du Comte Schwerin. La discussion allait vraisemblablement s'engager et se poursuivre dans le calme et avec la loyauté indispensables à la rationnelle solution des difficultés internationales. Il n'était pas téméraire d'espérer que notre justification serait complète et que, si l'enquête annoncée par M. de Rotenhan était marquée au coin de la sincérité, l'incident serait clos par le désaveu du Chargé d'Affaires d'Allemagne. C'était le vœu général et un journal du Cap-Haïtien, *l'Ami de l'Ordre*, l'exprimait avec l'autorité qui s'attache à la personne de son principal rédacteur : « C'est bien, disait-il dans son N° du 7 novembre 1897, et M. Ménos ne pouvait refuser une audience au Chargé d'Affaires d'Allemagne. Qu'on ait la patience d'attendre, et le Gouvernement haïtien obtiendra, nous sommes certains, le rappel du Comte Schwerin, mesure qui mettra *fin* à l'incident. »

Le même journal contenait une correspondance particulière de Port-au-Prince pleine d'humour et de finesse et de laquelle je détache ce passage :

Mais vous ne savez pas le plus piquant de l'aventure ? L'ultimatum du Chargé d'Affaires allemandes, sa visite insolite au Palais en costume de uhlan, les rodomontades de la première heure, tout cela n'était que plaisanteries tudesques !

Nos bons Allemands le disent à qui veut l'entendre. Le Chargé d'Affaires lui-même proteste, paraît-il, de ses excellentes dispositions envers notre pays et aurait écrit au Ministre des Relations Extérieures pour demander une entrevue, où il essaiera de le convaincre de la pureté de ses intentions et de la candeur de son âme. Il serait un incompris, le pauvre !.. N'est-ce pas que le mieux est d'en rire ?

En attendant que notre intelligent diplomate, M. Dalbémar Jn.-Joseph, réussisse à faire triompher notre bon droit auprès de l'Empereur d'Allemagne, comme il l'a fait auprès du premier Président de la cour de cassation française, je voudrais que chaque Haïtien tirât de cette histoire, qui aurait pu finir de façon plus tragique, la moralité qu'elle comporte. L'étranger est à cette heure maître et seigneur chez nous ; il a bâti sa domination sur notre légèreté, notre indolence, notre désunion. S'il nous importe de recouvrer une souveraineté qui de plus en plus tend à nous échapper, cessons de donner à ces dangereux hôtes l'exemple du dénigrement systématique des hommes et des choses de notre pays ; apprenons d'eux à nous entr'aider, à réserver nos faveurs et nos préférences pour nos concitoyens ; travaillons et sachons être économes du fruit de notre travail.

Ce programme en vaut peut-être bien un autre.

Quelle ne serait pas la popularité de l'homme d'Etat qui aurait le courage de se l'approprier, mieux encore de le réaliser !

Espérons !

L'entente entre les deux Gouvernements semblait si assurée que le Sénat, prenant les devants, se détermina à en provoquer la confirmation officielle par le Message ci-après :

Maison Nationale de Port-au-Prince, le 9 Novembre 1897, an 94e de l'Indépendance.

Monsieur le Secrétaire d'Etat,

Sur la proposition de l'un de ses membres, le Sénat, qu'intéresse au plus haut degré le réglement du différend survenu entre le Gouvernement allemand et celui de la République, a décidé de vous adresser le présent Message pour vous demander où en est ce réglement, auquel la presse du pays, se faisant l'écho de certains télégrammes transmis par le Câble, prétend qu'il a été donné une solution amiable.

L'Assemblée, en attendant votre réponse, vous réitère, Monsieur le Secrétaire d'Etat, l'assurance de sa haute considération.

Le Président du Sénat,

STEWART.

Malheureusement nous étions loin d'être au bout de nos tribulations, car une nouvelle communication du Comte Schwerin venait rendre très problématique le résultat souhaité par la République. En présence d'une contrariété qu'on eût dit avoir été malignement tenue en réserve, je dus répondre au Sénat en ces termes quelque peu évasifs :

Port-au-Prince, le 11 Novembre 1897

Messieurs les Sénateurs,

J'ai l'honneur de vous accuser réception de votre Message en date du 9 Novembre courant, N° 43.

Conformément à la promesse qui vous a été faite lors de la dernière communication du Gouvernement au sujet de l'affaire Luders, je n'eusse pas manqué de vous faire part du réglement du différend survenu entre la République d'Haïti et l'Empire d'Allemagne, mais comme aucune solution définitive n'est encore intervenue, le Sénat voudra bien tenir compte des nécessités de discrétion qui empêchent pour le moment une nouvelle communication à ce propos.

Veuillez agréer, Messieurs les Sénateurs, les assurances de ma considération très distinguée.

SOLON MÉNOS

CHAPITRE VI.

Le loup et l'agneau.

Le Gouvernement de l'Empire d'Allemagne faisait un retour offensif contre la République d'Haïti. Moins de vingt-quatres heures après la réception du Message du Sénat, le Comte Schwerin m'adressait la lettre que voici :

Port-au-Prince, le 10 Novembre 1897.

Monsieur le Secrétaire d'Etat,

J'ai l'honneur de Vous accuser réception de Votre note du 9 de ce mois, N° 88, et de Vous informer que mon Gouvernement a conféré le 6 de ce mois avec Monsieur le Chargé d'Affaires d'Haïti à Berlin. Le Gouvernement Impérial d'Allemagne lui a démontré toutes les violations de droit commises ici dans l'affaire Luders, et toutes les démarches incorrectes qui ont été faites par le Gouvernement Haïtien depuis mon pourparler avec Son Excellence Monsieur le Président d'Haïti. Mon Gouvernement a réclamé à Monsieur Pouget une indemnité de vingt mille dollars (20 000) américains pour Monsieur Luders, faute de quoi mon Gouvernement serait forcé à envoyer des navires de guerre ou même de rompre les relations diplomatiques entre l'Allemagne et la République d'Haïti. L'indemnité sus-nommée une fois réglée, mon Gouvernement, en considérant la façon dont l'audience du 17 Octobre s'est passée, demande en outre que Monsieur le Président me reçoive d'une manière courtoise.

C'est par ordre de mon Gouvernement que j'ai à Vous communiquer, Monsieur le Secrétaire d'Etat, ce qui précède et je dois ajouter que jusqu'à présent Vous ne m'avez point encore notifié officiellement la mise en liberté de Monsieur Luders.

En attendant Votre réponse, j'ai l'honneur, Monsieur le Secrétaire d'Etat, de Vous réitérer l'assurance de ma haute considération.

Comte SCHWERIN.

C'était vraiment à n'y pas croire. Un accord était intervenu pour que la discussion de la demande d'indemnité présentée en faveur de M. Luders eût lieu à Berlin. Depuis que le Chargé d'Affaires d'Allemagne m'avait annoncé la raification de la convention par son Gouvernement, un jour s'était à peine écoulé quand le Ministre impérial des Affaires Étrangères convoquait M. Edouard Pouget pour lui « démonrer toutes les violations de droit commises ici. » Ce n'était pas, en réalité, une conférence contradictoire, naturellement mpossible en l'absence de pièces et d'instructions qui n'avaient pas eu le temps d'arriver à destination. Cette entrevue amenée si prématurément après une proposition admise de part et d'autre marquait d'une façon fort significative le dessein et même la résolution de supprimer un débat méthodique, de remettre tout en question, en un mot, de raviver e différend en l'aggravant par de nouvelles exigences. Ces « civilisés » nous montraient une fois de plus le cas qu'ils faisaient de leur propre parole. La foi d'un engagement international n'avait, dans l'espèce, aucune importance à leurs yeux, ne pouvant être renforcée d'aucune sanction effective. Ce qui pèse dans leur balance, ce n'est pas la justice, ce n'est pas la raison, ce n'est pas le respect du droit, ce n'est pas l'équité supérieure des peuples magnanimes, c'est uniquement l'épée, « l'arme préférée par le Germain », l'épée, « le moyen qui ne trahit jamais. » Dans leur prurit de carnage, ils vont devant eux tête baissée et ne voient pas que souvent cette épée se rapetisse singulièrement entre leurs mains et n'est plus, comme en la circonstance, qu'un misérable coutelas qu'un géant brandit avec de grands gestes sur la tête d'un enfant.

Fallait-il se courber sous la menace et se soumettre sans murmure, sans débat, sans révolte ? Qui eût osé à ce moment-là conseiller ou même concevoir une telle attitude ? Je sais bien que, depuis lors, en regardant le dénouement, plusieurs ont admis, sinon proclamé la nécessité de l'agenouillement perpétuel devant les prétentions de l'étranger. Pour eux, la suprême habileté est de céder quand même et, pour ainsi dire, à première réquisition, Haïti étant assez riche pour payer sa honte, et quiconque pense et agit autrement n'est qu'un brouillon digne des gémonies. Si telle était l'opinion générale, il deviendrait dorénavant très difficile de continuer, le 1er Janvier de chaque année, à célébrer sans rire « le glorieux anniversaire de notre indépendance. » Un État qui acquiescerait systématiquement au principe de n'importe quelle demande d'indemnité à propos des décisions rendues par ses juges et se contenterait d'ergoter sur le quantum du dédommagement à accorder ne serait au fond qu'un État tributaire, et pis encore, qu'un État mi-souverain.

Qu'avons-nous gagné à la pratique du « paiement facile » ? Simplement la multiplication des réclamations. Autrefois il y en avait une par quart de siècle ; depuis quinze ans, il y en a en moyenne deux par semaine.

Le Cabinet du 17 décembre 1896, qui pensait remettre en honneur les vrais principes d'une bonne administration publique, ne pouvait consentir à la méconnaissance des règles les plus essentielles du droit international au détriment de la République. Disposé à faire les réformes nécessaires pour prévenir des griefs fondés, il ne renonçait pas à soutenir vis-à-vis des autres États les droits primordiaux du pays. Ceux qui se cabrent furieusement sous la piqûre des critiques et des sarcasmes de l'étranger et bornent à cette manifestation platonique, encore que désordonnée, l'éveil de leur amour-propre, purement négatif, aimeront toujours mieux jeter le blâme aux citoyens dont la naïveté va jusqu'à souhaiter et préparer le relèvement de la dignité nationale à l'extérieur comme à l'intérieur. Mais ces derniers seront vite réconfortés par cette parole de Gœthe : « Et ce que tu fais, c'est demain seul qui dira si ton action était nuisible ou profitable. »

Quoi qu'il en soit, il est juste de se rappeler qu'il n'eût pas été au pouvoir du Gouvernement, — en supposant un instant qu'il en eût l'intention — d'accepter les exigences de l'Allemagne. Une explosion d'indignation et de colère eût été inévitable, spontanée, peut-être générale. Céder dans ce cas, ce n'était pas seulement payer une indemnité en avouant l'injustice de l'arrestation et de la condamnation de M. Luders ; c'était reconnaître que le Comte Schwerin n'avait eu aucun tort et que c'était, au contraire, le Président de la République qui avait donné des sujets de plainte et devait en faire amende honorable par une « réception courtoise » du Chargé d'Affaires; c'était encore admettre l'existence de « démarches incorrectes » de la part du Gouvernement et l'obligation pour moi de notifier la mise en liberté de M. Luders à l'auteur de la réponse que l'on sait à ma Dépêche du 18 octobre! Qui donc aurait pris la responsabilité de cette immédiate soumission?

On eût pu, à la rigueur, différer d'opinion sur la limite de la résistance, soit que l'on pensât qu'il y aurait lieu de s'opposer par les armes à une agression du Gouvernement impérial, soit que l'on jugeât plus sage de céder à la dernière extrémité, pour éviter une lutte incontestablement inégale. Le second parti eût été, après tout, très défendable, puisque les allemands, par exemple, ne présenteraient sans doute pas autant de réclamations inexplicables s'ils savaient que la République serait invariablement résolue à les repousser jusqu'au moment où, abusant de leur force, ils lui mettraient l'épée aux reins. Ils finiraient probablement à la longue par se départir à notre égard des pratiques de grand chemin dont ils sont si coutumiers.

Cependant il n'était pas du tout question de l'emploi de cette dernière tactique dans l'affaire Luders L'inique arrogance du Comte Schwerin avait si violemment choqué les esprits et froissé les consciences que la nation se montra, dès la première heure, prête aux éventualités les plus désastreuses plutôt que de souscrire à des demandes impossibles à justifier.

Aussi bien, il ne se produisit dans le Conseil des Secrétaires d'État aucun dissentiment sur la teneur de cette réponse qui fut faite au Chargé d'Affaires d'Allemagne :

Port-au-Prince, le 11 Novembre 1897.

Monsieur le Comte,

J'ai l'honneur de vous accuser réception de votre dépêche du 10 de ce mois, N° 604.

Il importe de vous rappeler que, le 29 Octobre dernier, vous m'avez proposé de porter à Berlin la question de l'indemnité que vous avez cru devoir réclamer pour Monsieur Emile Luders, et de laisser, par conséquent, les négociations se poursuivre entre le Représentant du Gouvernement Haïtien et le Gouvernement Impérial d'Allemagne.

Le 5 de ce mois, vous m'avez informé que votre Gouvernement a approuvé votre proposition.

Cette communication impliquait naturellement la nécessité d'un délai suffisant pour permettre au Représentant d'Haïti à Berlin de recevoir les instructions de mon Département et de réfuter les griefs que vous avez jugé utile d'énoncer dans cette affaire. Il ne pouvait donc encore être question pour le Gouvernement Impérial d'Allemagne de lui démontrer « toutes les violations de droit commises ici », sans attendre qu'il fût en mesure de discuter en connaissance de cause.

Aussi ne puis-je que vous demander de me faire savoir si cette nouvelle détermination de votre Gouvernement a eu pour but d'annuler la ratification que vous m'avez annoncée par votre dépêche du 5 Novembre.

Vous voudrez également m'indiquer quelles sont les démarches incorrectes que vous estimez convenable d'attribuer au Gouvernement Haïtien et à quelle époque vous m'auriez parlé de la mise en liberté de Monsieur Luders.

En attendant ces renseignements, j'espère que vous comprendrez que je n'insiste ni sur les circonstances de l'audience du 17 Octobre, ni sur une exigence qui dénote la méconnaissance des bons procédés dont Son Excellence le Président de la République ne s'est jamais départi à l'égard de personne, ni sur une question d'indemnité que votre Gouvernement aurait tenu à résoudre par sa seule volonté et préalablement à des pourparlers dont l'opportunité avait été admise d'un commun accord.

Mon Gouvernement, qui a fait taire ses légitimes susceptibilités pour ne pas laisser se prolonger un déplorable incident, qu'il n'est pas bon de rouvrir de gaieté de cœur, décline dès à présent la responsabilité des malheurs que causerait l'arrivée ou une action des navires de guerre allemands.

Veuillez agréer, Monsieur le Comte, les assurances de ma considération très-distinguée.

Solon MÉNOS.

Le jour suivant, le représentant allemand répondit en ces termes :

Port-au-Prince, le 12 Novembre 1897.

Monsieur le Secrétaire d'Etat,

En me référant à Votre note du 11 de ce mois, N° 90, j'ai l'honneur de Vous faire remarquer, que ma dépêche du 10 de ce mois est calquée absolument sur mes instructions reçues de Berlin. Je ne puis pas répondre à Vos questions sans que mon Gouvernement, auquel je viens de télégraphier le contenu de Votre note, m'ait donné des ordres ultérieurs.

Comme remarque personnelle, je me permets d'ajouter que je ne comprends pas pourquoi Monsieur Pouget est entré en conférence avec mon Gouvernement, s'il n'avait pas encore reçu ses instructions.

Veuillez agréer, Monsieur le Secrétaire d'Etat, l'assurance réitérée de ma haute considération.

Comte SCHWERIN.

Le Chargé d'Affaires d'Allemagne était visiblement embarrassé pour expliquer la brusque volte-face de son Gouvernement, qui ne voulait plus tenir compte d'une proposition à laquelle il avait pourtant donné son aquiescement. S'il y avait seulement moyen de rejeter la responsabilité de cette rupture implicite de l'accord sur M. Edouard Pouget, en insinuant que la conférence, au Ministère des Affaires Étrangères, était due à sa propre initiative ! . . . . .

Malheureusement pour cet essai de justification, j'étais en possession d'un télégramme de notre Représentant à Berlin qui demandait des instructions et était anxieux de recevoir de fréquentes communications. Le dossier expédié le 25 octobre ne lui étant pas encore parvenu, il désirait avoir d'une source plus sûre que celle de la Presse berlinoise des détails complets et des indications précises. Jusque-là il n'était guère probable qu'il voulût se passer de tout ce qui eût pu le guider dans les démarches qu'il aurait à entreprendre et entrer de lui-même en discussion sur des points encore forcément obscurs pour lui.

C'est surtout ce que je tins à faire sentir au Comte Schwerin dans la Dépêche ci-dessous :

Port-au-Prince, le 15 Novembre 1897.

Monsieur le Comte,

En vous accusant réception de votre lettre en date du 12 de ce mois, N° 610, je note qu'il vous est impossible de répondre aux questions contenues dans ma Dépêche du 11 Novembre, N° 90, sans que votre Gouvernement, auquel vous avez télégraphié, vous ait donné des ordres ultérieurs.

En ce qui concerne votre remarque personnelle, je la trouve parfaitement fondée et ne m'explique pas, en effet, qu'une conférence ait pu avoir lieu le 6 Novembre au sujet d'une question dont la discussion n'a été définitivement renvoyée à Berlin qu'après la ratification de votre Gouvernement, que vous m'avez notifiée seulement le 5 Novembre.

Aussi mon Département est-il persuadé que ce n'est pas le Chargé d'Affaires d'Haïti à Berlin qui aurait provoqué une entrevue à cet effet, avant d'avoir reçu des instructions ni les documents dont l'envoi lui avait été annoncé.

Veuillez agréer, Monsieur le Comte, les assurances de ma considération très distinguée.

Solon MÉNOS.

M. Edouard Pouget m'avait déjà mis au courant de l'entretien qu'il avait eu avec M. de Bülow. Dès le 6 novembre, il m'avait télégraphié qu'il avait eu une importante entrevue avec le Ministre des Affaires Étrangères, mais qu'il lui était impossible, faute d'argent, de m'en transmettre le résultat, ce qui le désolait à juste titre.

Il s'était trouvé, en effet, que, malgré mes pressantes recommandations, le « Siège Social » de la Banque Nationale d'Haïti avait, sous je ne sais quel prétexte, différé l'envoi des fonds prévus pour le service de la Légation d'Haïti à Berlin. Aussi notre Chargé d'Affaires, dont les ressources immédiatement disponibles avaient été absorbées par des frais extraordinaires d'une certaine importance, ne fut-il en mesure que trois jours après de m'envoyer ce télégramme, que je reçus le 10 novembre à six heures du soir :

Ministre des Affaires Etrangères s'est plaint par Mémoire que, ayant représentant accrédité Berlin, chercher négocier par l'entremise Légation Paris, lorsque Ministre des Affaires Etrangères n'a pas reçu communication hors du soussigné. Intervention intempestive Ministre Plénipotentiaire américain ; il est à croire que c'est Etats-Unis la plus grande satisfaction a été donnée. — Augmentation incompréhensible peine en appel. Grâce au lieu de élargissement purement et simplement. Départ New-York, est-ce expulsion?

Sur fond question, Empire formule : attendu que police pénétrer domicile sans formalités ; lui-même arrêté, brutalement traîné par agents ; témoins décharge non entendus audience ; détention prolongée ; prison malsaine, surtout pour Européen ; Luxburg déclare condamné honorable, avoir eu question d'ordre privé réglée, jamais contravention ; donc Empire réclame pour sujet vingt mille dollars ; désire, en outre, Président accorder audience Chargé d'Affaires, après solution, pour échanger paroles amicales. *Je pourrais répondre immédiatement sur tous les points ; mais il me paraît préférable être instruit complètement.* Maintenez *statu quo*......

J'ai déjà dit que le Chef de la Légation d'Haïti à Paris n'avait pas été chargé et n'avait pas, d'ailleurs, tenté de négocier avec le Comte de Münster. En demandant à celui-ci de transmettre certains renseignements à son Gouvernement, il avait fait une chose usitée de temps immémorial et admise dans tous les pays qui se piquent tant soit peu de jugement. Ce n'était ni une innovation ni une anomalie, et le Ministre des Affaires Étrangères d'Allemagne aurait dû attendre, pour s'échauffer la bile, une occasion plus propice que celle-là, personne ne pouvant sérieusement trouver dans le fait incriminé autre chose que ce qu'y avait vu l'Ambassadeur de l'Empereur Guillaume II à Paris : notre sincère désir d'écarter un conflit, grâce à de loyales informations communiquées par des voies diverses.

M. de Bülow lui-même eût été le premier à reconnaître la légitimité de ces éclaircissements fournis en vue de faire aboutir notre tentative de conciliation, s'il n'avait probablement reçu l'ordre de battre tous les buissons dans le but de dénicher un grief contre nous - fût-il chimérique — et de sortir de la diplomatie pour entrer dans la violence.

Comme ce prétexte ne tenait pas une minute debout, il se rabattit sur « l'intervention intempestive du Ministre plénipotentiaire des Etats-Unis ». C'était vraiment jouer de malheur, car rien ne pouvait mieux démontrer le parti-pris et la préméditation du Gouvernement impérial d'Allemagne qu'un semblable reproche à propos d'une démarche qu'il n'a ni ignorée ni désavouée au moment où elle avait lieu.

Je rappelle que, le 21 octobre, j'avais télégraphié à notre Représentant à Berlin, entre autres choses, que si la grâce de M. Luders était demandée, le Président de la République l'accorderait. A la réception de mon télégramme, M. Edouard Pouget sollicita, sans perte de temps, du Ministre des Affaires Étrangères une audience qui fut fixée au lendemain. M. de Bülow, bien qu'il eût déjà remplacé à l'Office de la Wilhelmstrasse le baron Marschall de Bieberstein, nommé définitivement Ambassadeur à Constantinople, n'était pas encore rentré à Berlin, et ce fut le sous-Secrétaire d'État qui reçut le Chargé d'Affaires d'Haïti.

M. de Rotenhan, avec qui l'Empereur, récemment revenu de son pavillon de chasse de Hubertusstock, avait eu un long entretien dans la matinée, ne se rendit pas plus cette fois à l'évidence que dans la première entrevue relatée plus haut. Tout en restant très courtois, il insista sur la libération immédiate de M. Luders, prétendit que le Gouvernement allemand, à plusieurs reprises, a mis en liberté purement et simplement des étrangers, sur la demande de l'Agent diplomatique de leur pays. Il évita toutefois de dire si cette demande était une sollicitation ou si elle avait plutôt un caractère comminatoire. Il conclut qu'il ne pouvait conseiller un recours en grâce à M. Luders, « parce qu'on ne demande pas grâce quand on subit un châtiment qu'on croit immérité. » Et puis, les questions d'indemnité, de destitution des employés qui ont agi . . . et les autres conséquences seraient toujours à résoudre.

— Enfin, dit-il au cours de la conversation, la question est plus facile à régler à Port-au-Prince qu'ici. — D'un autre côté, tout ce que nous dirions maintenant ne servirait de rien. Ecoutez une dépêche télégraphique que j'ai reçue hier soir du Ministre américain :

« Luders sera mis aujourd'hui même en liberté. Il prendra de suite le Hollandais pour New-York. »

A la suite de cette audience, M. Edouard Pouget me télégraphia ceci :

Ministre des Affaires Etrangères se refuse à exhorter prisonnier à recours en grâce, dans la crainte que non-recevable indemnité et destitution. . . . . . . Je réserve proposition d'arbitrage, attendu que le Ministère des Affaires Etrangères me communique une dépêche télégraphique postérieure à la mienne, laquelle annonce libération imminente. Luders prend même le hollandais pour New-York. J'attends vos ordres.

Il y avait eu une légère méprise dans l'assertion que la dépêche dont M. de Rotenhan avait donné lecture à notre Chargé d'Affaires était du Ministre américain. Elle avait été, au contraire, adressée au sous-Secrétaire d'État par le Comte Schwerin en personne, agissant à la suggestion de M. W. F. Powell. Les pièces suivantes en font foi :

LEGATION OF THE UNITED STATES OF AMERICA	LÉGATION DES ETATS-UNIS D'AMÉRIQUE
Port-au-Prince, Haïti. Oct. 22. 97.	Port-au-Prince, 22 Octobre 1897.
Honorable SOLON MÉNOS,	Honorable SOLON MÉNOS,
Secretary of State for Foreign Affaires. Port-au-Prince, Haïti.	Secrét. d'Etat des Affaires Etrangères. Port-au-Prince.
Sir,	Monsieur,
I have sent the enclosed dispatch to the German Minister, this morning. With my best wis-	J'ai adressé ce matin la dépêche ci-incluse au Ministre Allemand. Avec les meilleurs sou-

hes, Mr Minister, that this affair has happily terminated without bloodshed,

I am, sir,
Your obedient servant.

W. F. POWELL.

haits que je forme, Monsieur le Ministre, pour que cette affaire se termine sans effusion de sang,

Je suis,
Votre obéissant serviteur.

W. F. POWELL.

COPIE.

—

LEGATION OF THE UNITED STATES

Port-au-Prince, Haïti. Oct. 22, 1897.

Count SCHWERIN,
Minister Resident from the Empire of Germany

Sir,

I am happy to inform you that the Government of Haïti *will* release Mr Emile Luders to-day in time for him to take his departure in the Dutch Steamer for New-York. You will favor me by cabling this fact to your Government to-day.

Accept, Mr Minister, my best wishes that this tension is at last relieved.

I am, Sir,
Your obedient servant,

W. F. POWELL.

LÉGATION DES ETATS-UNIS

Port-au-Prince, 22 Octobre 1897.

Comte SCHWERIN
Ministre-Résident de l'Empire d'Allemagne.

Monsieur,

Je suis heureux de vous annoncer que le Gouvernement d'Haïti relaxera Mr Emile Luders aujourd'hui et à temps pour lui permettre de s'embarquer sur le Steamer Hollandais qui doit partir pour New-York.

Vous me ferez plaisir en télégraphiant aujourd'hui ce fait à votre Gouvernement.

Agréez, Monsieur le Ministre, les meilleurs souhaits que je forme pour que cette tension soit enfin atténuée.

Je suis, Monsieur, votre obéissant serviteur.

W. F. POWELL.

Le Chargé d'Affaires d'Allemagne s'empressa de déférer au vœu du Représentant des Etats-Unis en télégraphiant à Berlin la nouvelle de l'imminente libération de M. Luders et de son départ subséquent pour New-York. En même temps, il écrivit au Ministre américain une lettre de remercîments qui fut suivie d'une visite presque d'actions de grâce.

Le Gouvernement allemand, informé tant par le Comte Schwerin que par M. Edouard Pouget de la mesure prise à l'égard de son ressortissant, n'y trouva pas à redire et recommanda incontinent à son agent diplomatique de renoncer à réclamer la destitution des « fonctionnaires coupables » et de s'en tenir à la demande d'indemnité. Et la *Post*, journal officieux de Berlin, déclara « que le différend survenu entre le Ministre d'Allemagne et le Président de la République avait été réglé à l'amiable et que les bruits d'une démonstration navale étaient dénués de tout fondement. »

Le *Lokal Anzeiger* publia de son côté cette note :

TRADUCTION

—

1er Novembre 1897.

Un conflit diplomatique a éclaté entre l'Allemagne et la République d'Haïti à cause de la détention illégale d'un sujet de l'Empire d'Allemagne, nommé Luders.

L'Envoyé allemand avait demandé satisfaction au Gouvernement d'Haïti ; mais cette satisfaction ayant été refusée, le Comte Schwerin rompit les relations diplomatiques.

D'après une nouvelle de la « Gazette de Francfort » qu'on nous communique par dépêche, une grande excitation règne à Haïti et les journaux affichent un langage très acerbe à l'égard des Allemands qui y sont domiciliés.

Le Corps Législatif approuve l'attitude déclinatoire du Président.

D'après nos informations provenant d'une *source autorisée*, l'incident est déjà clos par la mise en liberté du dit Monsieur Luders.

Si l'intervention officieuse de M. Powell n'avait pas été

de prime abord jugée intempestive, pourquoi l'appréciait-on autrement quinze jours après ? C'est que, dans l'intervalle, la lettre de M. Luders était parvenue au Ministère des Affaires Étrangères, accompagnée d'une copie du Mémoire adressé à la Légation allemande à Port-au-Prince, et que la pétition des Allemands au Sénat de Hambourg était également arrivée à destination et transmise à l'Empereur Guillaume.

Le Mémoire de M. Luders disait : « On a acquis l'expérience ici que de pareils empiétements, en dépit de leur fréquence relative, ne sont commis qu'isolément vis-à-vis des Anglais et des Américains. Par contre, ils s'exercent plus généralement à l'égard des allemands et des français. . . . . C'est pourquoi il est d'une extrême importance que les suites de ces brutales violences retombent lourdement sur ceux qui en sont les auteurs et leur apprennent qu'on ne peut pas impunément maltraiter un allemand. »

La lettre de M. Luders au Ministre des Affaires Étrangères d'Allemagne disait : « Il règne déjà chez l'haïtien une conception spéciale sur la protection que nous trouvons auprès de notre Gouvernement en cas de différend, conception qui nous est très pénible et ne s'accorde en aucune façon avec la dignité de la nation allemande. Il est donc dur pour nous d'avoir à faire sans cesse l'expérience qu'on est animé d'un saint respect en face des Américains et des Anglais et qu'à l'endroit de nous autres allemands (des français également) on croit pourtant pouvoir tout se permettre ici, en Haïti. Dans mon cas, on alla si loin que des Américains conseillèrent à mon père de mettre sa maison de commerce, dans laquelle il a un associé américain, complètement sous le pavillon des Etats-Unis, en disant qu'alors sa maison de commerce ainsi que sa famille seraient à l'abri de pareilles atteintes. Nous devons avouer que cette façon de voir est celle qui domine généralement ici ; non, cependant, qu'elle soit justifiée et fondée ; car moi-même et tous les allemands d'ici, nous avons l'espoir, je dirai même la ferme confiance que Votre Excellence, dans mon intérêt et dans celui de toute la colonie allemande en Haïti, voudra s'occuper de mon affaire et qu'une action résolue démontrera à l'avenir aux haïtiens qu'en dehors des Anglais et des Américains, les allemands aussi appartiennent à une nation pareille à celles dont les sujets trouvent une protection énergique contre les atteintes et les préjudices portés à leur personne et à leurs biens. . . . .

Bien que les autorités d'ici commencent par résister, elles finissent toujours néanmoins par céder en face de la démonstration énergique, de la sommation sans conditions . . . . . et c'est justement par ce moyen que les anglais et surtout les américains ont obtenu leurs grands succès et procuré à leurs compatriotes un respect et l'auréole d'une inviolabilité que malheureusement nous autres allemands en Haïti ne possédons pas encore. »

La pétition des allemands au Sénat de Hambourg disait : « Cet état de choses est contraire à l'honneur et à la grandeur de la nation allemande et comporte un grand danger pour notre liberté personnelle et nos intérêts. . . . . . . Nous allemands avons acquis l'expérience que nous sommes plus exposés aux empiétements et aux violences que, par exemple, les anglais et les américains, auxquels on reconnaît ici une auréole d'inviolabilité. . . . . Si un procédé énergique, dans ce cas, vient démontrer que nous allemands trouvons également une puissante protection contre l'injustice étrangère, si les suites de l'empiétement actuel retombent lourdement sur ceux qui en sont les auteurs, alors nous nous verrons aussi, nous allemands, désormais à couvert de pareils dangers. »

Ce concert de maîtres-chanteurs . . . de Nuremberg et d'autres lieux impressionna le Gouvernement impérial d'Allemagne, qui voulut voir après coup dans le résultat de la démarche de M. Powell la confirmation des contes fantastiques débités au sujet du prestige des américains en Haïti. Les renseignements ne manquaient certes point sur le caractère purement privé d'une demande en grâce connue dès la première heure, désirée et approuvée par la famille Luders comme par le Comte Schwerin. Mais il n'y avait pas à perdre l'occasion d'assurer aux allemands cette « auréole d'inviolabilité » après laquelle ils soupiraient avec un si touchant accord. A cette fin, il était indispensable de faire flèche de tout bois, en incriminant et l'entrevue du Ministre plénipotentiaire d'Haïti avec l'Ambassadeur d'Allemagne à Paris et la supplique du Représentant des Etats-Unis d'Amérique et la mesure de clémence et la promesse spontanée de départ de M. Luders pour New-York. Et il y aura jusqu'au Chef des conservateurs allemands, le Comte Limbourg-Stirum, qui, le 6 Décembre, lors des débats au Reichstag sur le projet de loi de la marine, s'écriera pour amuser le tapis : « Pourquoi un Chargé d'Affaires allemand doit-il être obligé de se résigner à se laisser traiter avec une honteuse arrogance par les noirs d'Haïti ? Et pourquoi le Ministre américain se montre-t-il si décidé ? C'est parce qu'il n'a qu'un ordre à envoyer par le télégraphe pour obtenir un appui suffisant. »

Désormais l'agent diplomatique allemand aura beau jeu pour envoyer un rapport où il déclarera « s'être convaincu que les policiers avaient agi sans mandat et que le jugement était basé sur des témoignages tout-à-fait inexacts. » Comme il semble opportun de faire acte d'autorité et même de partir en guerre, une tactique bien entendue commande d'accueillir tous les racontars, toutes les billevesées, toutes les invraisemblances, tous les non-sens juridiques, et de les réunir en un faisceau de prétextes afin de motiver « l'action résolue, la sommation sans condition », tant souhaitées par M. Luders — et compagnie. Si des allemands en veine de doléances parlent « d'acceptation de l'appel », on ne prendra pas la peine de rechercher ce qu'ils entendent par là ou s'il existe une formalité de ce genre. S'ils affirment que Me Lespinasse réclama de l'autorité compétente la libération de l'appelant, on ne songera même pas à s'assurer de la véracité de l'assertion en exigeant la production de l'acte régulier contenant cette demande. Lorsqu'ils prétendent que le Consul Général de Sa Majesté Britannique à Port-au-Prince a obtenu dernièrement, en dehors d'aucun débat judiciaire, la mise en liberté d'un anglais soupçonné d'homicide involontaire, ne serait-il pas superflu, vu l'humeur « massacrante » qu'on affiche, de consulter les lois haïtiennes pour savoir si les juges qui forment la Chambre du Conseil, « étant unanimement d'avis qu'un fait ne présente ni crime, ni délit, ni contravention, ou qu'il n'existe aucune charge contre l'inculpé », ne sont pas autorisés à déclarer qu'il n'y a pas lieu à poursuivre, et si ce n'est pas en vertu de cette disposition que l'anglais dont il s'agit a bénéficié d'une ordonnance de non-lieu? Toutes ces précautions si élémentaires seraient de mise en d'autres circonstances, où le cœur dirait à ces potentats d'apporter un peu de bonne foi dans leurs relations avec les faibles. Aujourd'hui ils n'ont pas le loisir d'y penser : l'intérêt politique du moment les pousse à agir, ils agiront. Qu'est l'humiliation d'un peuple pour les directeurs du pays naguère si constamment envahi, traversé, foulé aux pieds? « L'Allemagne, dit M. Lavisse, n'avait ni une tête ni un cœur qui ressentît les injures : elle reçut des injures de toutes parts. Elle fit profession d'être un champ de bataille pour l'Europe. » A présent elle répand ses hordes au loin, au delà de l'Atlantique, « elle a besoin de s'étendre à l'extérieur », selon l'emphatique déclaration de M. Miquel à Solingen, elle lance en avant ses pionniers jadis façonnés à la discipline militaire et à l'obéissance passive, et ces « colons », dont l'avidité cynique et sans seconde éclate dans une rustrerie effrénée, dirigent tour-à-tour leurs convergentes pérégrinations vers des points que leur seule présence déjà désole. Qu'un nouveau Chevalier du Cygne soit sollicité par ces marchands de consciences et ces entrepreneurs de corruption de dépêcher vers la terre lointaine quelques nacelles de réserve, rien de mieux : il est naturel que le dieu des mers brumeuses, le redoutable Ægir, fasse bon ménage avec Mercure. C'est presque affaire de tradition et cette remarque de Tacite au sujet des Germains est très significative : « De tous les dieux, c'est Mercure qu'ils honorent le plus; il y a des jours où ils se font un devoir de lui sacrifier des victimes humaines. » (I)

Les haïtiens étaient désignés dans le for intérieur de l'Empereur d'Allemagne pour être du nombre de ces victimes offertes en holocauste au dieu du commerce et des voleurs. L'aigle impérial, métamorphosé en un repoussant vautour, s'élevait déjà dans les airs, impatient du souffle qui allait l'entraîner vers nos plages attentives. Et son vol était soutenu par une presse transportée de fureur à l'instigation de ses correspondants de Port-au-Prince. Il y avait, en effet, dans les journaux allemands une recrudescence d'animosité contre la République d'Haïti. Ils avaient à la lettre perdu la tête, s'excitant mutuellement à la publication de télégrammes alarmistes partis d'ici, au point que le professeur allemand Nasse aurait pu étudier avec fruit ces phénomènes si caractéristiques de la « folie induite ».

Cela avait commencé par une dépêche *de Port-au-Prince* qui annonçait que « l'excitation du peuple haïtien, exaspéré par les menaces du Comte Schwerin, était si grande que celui-ci fut forcé d'amener le pavillon allemand, de fermer l'hôtel de la Légation et de prendre la fuite pour ne pas être lynché. »

Et, tablant sur cette invention préméditée, la *Gazette de Voss* s'écriait dans son N° du 1er novembre 1897 :

L'affaire Obermeyer n'est pas restée isolée, d'autres actes arbitraires l'ont suivie. Il est fort à souhaiter que le Gouvernement Impérial s'explique le plus vite possible sur les détails de cet incident, car les relations commerciales de l'Allemagne avec Haïti ne sont pas sans importance. En effet, dans la liste d'importation, notre Pays occupe le troisième rang et, dans tous les ports de la République. il y a des maisons de commerce allemandes qui sont parvenues à obliger de compter avec elles. Si le représentant allemand est intervenu avec tant d'énergie pour protéger ses compatriotes contre les violences haïtiennes, comme les dépêches l'ont annoncé, nous l'approuvons fort, et l'indemnité qu'on doit exiger de la République nègre ne saurait jamais être exorbitante.

(I) Deorum maxime Mercurium colunt, cui certis diebus, humanis quoque hostiis, litare fas habent.

La *Gazette de Maydebourg*, à la date du 5 novembre 1897, prétendait que « la République nègre jouissait d'une situation politique qui avait conduit à un conflit avec l'Allemagne », et elle ajoutait : « En Haïti se trouve le point culminant de cette fatalité qui pèse sur les peuples d'origine romano-européenne, plus ou moins mêlés de sang nègre ou de sang américain et constitués en États. Le brigandage est d'autant plus grand qu'il y a plus de sang nègre. Toute l'Amérique du Sud et l'Amérique Centrale souffrent de ce brigandage, de cet état de corruption et de violences. Aussi les révolutions y sont-elles à l'ordre du jour. »

Il eût été inutile de demander à cette bonne Gazette ce que signifiaient les considérations amphigouriques qu'elle faisait sur les États « d'origine romano-européenne », ni quelle est la couleur du « sang américain ». Sa science ethnographique ne va pas évidemment jusqu'à expliquer ces discordantes variations sur un thème qu'elle n'est pas encore parvenue à déchiffrer. Son but unique était de justifier à l'avance toutes les entreprises contre les « nègres », et, l'occasion s'en présentant, elle la saisissait aux cheveux — du nègre Emile Luders.

Devant ces attaques furibondes, le Chargé d'Haïti à Berlin restait stupéfait et anxieux. Une légitime réserve le retenait à la Légation, loin des curiosités agressives et des malignes indiscrétions. Mais la clameur monta à un tel diapason qu'il en fut presque ébranlé et m'adressa cette dépêche, dans l'après-midi du 1er novembre :

La presse de Berlin annonce, *d'après télégramme reçu de Port-au-Prince*, ce matin, la rupture des relations diplomatiques Haïti-Allemagne. Télégraphiez immédiatement.

Nous n'en n'étions pas là. J'avais eu, le 29 octobre, avec le Chargé d'Affaires d'Allemagne l'entrevue que j'ai succinctement racontée plus haut. Je n'en avais pas encore informé M. Edouard Pouget, parce que j'attendais la ratification par le Gouvernement allemand de la proposition du Comte Schwerin.

Je lui répondis en conséquence par ce télégramme :

Il n'est pas vrai que rupture avoir eu lieu. Chargé d'Affaires correspond avec moi jusqu'à nouvel ordre.

Le 7 novembre, je reçus cette nouvelle dépêche :

On fait courir le bruit de l'arrivée de la corvette *Gefion* dans nos eaux, pour y rejoindre trois frégates qui croisent en Amérique et ont reçu déjà l'ordre de relâcher pour simple démonstration afin d'intimider. La presse d'Allemagne accrédite la nouvelle de plus en plus.

Nous étions en droit d'être rassurés sur ce point, car, la veille précisément, le Comte Schwerin m'avait notifié l'approbation donnée par son Gouvernement au renvoi de la discussion à Berlin. Il ne pouvait venir à notre pensée que tout cela n'était qu'un jeu incohérent de la diplomatie allemande, ni que celle-ci fût capable de fournir, du jour au lendemain, le triste exemple d'un inqualifiable manquement de parole. Notre confiance était alors si grande dans le sérieux et la fixité des idées de l'autre partie contractante que nous fûmes plutôt portés à interpréter comme impliquant une nouvelle de bon augure, le télégramme du 6 novembre qui annonçait l'importante entrevue du Chargé d'Affaires d'Haïti à Berlin avec le Ministre des Affaires Étrangères, dont un fâcheux contre-temps nous avait empêchés de savoir de suite le résultat.

Je m'étais hâté de télégraphier à M. Dalbémar Jean-Joseph de partir dans le plus bref délai pour Berlin, afin qu'il assistât de ses conseils M. Edouard Pouget, à qui, d'autre part, j'adressai, le 8 novembre, une lettre finissant ainsi : « Le Gouvernement allemand ayant accepté, selon la dernière communication qui m'a été faite par M. le Comte Schwerin, que l'affaire fût traitée à Berlin, vous êtes appelé avec M. Dalbémar Jean-Joseph, qui a reçu l'ordre par dépêche télégraphique de s'adjoindre à vous, à entrer dans la discussion de cette affaire. »

Lorsque la lettre du Chargé d'Affaires d'Allemagne en date du 10 novembre et le télégramme de M. Edouard Pouget, reçu le même jour, nous eurent édifiés sur la désinvolture avec laquelle le Gouvernement Impérial faisait fi d'une convention formelle, j'envoyai à notre Représentant à Berlin la dépêche télégraphique suivante :

12 Novembre 1897.

Chargé d'Affaires, après avoir annoncé, le 5 Novembre, Gouvernement Impérial accepter l'offre discuter l'affaire à Berlin, nous informe que indemnité devra être réglée sous peine d'envoi navires et rupture. Il exige audience courtoise par Président. Conditions inacceptables. Négociations doivent continuer. Chargé d'Affaires arrogant, rappel nécessaire. Pour faire pardonner sa démarche incorrecte, il adresse renseignements partiaux, inexacts. Solution satisfaisante sans lui. Témoins décharge entendus. Condamné, non européen, était gracieusement laissé à Conciergerie. D'autres pièces arrivent. Banque doit envoyer fonds.

Les nouvelles pièces annoncées furent expédiées sans retard, accompagnées de la lettre ci-dessous :

Port-au-Prince, le 12 Novembre 1897.

Monsieur le Chargé d'Affaires,

D'après les dépêches que vous avez déjà reçues de moi par voie télégraphique ou postale et les pièces dont vous m'avez annoncé la réception par un télégramme qui m'est parvenu ce matin, vous avez pu vous édifier complètement sur les circonstances qui ont donné lieu au différend existant entre les Gouvernements haïtien et allemand au sujet de la détention de M. Emile Luders. Je n'aurai donc qu'à vous fournir quelques aperçus et détails complémentaires pour vous mettre en mesure, aidé que vous serez des conseils de M. Dalbémar Jean-Joseph, de discuter avec assurance et fermeté les divers points que, sur le rapport intéressé de M. le Comte Schwerin, le Gouvernement Impérial d'Allemagne a jugé opportun de relever à notre charge.

D'abord, il est de notoriété publique que M. Emile Luders est d'un naturel violent et emporté et que ses excès et son tempérament indiscipliné lui ont attiré même l'animadversion de plusieurs de ceux qui le réclament aujourd'hui comme leurs compatriotes, encore qu'il soit né haïtien, selon l'article 6 de la loi du 30 Octobre 1860. Ce n'est, par exemple, un secret pour personne que M. le Comte de Luxburg, auquel il ne paraît pas avoir voulu accorder les égards dûs au Ministre-Résident de l'Empire d'Allemagne, lui avait définitivement consigné sa porte.

Qu'il soit issu d'une famille honorable et qu'il ait lui-même cette sorte d'honorabilité commune à tous ceux que n'a pas atteints une condamnation infamante, nul ne voudrait le contester. Mais il n'est pas moins constant que ses rixes et ses brutalités outrancières l'ont maintes fois signalé à l'attention de la police. D'ailleurs, il avait subi une première condamnation le 7 Février 1894, pour voies de fait exercées à une heure du matin sur la personne d'un factionnaire de service à l'Arrondissement de Port-au-Prince ; et bien que les peines prononcées contre lui par le Tribunal de simple police de la Capitale, Section Nord — dix jours d'emprisonnement et douze piastres et demie d'amende — fussent relativement légères, le Général Hippolyte, alors Président de la République, s'empressa, sur sa demande, de lui en faire remise par un Arrêté de grâce rendu le 9 Février 1894.

La lecture du jugement du Tribunal de simple police en date du 21 Septembre 1897 et des procès-verbaux des audiences du Tribunal correctionnel de Port-au-Prince, relatives à la nouvelle affaire de M. Emile Luders, ne peut manquer de convaincre tout esprit impartial de la réalité de la faute de ce condamné. Il est certain qu'il a commis une rébellion contre des agents de police, dont il a frappé deux au visage, en essayant de retirer de leurs mains le sieur Dorléus Présumé, inculpé de vol. Le jugement rendu par le Tribunal correctionnel le 14 Octobre dernier a constaté souverainement le délit.

Il est vrai que M. Emile Luders s'est efforcé de se disculper en prétextant que son domicile a été violé par ces agents de police et que c'est cette circonstance qui a motivé son agression, mais tout a concouru à démontrer aux juges que l'arrestation de Dorléus Présumé s'était faite en dehors des Ecuries centrales, c'est-à-dire sur la voie publique. Si, dans la lutte, par suite des efforts de M. Emile Luders pour délivrer son cocher, les agents ont été entraînés dans l'intérieur des Ecuries, il ne s'ensuit nullement que ce fait indépendant de leur volonté puisse être considéré comme une violation de domicile. Et puis, l'art. 10 du code d'Instruction criminelle autorise les Agents de la Police rurale ou urbaine, non-seulement à arrêter et conduire devant le Juge de paix tout individu qu'ils auront surpris en flagrant délit ou qui sera dénoncé par la clameur publique, mais encore à suivre les choses enlevées dans les lieux où elles auront été transportées et à les mettre en séquestre, de sorte que leur présence dans ces écuries, à la poursuite du voleur et de l'objet volé, n'aurait aucun caractère illicite.

D'autre part, la violation de domicile qui, selon l'art. 145 du code pénal, est punie d'une amende de seize gourdes au moins et de quarante-huit gourdes au plus, ne saurait jamais justifier un fait de rébellion accompagné de coups portés au visage, délit passible d'un emprisonnement de six mois à deux ans. C'est la jurisprudence de la Cour de Cassation de France, qui décide invariablement qu'on ne peut subordonner l'application de la peine « au plus ou moins de régularité dans les ordres émanés de l'autorité pour faire agir la force publique, ni au plus ou moins de régularité des formes avec lesquelles les officiers ministériels peuvent procéder, et qu'autoriser chaque particulier à se constituer juge des actes émanés de l'autorité, ce serait établir un système subversif de tout ordre public ». D'où il suit que M. Emile Luders resterait, en tout cas, inexcusable d'avoir repoussé et maltraité des agents de police, alors même que, pour procéder, non à son arrestation, mais à celle d'un voleur et à la recherche de l'objet volé, ils auraient pénétré dans des écuries qu'il n'a jamais considérées comme son domicile et dont, en fait, l'accès n'est interdit à personne. Sa rébellion et ses violences constituaient assurément un flagrant délit, autorisant les agents à l'arrêter et à le conduire devant le Juge de paix sur-le-champ *ou dans un temps voisin de l'acte.*

Il n'est pas donc étonnant que le Tribunal de simple police, l'ayant condamné pour voies de fait à un mois d'emprisonnement, eût ordonné l'exécution immédiate de son jugement et que cet ordre eût été maintenu, malgré l'appel interjeté dans la suite, le 22 Septembre 1897.

Si, en effet, aux termes de l'art. 149 du code d'Instruction criminelle, l'appel est suspensif, il y a lieu de faire observer que l'art. 18 de la loi du 19 Septembre 1836 a apporté une restriction formelle à ce principe, notamment dans le cas de la contravention désignée par l'art. 402 du code pénal. Or, cette contravention consiste dans les voies de fait et c'est elle qui a été relevée par le Tribunal de simple police, lequel n'a fait intervenir, comme de raison, l'art. 44 de la loi sur l'organisation de la police urbaine que pour l'application de la peine, naturellement aggravée à cause de la qualité des victimes.

Lorsque l'affaire fut portée devant le Tribunal correctionnel de Port-au-Prince, toutes les formalités prescrites par la loi furent religieusement remplies. Le reproche fait aux juges de s'être rapportés aux dépositions des agents de police et d'un huissier du nom de Forest Julien, est pour le moins injustifiable. Ces Magistrats auraient pu s'en tenir aux procès-verbaux ou rapports adressés tant au Juge de paix qu'au Commissaire du Gouvernement, conformément à l'art. 135, C. Inst. crim., qui dit que les contraventions seront prouvées soit par procès-verbaux ou rapports, soit par témoins, *à défaut de rapports ou de procès-verbaux à leur appui*. Si, pour s'éclairer complètement, ils ont jugé utile d'entendre des témoins, il n'est pas possible de leur imputer à faute d'avoir préféré des témoignages précis et concordants aux réponses vagues de témoins de complaisance, arrivés trop tard sur les lieux ou qui n'ont voulu rien dire de compromettant pour l'ami ou le compagnon de plaisir actuellement en défaut.

Devant la gravité des charges relevées par les rapports comme par l'instruction orale, le Tribunal correctionnel a compris qu'il s'agissait d'un délit — rébellion et coups au visage — et non d'une simple contravention pour des voies de fait qui n'auraient occasionné ni contusion ni blessure, et que, par conséquent, il y avait lieu d'annuler le jugement du Tribunal de Paix pour incompétence à raison de la matière.

Que lui restait-il à faire après cela?

L'art. 142, C. Inst. crim., prévoit que si le fait est un délit qui emporte une peine correctionnelle ou plus grave, le Tribunal de simple police renverra les parties devant le Commissaire du Gouvernement; et, d'autre part, au prescrit de l'art. 158 du même code, le tribunal correctionnel « sera saisi de la connaissance des délits de sa compétence, soit par le renvoi qui lui en sera fait d'après les articles 116 et 142, C. Inst. crim., soit par la citation donnée directement au prévenu par la partie civile ou par le Commissaire du Gouvernement ».

Il s'ensuit que le Tribunal correctionnel de Port-au-Prince, saisi et par l'appel de M. Emile Luders et par la citation directe donnée le 24 Septembre 1897 à la requête du Commissaire du Gouvernement et par les conclusions du Ministère public, prises à l'audience du 30 du même mois de Septembre, a pu prononcer la peine prévue pour le délit susmentionné.

Au surplus, la loi ouvre la voie de la cassation contre les jugements rendus en matière criminelle, correctionnelle ou de police. M. Emile Luders a, immédiatement après le prononcé de la sentence de condamnation rendue le 14 Octobre dernier, fait une déclaration régulière de pourvoi en cassation. Qu'il ait cru, plus tard, préférable de s'en désister, c'est un droit qui ne pouvait lui être dénié, mais le simple bon sens, autant que la notion exacte des principes de justice, lui retire forcément la faculté de critiquer une décision judiciaire que son volontaire désistement a définitivement consacrée.

Il importe de rappeler au Gouvernement impérial d'Allemagne : 1° que le Tribunal correctionnel de Port-au-Prince a souverainement apprécié les dépositions et les faits constitutifs du délit et que l'impression personnelle de M. le Comte Schwerin ne peut infirmer cette appréciation raisonnée ; 2° que la renonciation expresse de M. Emile Luders au bénéfice de son pourvoi a constitué l'acceptation implicite du jugement du 14 Octobre, qui a, par son propre fait, acquis l'autorité de la chose jugée, et 3° que cet acte, joint à la grâce du condamné, accordée sur une promesse qu'il s'est empressé d'exécuter, doit logiquement faire tomber toute prétention de sa part à une indemnité.

Il ne peut être question ici d'un parti-pris à son égard, car si M. le Chargé d'Affaires d'Allemagne pouvait avoir assez de force d'âme pour consentir à un examen plus réfléchi de la question, il ne manquerait pas d'informer son Gouvernement que, sur son désir, j'avais fait loger M. Emile Luders à la Conciergerie, où il s'est trouvé bien plus à l'aise ; que le Tribunal correctionnel a accordé un tour de faveur à cette affaire en la faisant passer avant d'autres plus anciennes et en en renvoyant la continuation du mardi au jeudi et non, comme d'usage, à huitaine, et que lui, le Comte Schwerin, ne tarissait pas d'éloges sur la façon dont l'instruction orale avait été faite et les débats dirigés.

J'espère que le Gouvernement Impérial se convaincra que tout s'est passé régulièrement et que ce regrettable incident n'est dû qu'à la précipitation de son Chargé d'Affaires, dont le maintien à Port-au-Prince est désormais impossible.

Ce résultat, j'en ai le ferme espoir, pourra être amené par votre tact et votre clairvoyance patriotique.

Veuillez agréer etc...

SOLON MÉNOS.

Dans le télégramme où M. Edouard Pouget rendait compte de son entretien du 6 novembre avec le Ministre des Affaires Étrangères, il y avait encore ce passage :

Présence de Dalbémar absolument inutile : litige encore phase négociations verbales. Ministre des Affaires Etrangères ne le recevra pas. Il y a possibilité de régler seul.

Il y avait là un léger malentendu, car le Gouvernement ne songeait pas du tout alors à envoyer M. Dalbémar Jean-Joseph à Berlin en une qualité officielle. J'ai déjà dit la raison d'opportunité qui nous eût dissuadés de le faire. Dans notre pensée, il ne devait être de prime abord qu'un conseiller spécial du Chargé d'Affaires d'Haïti. S'il devenait nécessaire plus tard de lui faire avoir des pleins pouvoirs pour la signature d'une convention *ad hoc*, on le verrait bien, d'après la tournure de nos relations et l'effet des pourparlers avec le Gouvernement allemand, qui, au surplus, pourrait aisément reconnaître dans la présence de ce diplomate à Berlin une nouvelle marque de notre dessein de ne rien épargner pour amener une complète élucidation des points litigieux.

Comme sa réponse à ma dépêche du 7 novembre n'arrivait pas, je mandai par le télégraphe, le 11 novembre, à notre Ministre plénipotentiaire à Paris de le presser de partir, le « Siège Social » de la Banque Nationale étant, au reste, chargé de mettre des fonds à sa disposition pour ses frais de voyage et de séjour.

En attendant, ce télégramme de M. Pouget me parvint le 12 novembre :

J'ai reçu pièces. Attends vos ordres en ce qui concerne arrivée de Dalbémar.

Les instructions sur ce point se trouvaient dans ma lettre du 25 octobre, qui se terminait ainsi : « Ci-joint les pièces du procès, que vous voudrez bien communiquer, avec les différents télégrammes que nous avons échangés, à M. Dalbémar Jean-Joseph, *chargé par le Gouvernement de vous assister de ses conseils* ». C'était très formel et il eût été inutile d'en dire plus long.

Cependant, le 14 novembre, je reçus cette dépêche de M. Dalbémar Jean-Joseph :

Pouget répète n'avoir pas ordre recevoir aide. Au surplus, il y a urgence politique autant que motif santé pour moi rentrer. Lettre suit.

A quoi je répondis le même jour :

Départ nécessaire pour discussion juridique.

Le 16 novembre, nouvelle dépêche télégraphique de M. Dalbémar Jean-Joseph, ainsi conçue :

Jusqu'ici Pouget n'a pas répondu *qu'il accepte de me recevoir*. A tous égards il vaudrait mieux envoyer, par exemple, Docteur Janvier.

Cette dernière suggestion n'était pas admissible, puisque la présence du Dr Louis Joseph Janvier à Londres était indispensable, en raison de l'efficacité de ses démarches personnelles et en prévision des communications qu'il pourrait avoir encore à faire ou à transmettre au Foreign-Office, dont la bienveillance s'exerçait alors à notre égard par une offre de médiation adressée au Gouvernement allemand.

Je fus porté, en conséquence, à insister auprès du même diplomate, à qui je télégraphiai ces mots :

Urgent partir. Séjour probablement court. Pouget en a été avisé.

Lorsque ce télégramme eut abouti à l'hôtel de la Légation d'Haïti à Paris, M. Dalbémar Jean-Joseph était parti — en voyage de retour. Il avait pris passage à bord d'un bâteau de la ligne transatlantique française et, par une cruelle coïncidence, il devait arriver dans la rade de Port-au-Prince le 6 décembre 1897.

M. Edouard Pouget croyait-il encore à la bonne foi du Gouvernement impérial d'Allemagne et à la probabilité d'un dénouement heureux, et désirait-il rester seul chargé des négociations, afin d'avoir la bonne fortune et la satisfaction de s'efforcer exclusivement à la solution favorable ? Par contre, M. Dalbémar Jean-Joseph devinait-il la stérilité de ses efforts en face d'un conflit sans rime ni raison, et ce pressentiment le poussait-il — peut-être à son insu — à aspirer au repos après sa mission prolongée à Rome et à Paris et surtout après son dernier succès, dont un échec ultérieur eût sans doute terni l'éclat? Ce sont là des sentiments très humains et, par conséquent, très vraisemblables. Toujours est-il que l'état d'esprit contradictoire de ces deux Agents diplomatiques laissa comme une vague impression d'anarchie.

Quoi qu'il en soit, la fureur des journaux allemands redoublait. Les agences télégraphiques annonçaient « qu'on se montrait de plus en plus irrité en Allemagne depuis qu'on connaissait par les journaux de Port-au-Prince la façon peu courtoise avec laquelle les autorités haïtiennes avaient traité le Ministre allemand ». Celui-ci était audacieusement représenté comme étant venu *prier* le Général Sam de faire relâcher M. Luders. Mais quelques-uns de ces organes de publicité faisaient la relation ci-dessous de la scène, « d'après le journal haïtien *Le Drapeau* » :

— « Tranchant et en grande tenue militaire, le Comte Schwerin s'est adressé au Président en ces termes : « Monsieur le Président, je me présente au nom de l'Empereur d'Allemagne et Roi de Prusse, pour demander la mise en liberté de M. Emile Luders, sujet allemand, qui se trouve dans la prison de cette ville. Je demande en même temps, au nom de mon Souverain, en faveur de M. Luders une indemnité de mille piastres pour chaque jour de détention et de cinq mille piastres à partir de demain à midi. »

« La réponse du Président noir aurait été la suivante : — Monsieur, je supposais que vous étiez venu pour me faire une visite amicale et je ne m'attendais pas à une visite officielle de votre part, parce que vous n'êtes pas accrédité auprès de moi, mais bien auprès du Secrétaire d'État des Relations Extérieures. Si je m'étais douté que vous étiez chargé d'une pareille mission, je ne vous aurais pas reçu. Je n'ai rien à vous répondre, Monsieur ! »

Et les mêmes Agences ajoutaient : « Ce langage est vivement commenté par la presse allemande, qui insiste auprès du Gouvernement pour une action énergique et prompte. Des ordres ont été donnés pour l'envoi d'une flotille devant Port-au-Prince. »

Il était superflu, en effet, de contrôler l'authenticité de toutes les assertions relatives à l'attitude des autorités haïtiennes : la République à laquelle on voulait faire son affaire était si faible !

La *Germania*, de Berlin, organe du Centre catholique, contenait aussi l'entrefilet suivant : « Relativement à l'affaire Luders en Haïti, on a sous les yeux des allégations d'un journal de ce pays, *l'Impartial*, allant jusqu'à prétendre, pendant les jours critiques d'octobre, que le Comte Schwerin a été poussé à son action énergique par les commerçants allemands qui l'ont corrompu : « On lui a promis un pourboire considérable, s'il se mettait au service des commerçants. » — A la fin, il y avait la perspective de l'expulsion des allemands d'Haïti : « Et si nous les tolérons encore parmi nous, c'est à titre d'otages, jusqu'à ce que l'Allemagne donne une satisfaction *chevaleresque* pour la conduite de son Représentant. » — On ne peut pas demander davantage dans un grotesque État nègre, dont le Gouvernement a pris peur du fougueux tempérament de ses estimables sujets, car le *Moniteur* haïtien, devant cet excès de patriotisme, a publié un avertissement officiel du Secrétaire d'État de l'Intérieur. »

Ainsi, les racontars allaient leur train ; les violences de certains journaux étaient signalées, mises en vedette, exploitées avec un soin particulier. On s'ingéniait à les exagérer en tronquant les citations; on inventait de toutes pièces des propos auxquels s'ajoutaient des commentaires grossiers, sarcastiques ou enflammés; on créait, attisait et propageait une agitation propre à seconder les desseins de la colonie allemande en Haïti. Quant aux nombreux publicistes qui prêchaient la modération et répudiaient les extravagances et les menaces inopportunes de la presse chauvine, on feignait de les ignorer, et leurs articles, n'ayant rien d'échevelé, n'avaient aucun succès auprès des éclaireurs d'avant-garde dont la besogne, rétribuée au moyen du fonds des reptiles, était peu intéressée à cette contrariante sagesse. Pourquoi en parler? Pourquoi fournir aux esprits réfléchis l'occasion de comparer, de raisonner, de juger et peut-être de prévenir les conséquences extrêmes du conflit? Pour atteindre le but qui hypnotisait l'artiste de Postdam, ne fallait-il pas continuer à faire entendre l'unique cloche au son de laquelle le Comte Schwerin avait fini par prendre tant de plaisir?

La *Post* se distinguait au premier rang des journaux qui ne mettaient vis-à-vis de nous aucune sourdine à leur animosité, aucun frein à leurs diatribes. Son rédacteur en chef, M. W. Kronsbein, le protégé du baron de Stumm, avait ses grandes et ses petites entrées au Ministère des Affaires Étrangères. Comme il y avait pris le vent, il accueillait sans le moindre scrupule toutes les infamies que pouvait imaginer un Spiegel ou un Katsch. Dans son N° du 14 novembre parut une correspondance de Port-au-Prince qui dépassait en ignominie tout ce que ces délicats personnages avaient écrit jusque-là sur Haïti depuis la déconfiture du restaurant de la *Maison Dorée*, dont l'un était le propriétaire de seconde main et l'autre le maître d'hôtel.

D'après le résumé publié par le *Times*, de Londres, le correspondant spécial de la *Post* représentait l'incident Luders comme le point culminant d'une longue série d'actes arbitraires et tyranniques de la part du Gouvernement haïtien, « vraiment inférieur au Gouvernement ottoman ». Il déclarait qu'il existait depuis plusieurs mois une violente agitation contre les banquiers européens et les blancs en général, agitation causée par la hausse du prix des objets de première nécessité et la stagnation du cours du café. Pourtant ces résultats économiques provenaient entièrement de l'obligation imposée aux banquiers de faire monter le change sur la monnaie américaine à 90 % au-dessus de sa valeur nominale. — Luders avait été arrêté pour avoir empêché des agents de police impudents de forcer l'entrée de ses écuries afin d'appréhender son cocher. La police haïtienne était décrite comme un honteux ramassis de coquins, de voleurs et de mendiants. Les blancs ont un droit formel au respect de leur domicile, dans lequel aucun haïtien ne peut pénétrer sans un mandat spécial des autorités. — Luders fut d'abord jeté en prison, ensuite accusé de rébellion et de voies de fait sur des agents dans l'exercice de leurs fonctions. Les juges ont été gagnés à prix d'argent et il y a eu cette seule fois autant de faux témoignages qu'on en pourrait relever en dix ans dans toute l'Allemagne, de sorte que Luders fut finalement condamné à une année d'emprisonnement et à cinq cents piastres de dommages-intérêts. L'intervention du Comte Schwerin devint l'objet de la risée publique. Il finit par télégraphier au Ministère des Affaires Étrangères d'Allemagne pour demander des instructions. Celles-ci lui parvinrent le 17 octobre dans les termes suivants : « Mise en liberté immédiate, dédommagement complet et punition des juges et des agents de police. » — L'insuccès de l'ultimatum du Comte Schwerin amena la rupture des relations diplomatiques, et la colonie allemande fut, en conséquence, placée sous la protection de la Légation des Etats-Unis. Toujours selon ce correspondant, le Ministre américain, M. Powell, dut arriver à la menace et déclarer que si Luders n'était pas libéré, des navires de guerre de l'Union seraient devant Port-au-Prince dans les deux jours. Sur cette admonition comminatoire, le Sénat fut aussitôt convoqué et, deux heures après, Luders était en liberté. — Le correspondant affirmait que la colonie allemande courait le risque d'être massacrée et que les allemands ne sortaient de leurs demeures qu'armés jusqu'aux dents. Il dépeignait les haïtiens comme un « peuple violent, brutal, un peuple d'énergumènes », et insistait sur la nécessité d'établir une juridiction consulaire.

Dans une communication ultérieure, en date du 25 octobre, le même correspondant de Port-au-Prince disait que les haïtiens avaient commencé, la nuit, à tirer sur les maisons des allemands. Le Comte Schwerin recevait constamment des lettres de menace. *On soupirait ardemment après la prompte arrivée de navires de guerre.* Le prestige de l'Allemagne devait une fois pour toutes être établi par des procédés exemplaires ; autrement les allemands seraient à jamais déshonorés. Et la lettre se terminait par ces mots : « Si seulement on voulait comprendre en Allemagne que la République d'Haïti ne doit pas être regardée comme un Etat civilisé, mais comme un morceau transporté de l'Afrique, où l'invariable emploi du canon et du fusil répond à tout ! »

La *Post* s'écriait à ce sujet : « L'honneur et la considération de l'empire allemand sont en jeu, la vie et la fortune des *pionniers allemands* sont en question : il s'agit de sauver l'honneur de l'empire en face d'une république de nègres corrompus. Le peuple allemand attend avec impatience la nouvelle qu'un vaisseau est en route pour Haïti. »

Et peu de jours après, le même journal disait : « Au lieu de parler *aux français* un langage de sous-officier, nous devrions apprendre des anglais et des américains comment il faut traiter un Etat pirate. »

Je ne m'arrêterai pas à relever les inventions, les calomnies ou les grossièretés dont fourmillent les articles de la *Post* et les étranges « lettres d'Haïti » auxquelles elle n'hésitait pas à ouvrir ses colonnes. A quoi bon ? Ces correspondants et ces folliculaires agissaient par calcul ou par ordre en lançant leurs impostures et en nous prodiguant leurs insultes panachées de menaces. Disciples de Basile, ils accusaient les juges haïtiens de corruption et les témoins de parjure pour exciter au renversement de nos institutions judiciaires, et ils nous jetaient à la face l'épithète de pirates afin de mener à bonne fin leurs projets subversifs et de consommer leur œuvre d'extrême flibusterie. Qu'étaient-ils donc, sinon des aventuriers sans foi ni loi, ceux-là que le désir de provoquer des complications internationales et de nous rejeter dans l'état de démoralisation dont ils furent toujours les bons marchands, amenait à télégraphier que leurs lettres étaient confisquées à Port-au-Prince et sur d'autres points d'Haïti et qu'ils seraient égorgés si un navire de guerre n'apparaissait au plus tôt ?

C'est surtout à partir de la publication de la correspondance envoyée d'ici à la *Post* que la clameur devint assourdissante et le tollé général. Il ne fut plus question « d'attendre, comme l'avait exprimé la *Gazette de Francfort*, les actes officiels allemands sur l'incident, pour émettre une opinion impartiale », ni de savoir, selon la remarque du *Correspondant de Hambourg*, « quels moyens M. Luders a employés pour éloigner la police ».

Le *Berliner Tageblatt* écrivit ceci : « Le conflit avec Haïti, *ainsi qu'il a été officieusement écrit à plusieurs journaux*, a fini par prendre une tournure telle que la première demande d'indemnité au profit du sujet de l'empire M. Luders a passé à l'arrière-plan. M. Luders, dans tous ses mémoires tant à Port-au-Prince qu'à Berlin, a demandé satisfaction et conclu à la réparation de tout le tort qui lui a été causé et on les lui donnera sans aucun doute. En ce moment pourtant, il ne s'agit pas seulement de dédommagement mais d'un paiement convenable de la part d'Haïti à l'empire d'Allemagne. L'intention existe, dit-on, d'exiger de la République une indemnité de cinquante mille piastres. Des personnes familiarisées avec les affaires haïtiennes prétendent que cette somme est trop petite pour produire l'impression nécessaire. Si l'Allemagne est trop modeste dans ses exigences, les haïtiens n'apprécieront pas les allemands aussi hautement que les américains, les anglais etc., etc. . . A Port-au-Prince, ainsi qu'il a été déjà annoncé, on attend prochainement les navires-écoles *Charlotte* et *Gneisenau.* »

Un journal de langue allemande, le *Pester Lloyd*, de Budapest, reproduisit un télégramme de Berlin contenant notamment ce passage : « *Des lettres d'Haïti* décrivent l'exaltation fanatique de la population contre la colonie allemande, qui se compose d'environ soixante-dix membres. Les allemands ne circulent qu'armés dans les rues, et on a déjà tiré sur leurs maisons la nuit. »

La *Gazette de St-Pétersbourg*, autre journal de langue allemande, publia également un entrefilet finissant par cette phrase : « Ainsi qu'on devait s'y attendre, les détails venus d'Haïti ne font qu'accentuer en Allemagne le vif désir d'obtenir une complète satisfaction. »

Le Kladderadatsch, de Berlin, composa à son tour ce compliment en vers comminatoires : « Un petit fouet se tresse pour un Sire noir ; on trouvera bien un endroit où le petit fouet l'atteindra. Le valet Ruprecht (I) a la main dure et étire bien le pantalon. C'est pour cela que, voulant t'obliger, je t'engage à devenir sage, Général SAM ! »

Le déchaînement inouï et incompréhensible des journaux de l'empire donnait mille fois raison à Henri Heine disant : « Nous autres allemands, nous nous servons de la presse pour propager la sottise et de la poudre pour propager l'esclavage. »

Et ce n'est pas seulement l'esclavage que les allemands préconisent aujourd'hui, c'est l'extermination de la race noire. Le major Boshart s'est chargé de l'expliquer avec une féroce franchise et une crudité d'expressions dont nous devons lui savoir gré. Il avait été en Afrique, dans les régions soumises à la bienfaisante action du protectorat tudesque. Il y avait servi — et sévi. Il était, par conséquent, préparé comme pas un pour donner à sa pensée un logique développement et à un système de colonisation la sanction de sa propre expérience.

« Nous n'allons pas en Afrique, dit-il, pour faire des gri-

(I) Le Croquemitaine allemand.

maces philanthropiques; nous y allons uniquement pour créer de nouveaux débouchés à notre commerce et à notre industrie.»

Le passage suivant — reproduit par la *Revue des Deux Mondes* du 1er Avril 1897 — d'une lettre qu'il adressa à la *Neue Deutsche Rundschau*, est remarquable et suggestif à l'extrême :

« Le nègre est un carnassier, féroce et sanguinaire, qui ne peut être tenu en respect que par l'œil et le fouet du dompteur. On n'a jamais rien obtenu de lui, nulle part, en lui distribuant des Bibles et de bonnes paroles.

« Si l'on voulait astreindre les noirs au travail, il ne fallait pas tant se hâter d'abolir l'esclavage. Il avait été institué à cause de l'impossibilité de faire travailler les nègres autrement. Comme il n'y a rien de changé à cet égard, l'abolition de l'esclavage a été prématurée et trop soudaine. . . .

« Il faut s'ôter de la tête, une fois pour toutes, que le nègre puisse se résigner au travail s'il n'y est pas contraint. Les lois éternelles de la nature, auxquelles est soumise la création tout entière, régissent aussi l'expansion des races sur le globe. Quand, dans leurs vastes déplacements, deux souches de peuples, inégales par leur vigueur intellectuelle ou physique, sont venues à s'entre-heurter, c'est toujours la plus faible, la plus dégradée qui a dû céder, et c'est ainsi seulement que l'espèce humaine a pu atteindre un degré supérieur de développement.

« Si la race noire marche vers sa disparition, ce n'est pas à cause de la chasse aux esclaves ou des persécutions des blancs, c'est parce qu'elle ne comprend pas les lois toutes-puissantes de la nature et ne veut pas s'y conformer. En résistant à la civilisation, qui seule pourrait la sauver, elle rend sa destinée inéluctable. Nous pouvons le regretter; nous n'y pouvons rien changer. Nous devrions nous dire, au contraire, que des populations aussi improductives que les peuplades noires n'ont aucun droit à l'existence.

« La logique des faits exige que 100 millions de nègres n'accaparent pas un territoire où 500 millions d'hommes civilisés et laborieux pourraient largement trouver à vivre.

« C'est en vain qu'une philanthropie bien intentionnée, mais irréfléchie, essaierait de plaider, au nom de l'humanité, les droits de la race noire. »

Le lecteur ne sera pas étonné d'apprendre, après cette sincère confession, que le flegmatique major conclut en appelant de tous ses vœux le jour, « qui sera un grand jour dans l'histoire du monde », où sonnera le glas de la race noire.

Au reste, ce n'est pas une simple boutade de pince-sans-rire. C'est le sentiment des Leist, des Wehlanan, des Peters — et de tous ceux qui sollicitent la faveur d'avoir en Haïti un représentant taillé sur ces patrons. Et c'est la pratique des pays de « protectorat » allemand. M. Gustave Fritsch l'avoue : « Tuer le nègre à coups de fusil est devenu une espèce de sport. De temps à autre, pour changer, on en pend un ou deux. »

Il n'est pas surprenant qu'une presse imbue de pareilles théories s'acharnât contre nous, parce qu'il avait plu à des allemands établis à Port-au-Prince de lui faire des communications de haute fantaisie pour nous présenter sous des couleurs effroyables.

Le rapport officiel du Comte Schwerin, arrivé au milieu de cette excitation, n'était pas fait pour dissuader le Gouvernement impérial d'Allemagne de ses desseins. Ce Chargé d'Affaires, fidèle à la tactique qu'il avait adoptée immédiatement après sa visite au Palais national, passait sous silence la façon anormale dont il s'était faufilé jusqu'au Président de la République à l'insu du Secrétaire d'État des Relations Extérieures, et l'affectation de hauteur qu'il avait affichée dans le débit des ordres de son Gouvernement. Il se doutait bien qu'aucun être doué de raison ne pouvait approuver un tel excès et, par un instinct de prudence cadrant mal avec son arrogance d'emprunt, il s'abstenait de s'en vanter ou même d'en parler autrement que pour amener la réponse du Général Sam.

Cette réponse, il la dénaturait, il la grossissait, il l'allongeait, il la détirait dans tous les sens en l'étoffant de citations laborieusement extraites de gazettes imaginatives, afin de s'en faire un manteau commode contre le rejaillissement de son étrange faute. Dans l'abîme de disgrâce où il se sentait disparaître, comme un voyageur qui s'enlize, il s'aidait de toutes ses forces, de toutes les ressources de son esprit, de toute l'énergie haletante de son ambition, pour remonter à la surface et s'y maintenir. Il se cramponnait obstinément aux colonnes des journaux exaltés et disait « le danger qu'il avait couru et qui continuait à le menacer ». Il montrait le ridicule prétendument déversé sur son uniforme de lieutenant des uhlans de la Garde impériale. Il dénonçait le grave péril où risquaient de sombrer « l'honneur et la grandeur de la nation allemande ». Il signalait tout — excepté la note officielle que le *Moniteur* avait spontanément publiée pour réprouver le langage violent de *l'Impartial*.

Tout cela était plus qu'il ne fallait pour émouvoir, irriter, mettre hors des gonds le Gouvernement impérial d'Allemagne. La cause était entendue. Si nous faisions la moindre allusion à l'incartade du Comte Schwerin, on n'en revenait et l'on tournait en dérision cette audace grande d'Haïti « qui déplaçait les rôles et prétendait que son Président a été offensé ». Et des journalistes allemands lançaient la nouvelle que nous réclamions trois cent mille piastres de dommages-intérêts.

Il est vrai qu'ils s'empressaient d'ajouter que « le Gouvernement allemand était décidé à procéder avec la plus grande énergie contre Haïti ».

Un télégramme de M. Edouard Pouget, qui me parvint le 15 novembre, m'annonça que le Ministre des Affaires Étrangères était furieux de la publication des documents dans le Moniteur du 23 octobre et qu'il laissait entendre qu'il était opposé à l'expulsion de M. Luders. Celui-ci était arrivé à Berlin, où il manœuvrait contre nous ; on avait, de plus, divulgué la pétition des allemands au Sénat de Hambourg ; les négociations étaient devenues pénibles, et le Chargé d'Affaires d'Haïti à Berlin en venait à me demander s'il devait proposer l'arbitrage américain à la dernière extrémité.

Récemment un grand d'Espagne, M. le duc de Santo-Mauro, a raconté dans un journal parisien, le *Figaro*, qu'un professeur de l'Université d'Iéna, qui avait promis à son auditoire de parler du conflit hispano-américain, arriva le jour convenu, lut la fable du *Loup et l'Agneau* et ajouta : « Maintenant, vous en savez, Messieurs, autant que moi sur le conflit hispano-américain. »

Que dire alors du conflit entre l'Allemagne et Haïti ? La fable qui a fourni au professeur allemand l'occasion d'exercer son humour a-t-elle jamais trouvé une plus complète « illustration » que dans notre cas ? Le loup germain, « qui cherchait aventure », nous accusait de troubler son breuvage, c'est-à-dire l'agiotage de ses louveteaux, que « la faim avait attirés » à Port-au-Prince. Il ne pouvait pas davantage admettre que, pour éclairer l'état de l'affaire et édifier le public, on publiât ni la circulaire au Corps diplomatique, où l'attitude du Comte Schwerin était présentée sous son vrai jour, ni les lettres échangées entre M. Powell et le Département des Relations Extérieures, ni les Arrêtés de grâce, et sans doute encore moins la note désavouant les menaces de l'*Impartial*. « Il faut que je me venge », s'écriait-il.

L'agneau qu'est Haïti avait beau lui rappeler le plus doucement possible que ce procédé est de pratique universelle et admis ou même recommandé par les auteurs spéciaux, et lui mettre sous les yeux, par exemple, ce passage du remarquable traité de Fiore sur le Droit international public, traduit de l'italien par M. Charles Antoine : « Les négociations diplomatiques relatives à une difficulté entre deux ou plusieurs Etats, les documents, les titres, les notes, et tout ce qui peut paraître utile pour éclairer le véritable objet du litige, et les motifs que chacune des parties fait valoir à l'appui de ses prétentions doivent être publiés.

« Il est clair que la publication de tous les titres et documents justificatifs est le moyen le plus direct de faire appel à l'opinion publique, aujourd'hui surtout que le télégraphe nous informe avec la rapidité de la pensée de tout ce qui arrive dans les deux Mondes. C'est ainsi seulement que, dans les contestations internationales, l'Etat qui fonde ses réclamations sur le droit et sur la justice peut avoir la garantie qui se trouve dans la force de la vérité et dans la puissance morale du droit.....

« Le résultat d'une telle discussion publique pourrait être que l'une des parties arrivât à se convaincre par elle-même de ses propres torts, et qu'ainsi toute difficulté fût résolue à l'amiablement, ou que pour faciliter une transaction, un État tiers interposât ses bons offices ou que les parties elles-mêmes proposassent ou acceptassent une médiation. »

Cependant « l'animal plein de rage » répondait impitoyablement :

Tu seras châtié de ta témérité.

C'était bien pis si nous ajoutions que personne ne se récriait à ce sujet; que la presse étrangère se faisait, au contraire, l'écho plutôt bienveillant de cette publication, jugée indispensable au rétablissement du calme dans les esprits, et que les journaux allemands eux-mêmes n'y entendaient pas malice, témoin cet extrait de la *Gazette de Francfort* du 14 novembre : « La République d'Haïti a profité du temps que mettrait le Comte Schwerin, Chargé d'Affaires allemand, à se rendre à Berlin, pour publier, *avant l'Allemagne*, ses actes officiels relatifs à l'affaire Luders.

.... *Il va de soi que l'on doit attendre les actes officiels allemands sur l'incident, avant qu'il soit possible d'émettre une opinion impartiale.* »

Quel droit avions-nous de montrer que nous n'étions pas en tort et d'exciter, par là, un peu d'intérêt chez quelques-uns?

La « bête cruelle » tenait à nous manger... vingt mille dollars, faute de pouvoir emporter notre indépendance au fond de la Schwarzwald,

Sans autre forme de procès.

Comme il était entendu qu'on ne devait pas se laisser faire, je télégraphiai, le 16 novembre, à M. Edouard Pouget que la publication des documents dans le *Moniteur* avait été nécessaire principalement pour apaiser le public, excité par l'arrogance de certains allemands. Je lui recommandai encore d'attendre M. Dalbémar Jean-Joseph pour la discussion juridique et lui annonçai l'envoi qui lui avait été fait d'autres pièces par le paquebot de la ligne transatlantique française, parti de Port-au-Prince le 13 novembre.

Relativement à l'arbitrage — s'il devenait urgent d'y recourir — j'invitai notre Représentant à « insinuer » le choix du Gouvernement des Etats-Unis à cet effet. Du moment que le principe de l'arbitrage aurait été admis, il n'y aurait plus eu aucun inconvénient à lancer « ce ballon d'essai ». Il avait paru au Conseil des Secrétaires d'État que nous devions cette marque de déférence à la République Nord-américaine en raison de l'importance que nous ne pouvions qu'attacher au maintien de ses bonnes dispositions à notre égard. Seulement, si le Gouvernement allemand faisait à ce propos montre de quelque hésitation, le Chargé d'Affaires d'Haïti à Berlin avait mandat de proposer officiellement le Président de la Confédération helvétique. Au moins, cette indication n'eût pas été de nature à porter ombrage à l'Allemagne.

L'essentiel pour nous était le compromis déférant l'affaire à un arbitre. S'il y avait lieu d'aller plus avant dans la voie des concessions, nous n'eussions pas même hésité — et c'était une hypothèse déjà prévue — à laisser au Gouvernement impérial la faculté de choisir, parmi les autorités étrangères aux deux États, qui bon lui semblerait. Nous espérions bien que la décision arbitrale, rendue en connaissance de cause et empreinte de toute l'impartialité voulue, nous favoriserait en reconnaissant, en fait, l'exactitude de notre version et, en droit, la justesse de notre point de vue; mais la solution contraire nous eût trouvés résolus à fournir de bonne grâce la prestation pécuniaire à laquelle Haïti eût été par impossible condamnée. A le faire, nous n'eussions éprouvé aucune humiliation, vu notre voontaire et préalable soumission à cette éventualité, d'ailleurs improbable.

Le 20 novembre, j'écrivis à M. Edouard Pougel :

Port-au-Prince, le 20 Novembre 1897.

Monsieur le Chargé d'Affaires,

Pour faire suite à ma Dépêche en date du 12 Novembre courant, N° 61, j'ai l'honneur de vous recommander d'apporter, comme à l'ordinaire, une extrême circonspection dans les entretiens que vous pourrez avoir avec le Ministre des Affaires Etrangères de l'Empire d'Allemagne relativement à l'affaire Luders.

Vous voudrez bien, en effet, ne pas perdre de vue que la discussion ne peut avoir pour objet le mérite intrinsèque des décisions judiciaires qui ont frappé un individu ayant eu, d'ailleurs, s'il faut en croire des renseignements assez précis, des démêlés avec les Tribunaux de Francfort-sur-le-Mein pour de graves sévices exercés sur la femme de son précepteur. Le condamné Emile Luders s'est indubitablement interdit, par sa renonciation à un pourvoi en cassation déclaré dans les formes prescrites, le droit de critiquer dorénavant le jugement du Tribunal correctionnel de Port-au-Prince, en date du 14 Octobre 1897. Le Gouvernement Impérial d'Allemagne ne saurait se croire autorisé, en dépit de ce désistement, et malgré le principe de la séparation des pouvoirs et l'autorité de la chose jugée, à agir par la voie diplomatique ou autrement en faveur d'un sujet qui n'a plus trouvé bon d'épuiser les voies judiciaires.

D'un autre côté, il serait impossible d'admettre qu'une divergence dans l'interprétation de la loi sur des points essentiellement controversables et perpétuellement controversés dût entraîner la responsabilité de la République d'Haïti. Les auteurs qui ont écrit sur cette matière sont unanimes à déclarer illégitime la prétention d'un Etat de « discuter ou de contrôler les résultats d'une instance régulièrement accomplie avec les formes de procédure établies par la loi locale ».

L'histoire du Droit International atteste avec quel soin jaloux le Gouvernement prussien a invoqué et maintenu, notamment dans l'affaire du capitaine Mac-Donald, des règles invariables qu'implique forcément le droit d'indépendance et d'égalité des Etats.

La question à débattre doit donc se circonscrire en ces deux termes : 1° L'interprétation des textes de loi par des Tribunaux haïtiens procédant régulièrement peut-elle donner lieu à une action diplomatique de la part du Gouvernement Impérial d'Allemagne au profit de Monsieur Emile Luders ? 2° En tout cas, la renonciation de ce condamné à son pourvoi en cassation n'est-elle pas un obstacle invincible à cette action diplomatique, au même titre que la grâce qui lui a été accordée sur un engagement pris en son nom et exécuté par lui ?

Dans ces limites, vous pouvez négocier et discuter, car le Gouvernement est d'avance persuadé que vous n'épargnerez pas vos réels efforts pour contribuer à amener, grâce à la prudence et à l'esprit de suite dont vous continuerez assurément à faire preuve, une solution qui sauvegarde de tous points l'honneur et la dignité du Pays.

Veuillez agréer, etc.

Solon MÉNOS

J'avais eu également l'intention de faire entrer dans le cercle de la discussion directe ou, le cas échéant, de l'arbitrage, la question de savoir si, au regard d'Haïti, M. Luders pouvait invoquer la qualité d'allemand, mais, par malheur, il s'était établi sur ce point une sorte de possession d'état dans le sens de l'attribution à sa personne de la nationalité de son père. Telle était la croyance générale, qui, bien que ne s'accordant pas avec des dispositions formelles de notre législation, reçut une consécration officielle la première fois que ce cravacheur de sentinelles se vit infliger une condamnation rapidement suivie de sa grâce — qu'on lui apporta sans doute sur un plat d'argent. La sentence du Tribunal de police de la Section sud de Port-au-Prince en date du 7 février 1894, l'Arrêté de grâce signé deux jours après, et depuis lors, le jugement du 21 septembre et celui du 14 octobre 1897 le qualifiaient à qui mieux mieux « sujet allemand ». Et quoique cette persistante erreur ne pût théoriquement prévaloir contre une règle constitutionnelle, il était à craindre que, dans un cas aussi difficultueux, le propos délibéré de redresser une opinion déjà enracinée ne parût prendre le caractère évasif d'une chicane et n'engendrât, par suite, une complication aboutissant à la définitive clôture des pourparlers ou au rejet *ab irato* de la proposition d'arbitrage.

A cette même date du 20 novembre, comme certaines rumeurs alarmantes prenaient plus de consistance et que je n'avais pas de nouvelles de M. Edouard Pouget depuis quatre jours que j'avais reçu un télégramme signalant une pétition de M. Luders, je pensai qu'il y avait urgence à lui adresser une dépêche en ces termes :

Renseignez-moi sur dispositions Berlin et déplacements navires.

Je fus bientôt renseigné sur les dispositions de Berlin par cette lettre qui me fut apportée chez moi, vers les sept heures du soir, de la part du Chargé d'Affaires d'Allemagne :

Port-au-Prince, le 20 Novembre 1897.

Monsieur le Secrétaire d'Etat,

Mon Gouvernement vient de m'informer que Monsieur le Chargé d'Affaires d'Haïti lui a remis une copie du jugement rendu contre Monsieur Emile Luders, et qu'il a refusé de céder à nos demandes. Mon Gouvernement m'a donné l'ordre de vous faire savoir le résumé de ses demandes définitives dont Son Excellence Monsieur le Baron de Rotenhan, Sous-Secrétaire d'Etat au Département Impérial d'Allemagne des Affaires Etrangères, a fait part hier de vive voix à M. Pouget.

1. Une indemnité de vingt mille dollars américains pour Monsieur Emile Luders.

2. La promesse que Monsieur Emile Luders pourra retourner ici en toute liberté et séjourner ici sans aucun danger.

3. Une note de votre Gouvernement dans laquelle il aura à exprimer ses excuses pour ses procédés envers le Gouvernement Impérial d'Allemagne dans toute cette affaire.

4. Pour ma personne une réception gracieuse de la part de Son Excellence Monsieur le Président d'Haïti, mais seulement après que ces demandes sus-nommées auront été réglées.

Je vous prie, Monsieur le Secrétaire d'Etat, de me communiquer la réponse de votre Gouvernement et d'agréer l'assurance de ma haute considération.

Comte SCHWERIN.

Le lendemain matin — un dimanche — j'allai au Palais National pour communiquer cette lettre au Président de la République et à mes Collègues. J'arrivai au moment où le Chef de la Garde, après la revue d'usage, demandait au Général SAM s'il pouvait « lever le casernement ». Je priai aussitôt le Président de vouloir bien, avant de prendre une décision, entendre une communication urgente.

Nous suivîmes Son Excellence dans la salle des délibérations du Conseil des Secrétaires d'État.

Lorsque j'eus donné lecture de la dernière dépêche du Comte Schwerin, *tout le monde se récria*. Ces conditions étaient absolument inadmissibles. Il n'y avait pas à les examiner, ni même à y penser, sinon pour se préparer à la résistance. « A l'extrême rigueur, dit un d'entre nous, si la discussion et tous les moyens de conciliation étaient systématiquement écartés, on pourrait, pour détourner du pays d'affreux désastres, jeter à ces gens-là l'indemnité qu'ils réclament. » Mais laisser rentrer M. Luders et s'engager à l'assurer contre tout péril ! Faire des excuses à qui est reprochable ! Recevoir gracieusement qui vous a offensé ! Tout cela était impossible. Entre l'honneur de la nation et la certitude de notre écrasement, il n'y avait pas à hésiter. Et de fait, il n'y eut pas, *à cette minute précise*, l'ombre d'une hésitation, ni dans l'attitude ni dans les paroles d'aucune des personnes présentes.

Le jour suivant, pleinement autorisé par le Conseil, je répondis ainsi au Chargé d'Affaires d'Allemagne :

Port-au-Prince, le 22 Novembre 1897.

Monsieur le Comte,

J'ai l'honneur de vous accuser réception de votre Dépêche en date du 20 Novembre, N° 617.

Pour me permettre d'y répondre aussi complètement que possible, vous voudrez bien me faire savoir : 1° si, d'après les « instructions ultérieures » que vous avez reçues de Berlin, cette communication doit être considérée comme une preuve de la renonciation spontanée de votre Gouvernement à poursuivre la discussion diplomatique de l'affaire Luders, et 2° quels sont les procédés de mon Gouvernement dont l'Empire d'Allemagne aurait à se plaindre.

En attendant des éclaircissements sur ces deux points, je vous prie, Monsieur le Comte, d'agréer les assurances de ma considération très-distinguée.

SOLON MÉNOS.

L'agent diplomatique me répliqua avec la joie imparfaitement dissimulée de l'enfant qui, sur le point de se noyer, se voit tiré de danger sans avoir essuyé la harangue de son Magister. Sa lettre — qui suit — ne manque pas d'une certaine aisance cynique qu'explique assez son contentement intérieur dû à une quiétude d'esprit qu'il avait recouvrée à bon marché :

Port-au-Prince, le 23 Novembre 1897.

Monsieur le Secrétaire d'Etat,

En vous accusant réception de votre note en date du 22 de ce mois, N° 102, j'ai l'honneur de vous faire remarquer que je vous ai transmis dans ma dépêche du 20 de ce mois, N° 617, le résumé des demandes définitives de mon Gouvernement.

Si après cela vous avez encore des doutes sur la situation actuelle et sur les demandes de mon Gouvernement, je ne puis, Monsieur le Secrétaire d'Etat, que vous renvoyer aux explications de votre Chargé d'Affaires à Berlin, Monsieur Pouget.

Veuillez agréer, Monsieur le Secrétaire d'Etat, l'assurance réitérée de ma haute considération.

Comte SCHWERIN.

La conversation ne pouvait aller bien loin avec un personnage à peu près muet, qu'on avait chargé de transmettre des demandes inimaginables, sans le mettre en mesure de les expliquer ou de les justifier d'une façon quelconque. Elle tomba d'elle-même après cette dépêche :

Port-au-Prince, le 24 Novembre 1897.

Monsieur le Comte,

En vous accusant réception de votre dépêche du 23 Novembre, N° 621, je note l'empêchement où vous êtes vous-même d'expliquer les demandes de votre Gouvernement.

Je veux bien partager votre opinion que le Chargé d'Affaires d'Haïti à Berlin sera en mesure de me transmettre les renseignements que vous ne pouvez me fournir.

Veuillez agréer, Monsieur le Comte, les assurances de ma considération très-distinguée.

Solon MÉNOS

Cependant une communication télégraphique du Chargé d'Affaires d'Haïti à Berlin, arrivée le 22 novembre, était loin de révéler la tournure extraordinaire et inconcevable des exigences du Gouvernement allemand. Elle était ainsi conçue :

Ministère des Affaires Etrangères déposé Mémoire ; notre Contre-Mémoire devrait tout décider.

Je vous adresse l'un et l'autre afin que vous donniez votre avis avant de remettre officiellement. Navire n'est pas parti ; mais on dit que vaisseau de guerre Allemagne a été désigné définitivement pour stationner en rade de Capitale, sans démonstrations hostiles, jusqu'à réponse Mémoire : je vous tiendrai au courant. Il est possible que vaisseaux-écoles relâchent ; rassurez-vous, ils sont sans mission.

S'il en était ainsi, il n'y avait encore rien de définitif, car il ne serait pas impossible de réfuter les griefs énoncés dans le Mémoire du Ministère des Affaires Étrangères. Notre droit de discussion restait sauf, de l'avis même de M. de Rotenhan, et il s'ensuivait logiquement que l'argumentation de notre Contre-Mémoire pouvait quand même contribuer à faire une lumière plus complète sur les points qui n'auraient pas été entièrement élucidés jusque-là. Puisqu'il n'était nullement interdit de chercher à amener une modification de la position prise contre nous par le Gouvernement impérial, il n'était pas hors de saison de continuer à s'évertuer à cette tâche considérable. Etant donnée l'odieuse propagande exercée en Allemagne par les « correspondants d'Haïti » autant que par les manœuvres du Comte Schwerin, intéressé à faire diversion à notre détriment, un résultat quelque peu favorable serait excessivement difficile à obtenir, mais tout espoir d'entente n'était pas perdu tant que la porte demeurait ouverte ou simplement entrebaillée aux négociations diplomatiques.

Le télégramme de M. Edouard Pouget avait donc un caractère assez rassurant. Il nous eût rendu la tranquillité relative qu'avait troublée la lettre du Chargé d'Affaires allemand en date du 20 novembre, si, deux jours après, cette nouvelle dépêche télégraphique ne m'était parvenue de Berlin :

Ministre des Affaires Etrangères conseillé à moi personnellement en ami d'user de mon influence pour arranger affaire, *parce que haut lieu a décidé irrévocablement d'envoyer vaisseaux de guerre*. Il a avoué n'avoir pas reçu ordre d'accorder un sursis, même de dix-huit jours, pour vous communiquer pièces ; enfin, déclare-t-il, *contre-Mémoire sera sans aucune importance, Empire ayant opinion bien arrêtée*. Demande dernier mot ; si vous voulez oui ou non payer ce que vous pourrez. Répondre par télégramme. Nouvelle conférence aujourd'hui. Arbitrage avoir été proposé officiellement après avoir épuisé toutes les ressources ; Chancelier devra être consulté avant acceptation. Je vous tiendrai au courant. Maintenez *statu quo* absolu jusqu'à nouvel ordre. Beaucoup d'espoir.

Il n'est pas inutile de faire ressortir la légère nuance de ménagement que le sous-Secrétaire d'État des Affaires Étrangères laissait percer ou plutôt deviner à propos de cette affaire et qui transparaissait peut-être — très discrètement d'ailleurs — dans le « conseil d'ami » qu'il croyait pouvoir donner à M. Edouard Pouget. Il ne m'a pas été donné d'avoir communication de la lettre de ce dernier relatant dans tous ses détails l'entretien signalé par son télégramme, de sorte que je ne puis émettre à ce sujet que des conjectures, qui se fondent, au surplus, sur l'emsemble de mes observations et des renseignements recueillis avant ma sortie du Ministère. S'il m'est permis de procéder par supposition, je présume que M. le baron de Rotenhan, diplomate de carrière, comprenant à quel degré une attitude d'extrême rigueur était intempestive et surtout hors de proportion avec une affaire dénuée d'une réelle importance internationale, aurait eu à cœur de ralentir indirectement le brutal élan d'une volonté primesautière et irréfléchie. S'il était obligé de se conformer aux impérieuses instructions de l'inquiétante Majesté qui chevauche frénétiquement l'aigle impériale d'Allemagne, il semblerait qu'il ne se faisait pas tout-à-fait à l'idée de supprimer toute explication ni d'étrangler tout raisonnement. C'est, je crois, ce qui l'incita à promettre une enquête sur la conduite du Comte Schwerin; c'est ce qui lui faisait trouver sage d'attendre ma réponse à son Mémoire, et c'est ce qui lui inspirait cette fois une exhortation au Chargé d'Affaires d'Haïti.

Cette tendance, peu marquée, il est vrai, et presque toujours latente, ne se dessine guère que dans ses conférences avec M. Edouard Pouget et ne s'aperçoit plus du tout dans ses communications transmises par le Chargé d'Affaires d'Allemagne. C'est probablement qu'à l'un il ne dédaignait pas de laisser entrevoir ses dispositions personnelles, tandis qu'il télégraphiait purement et simplement à l'autre l'ordre issu de « haut lieu ».

Cette modération, bien que fort platonique, il ne tardera pas à la payer de sa place.

C'était pourtant de nature à produire un véritable imbroglio, car si d'aventure le Gouvernement haïtien consentait en principe à payer « ce qu'il pourrait », le Comte Schwerin eût tout de suite surgi en déclarant qu'il avait présenté officiellement les *demandes définitives* de l'Empire d'Allemagne et que l'acceptation du premier point devait entraîner celle de tous les autres chefs, attendu que cette résolution impliquerait la reconnaissance volontaire des torts de la République envers M. Luders et envers le Chargé d'Affaires allemand.

Et puis, l'Empereur Guillaume II avait fait irruption dans l'incident avec son fracas habituel, et son ombrageuse autorité ne tolérait point de contre-poids. Sa fantaisie, on le sait, est toute-puissante et le distique qu'il inscrivit, il y a quelque temps au bas de sa photographie révèle toute sa pensée :

La volonté du Roi
Est la suprême loi.

Actuellement l'armée est son fort et son faible. Si un Luders, ancien volontaire d'un an au régiment des cuirassiers de la Garde impériale, déclare avoir été condamné à tort et arbitrairement détenu, et si le Comte Schwerin, lieutenant des uhlans de la même Garde, prétend avoir été mal reçu par le Président de la République d'Haïti, il en fait son affaire, d'autant plus qu'il a besoin de quelques incidents simultanés sur divers points du globe pour démontrer victorieusement au Reichstag qui va se réunir la nécessité de l'adoption du septennat naval. Il lui faut « protéger, dans le présent comme dans le passé, l'honneur de l'empire à l'étranger ». Qu'on ne lui parle pas de Mémoires, de contre-mémoires, de sursis, de négociations, d'arbitrage ! Ces choses et ces mots l'irritent, avivent son impatience, précipitent sa colère, dont l'éclat rejettera jusqu'à Berne l'infortuné fonctionnaire qui croyait naïvement que tout cela relevait de la diplomatie. Le Maître a « son opinion bien arrêtée » et il a décidé « irrévocablement » d'envoyer contre nous ses navires de guerre. Il est intraitable. Il est réfractaire aux arguments. Il s'est souvenu de la vieille devise des Hohenzollern : *Nicht raisonniren ! Défense de raisonner ici* ! C'était son dernier mot, à lui.

Et le 26 novembre, je reçus de M. Edouard Pouget ce télégramme qui acheva d'édifier les derniers optimistes sur les procédés de l'Empire d'Allemagne :

Le principe d'arbitrage a été repoussé.

CHAPITRE VII.

L'envers de la civilisation.

Ainsi notre proposition d'arbitrage était inexorablement écartée. Toutes nos concessions avaient été inefficaces ; tous nos efforts vers une transaction raisonnable s'étaient trouvés stériles. Si M. Luders avait échappé au régime ordinaire de la prison de Port-au-Prince par sa translation à la Conciergerie, due à notre courtoisie envers le Comte Schwerin ; si, par déférence pour le Gouvernement impérial d'Allemagne, nous avions, après l'étrange visite de son Agent au Palais National, passé condamnation sur des paroles et des gestes d'une arrogance inouïe, pour prendre l'initiative d'une correspondance destinée à nous apprendre le véritable objet des réclamations en faveur du condamné ; si M. Luders avait été gracié et libéré ; si cette mesure de clémence avait été immédiatement portée par M. Edouard Pouget à la connaissance du Ministère des Affaires Étrangères ; si nous avions fermé les yeux sur l'implicite incrédulité opposée à nos affirmations par l'annonce même d'une enquête touchant la conduite du Chargé d'Affaires allemand ; si nous avions fait la sourde oreille aux provocations de nombre d'allemands résidant à Port-au-Prince ; si une Note avait paru d'office au *Moniteur* pour condamner les excès d'un journal d'opposition ; si nous avions consenti à renouer des relations avec un personnage qui les avait à peu près rompues de son plein gré ; si nous avions multiplié les démarches, les explications, les pourparlers, en un mot, fait jouer tous les ressorts, afin de convaincre l'Allemagne de la sincérité de nos sentiments et de notre désir d'arriver à un arrangement honorable, c'était en pure perte. Tout cela n'était rien, ne signifiait rien, ne pesait pas le moins du monde. Ces haïtiens croiraient-ils par hasard à l'égalité des États et se figureraient-ils réellement qu'ils ont droit à l'impartialité et que l'arbitrage a été inventé pour eux aussi ? Quelle dérision et quelle impertinence !

Nous avions lu, il est vrai, des auteurs de renom, dont l'enseignement nous avait paru fort rationnel. Heffter, qui fut professeur à l'Université de Berlin, nous avait assuré que « c'est la soumission à l'arbitrage qui restera toujours la voie la plus équitable ». M. F. de Martens, professeur à l'Université de St-Pétersbourg, nous enseignait également que « ce serait un bien si les différends entre États se réglaient, non par des moyens matériels et par la guerre, mais par voie d'arbitrage ». Nous avions pensé avec Pasquale Fiore « qu'il est hors de doute que lorsqu'on ne veut pas trouver dans les difficultés nées ou à naître entre États un prétexte de guerre, le moyen le plus raisonnable pour résoudre le conflit consiste à s'en remettre à la décision de personnes impartiales et autorisées ». Bluntschli, l'ancien professeur à l'Université d'Heidelberg, ne nous avait pas semblé moins concluant quand il disait : « Il y a des difficultés pour lesquelles il est raisonnablement impossible de recourir à la guerre. Ainsi toutes les questions d'étiquette, de rang, *de dédommagements*. La valeur de l'objet en litige est ici par trop en disproportion avec les frais que la guerre nécessite, et avec les maux inévitables qu'elle entraîne après elle, pour qu'un État guidé par le bon sens puisse, dans ces circonstances, avoir l'idée de faire appel aux armes. Dans de pareils cas, on devrait toujours pouvoir recourir à un arbitrage. »

Il nous était encore revenu que la plupart des États anciens et modernes avaient fréquemment pratiqué ce moyen et que, à une époque assez rapprochée de nous, en 1885, le prince de Bismarck, Chancelier de l'Empire d'Allemagne, ne dédaigna pas de proposer que le différend survenu avec l'Espagne relativement aux Carolines fût soumis à l'arbitrage du pape Léon XIII. (1)

Et nous avions été amenés par tant de considérations

(1) Le Sénat de Hambourg, choisi en 1864 comme arbitre par l'Angleterre et le Pérou, décida que l'anglais Thomas Melville White, dont l'arrestation avait été effectuée conformément aux prescriptions des lois péruviennes, n'avait droit à aucune indemnité.

doctrinales et par d'innombrables exemples, à espérer et à nous dire que la République d'Haïti n'était pas privée de la jouissance de cette suprême ressource et qu'en l'invoquant, elle serait écoutée d'une Puissance qui ne pouvait tirer aucune gloire de notre anéantissement ou de notre humiliation.

Mais S. M. l'Empereur Guillaume veillait — et ne se possédait pas. N'était-ce pas quelque chose de bizarre et de stupéfiant, cette prétention d'un petit peuple noir de connaître l'opinion des publicistes qui se sont occupés de droit des gens et de compter sur la justice autant que sur la magnanimité d'un grand État ? Ne faudrait-il pas infliger un châtiment exemplaire à cette audacieuse engeance, pour lui rappeler que le seul régime qui lui soit applicable, c'est le droit du poing, *das Faustrecht* ?

Et ce Jupiter fulminant pensa à faire parler la poudre, peut-être pour établir sans réplique que c'est un allemand qui l'a inventée.

On rapporte à ce propos que, tout plein des transports d'un courroux allant jusqu'à l'hallucination, l'auguste souverain — qui est d'une autre école que Ménélik — crut entendre Heimdall lui-même, le dieu scandinave aux dents d'or, sonner dans son cor magique le ranz des vaisseaux de guerre allemands pour permettre à l'impérial descendant du formidable Yarl de montrer qu'il avait, lui aussi, la force de huit chevaux...vapeur. « Glissez donc sur les flots, fiers vaisseaux, s'écria le plus chevaleresque des princes, dans un notable délire, renouvelé du baptême d'un de ses cuirassés. Comme ce Dieu de nos ancêtres, apportez la frayeur et la confusion chez les ennemis, faites honneur et donnez la gloire à notre nation et à son drapeau.»

Les pétitionnaires attentifs aux démarches du haut Sénat de Hambourg pouvaient exulter dorénavant : ils allaient arriver à leurs fins, et bientôt ils n'auraient rien à « envier aux légations anglaise et américaine »......

Le Gouvernement haïtien envisageait cette situation si

critique avec une sombre résignation. Il ne l'avait point créée; il avait tout fait pour l'éviter, pour la détendre, ou pour en atténuer la gravité. Il n'était, par conséquent, nullement responsable des désastres qui s'amoncelaient à l'horizon. Devait-il, après avoir vainement tenté l'impossible pour une solution amiable, trouver soudain son chemin de Damas ou de Berlin et reconnaître l'excellence du « conseil d'ami », en se courbant devant l'inébranlable vouloir et l'intransigeante injonction d'un État étranger, en télégraphiant, sur la nouvelle du rejet de la proposition d'arbitrage, qu'il acceptait de s'humilier, de faire son *mea culpa*, de prosterner son front dans la poussière, de payer, de se confondre en excuses, de laisser rentrer M. Luders, de recevoir gracieusement le Comte Schwerin? Non! mille fois non! Il n'y avait dans ce sens ni un vœu, ni une tendance, ni un mot, ni une suggestion.

Puisque nous n'avions pas eu la faculté, par nos avances et par nos concessions, d'aplanir le différend, de détourner du pays le péril, d'arracher à de suprêmes instincts d'humanité une seule marque de modération; puisque l'Empire d'Allemagne agissait à notre égard en détrousseur de routes et avait arrêté de nous mettre le canon sur la gorge, il était juste et naturel de nous défendre comme nous pouvions, résolument, désespérément.

Cette défense contre une puissance hors de pair s'annonçait comme une chose voisine de la démence, nous ne l'ignorions pas, mais, hélas! le fatal caprice de l'empereur Guillaume II nous imposait une telle extrémité, et la nécessité de la lutte à outrance nous circonvenait, nous empoignait, s'attachait à nos os et emplissait nos cœurs d'une passion inéluctable. « Il arrive quelquefois dans la vie, dit La Rochefoucauld, des accidents dont il faut être un peu fou pour se bien tirer. » Dans notre vie nationale un accident était arrivé, une catastrophe était imminente, grâce à M. Luders et au Comte Schwerin, grâce aux pétitionnaires et autres correspondants de journaux allemands, grâce à la coïncidence du conflit avec la présentation au Reichstag du projet de loi consacrant un crédit septennal de quatre cent dix millions de marks à l'augmentation de la flotte impériale. Ne pouvant plus rien esquiver, nous ne devions plus chercher notre salut que dans l'énergie insensée du désespoir.

C'était le moment de prouver que, malgré tous ces évènements et toutes ces convulsions qui avaient, depuis près d'un siècle, attristé et abreuvé d'horreur un peuple primitivement promis à de meilleurs destins, il lui restait assez de force, d'orgueil, d'héroïsme pour ne pas plier le genou, pour attendre de pied ferme l'inévitable aggression, pour affronter le danger, les vicissitudes de la résistance, les hécatombes.

Que le canon allemand fût en mesure d'abattre nos fortifications, déjà démantelées par le temps, et d'incendier nos maisons et nos édifices publics, rien n'était moins douteux ; que cette nation farouche, fidèle aux affreux principes préconisés par le major Bosbart, s'employât et s'acharnât à notre destruction, c'était aussi à prévoir — *à moins de complications aisées à deviner;* nonobstant, nous n'avions le choix qu'entre la honte et la lutte hasardée, et chacun de nous semblait avoir pris son parti et s'être d'avance résigné aux pires éventualités.

C'est un tel état d'esprit et une aussi grave résolution que je résumai dans le télégramme suivant, adressé le 27 novembre aux Représentants d'Haïti à Washington et à Londres :

Chargé d'Affaires exige définitivement indemnité, rentrée en toute sécurité du condamné, excuses publiées, audience amicale. Humiliation inacceptable. Devant refus arbitrage, pays préfère destruction des villes et guerre d'extermination. Entretenez Ministre des Affaires Etrangères.

Comme cette dépêche télégraphique avait principalement pour but de permettre à nos Agents diplomatiques de renseigner les Gouvernements étrangers sur la véritable situation qui nous était faite par l'Allemagne et qu'il nous était interdit d'espérer que M. Hanotaux daignât se détourner un instant de ses multiples occupations pour nous écouter, fût-ce d'une oreille distraite, il ne fut pas jugé utile de recommander à M. le Général Manigat de tenter au Quay d'Orsay une démarche vouée de prime abord à l'insuccès. L'historien du grand Cardinal qui eût, de nos jours, poursuivi par tous les moyens possibles l'abaissement de la maison de Hohenzollern, nous estimait certainement de trop peu de qualité pour qu'il réédità à notre intention ce cri échappé une fois à son impassibilité diplomatique : « *Ces pauvres races inférieures* méritaient-elles un si dur traitement? »

Au surplus, il faut avouer que nous avions à Paris plutôt une « mauvaise presse ». Nous nous heurtions successivement à l'hostilité des organes ministériels et à l'indifférence des journaux indépendants. Seul parmi ces derniers, si je ne me trompe, le *Jour* — après avoir reproduit un passage vibrant d'un article de la *Post*, de Berlin, qui avait péroré avec un remarquable entrain et une énergie nonpareille sur « l'honneur et la considération de l'empire allemand » — osait hasarder cette remarque dénuée d'engouement : « Voilà de bien grands mots pour un incident insignifiant et vis-à-vis d'une nation qui ne compte pas un million d'individus. »

La vérité est qu'un « esprit nouveau » a pénétré les classes dirigeantes de France. La politique d'expansion coloniale, naguère encouragée avec une astuce si consommée par le prince de Bismarck, a fini par allumer de telles convoitises dans les milieux où fleurit le fonctionnarisme qu'il en est résulté forcément une nouvelle orientation des groupes accapareurs. Les idées humanitaires n'ont plus cours dans ces sphères monopolisantes où les charges, bien que sans cesse multipliées, ne suffisent point à la satisfaction de tous les appétits. Il faut d'autres débouchés pour le placement des solliciteurs débordants de dévouement — et d'impatience. C'est pourquoi les hommes d'importance poussent énergiquement à la consécration des zones « d'influence », qui font tache d'huile, et les pays de protectorat s'ajoutent aux terres d'annexion comme autant d'exutoires propices au favoritisme encombrant. Pour faire ce jeu et le justifier, il est bon qu'on mette en avant l'intérêt — composé — de la civilisation, dont les bienfaits deviennent en très peu de temps littéralement « inappréciables » aux yeux des populations décimées par une coalition de forces exterminatrices.

De là naturellement la commode distinction du genre humain en races supérieures, armées du droit de vie et de mort, et en races inférieures, vouées à la risée, au mépris, à la spoliation. Et cette civilisation, qui n'est, sous le rapport sociologique, que le raffinement de la barbarie et n'a plus pour langage que l'écho lugubre du canon, étouffe le Verbe généreux et la sincérité des sentiments jadis en honneur et la triste lamentation des peuples opprimés.

Un explorateur bien connu, M. Gabriel Bonvalot, faisait, il y a quelques mois, cet aveu où s'est manifestée la réelle noblesse de son caractère :

Rançonner, voler, piller, tuer les noirs, saccager leurs villages, sont, paraît-il, des actes tout naturels. Quelques rares personnes s'indignent de ces procédés extraordinaires de civilisation, mais nul ne cherche à réfréner cette férocité.

C'est à croire que chez nous autres, civilisés « de race supérieure », la cruauté serait comprimée par la crainte des représailles ou par le respect du gendarme, et éteinte seulement par le manque d'occasion de l'exercer.

Alors nous éprouverions le besoin d'exporter cette barbarie sporadique en quelque sorte, dans les milieux où la force prime tout, et, à l'aise, elle éclaterait dans toute sa violence, elle se manifesterait sous toutes ses formes. Quels faits l'on m'a cités qui donneraient le frisson aux plus énergiques actionnaires de l'Etat indépendant du Congo ! Comment les Européens osent-ils nommer civilisation les diverses manières de leur expansion coloniale dans certaines parties de l'Afrique ? L'hypocrisie de l'homme est-elle infinie ? Ou bien faut-il accepter cette explication qu'en Afrique la cervelle du blanc ne résiste pas au climat, et que, furieux de soleil et de fièvre, il s'y livre parfois aux excès des fous furieux ?

Je me hâte de dire que la France, plus qu'aucun autre pays, compte pourtant de sincères philanthropes qui la font toujours aimer, encore que ses gouvernants aient perdu la tradition de ses « beaux gestes ». Parmi les publicistes qui témoignent de l'amitié à une race tant décriée, nous mettons en première ligne Messieurs Élisée Reclus, Léon de Rosny, Jean Hess, Paul Vibert, Arvède Barine. Notre gratitude envers eux est d'autant plus profonde que l'animosité ou le dédain des autres s'accentuent de jour en jour.

En ce qui concerne spécialement Haïti, il semble que, de nos jours, la plupart des journalistes français se soient départis à son égard de tout esprit d'équité et ne veuillent plus lui accorder aucune de ces marques d'indulgente attention dont leurs devanciers ne furent pas toujours avares. Ce n'est plus le temps où Michelet, le maître historien — si grand qu'il ne put entrer à l'Académie française — s'écriait dans un superbe élan de fraternité : « Mille vœux pour la France noire! j'appelle ainsi Haïti, puisque ce bon peuple aime tant celui qui fit souffrir ses pères. Reçois tous mes vœux, jeune État! Et puissions-nous te protéger, en expiation du passé! Puisses-tu développer ton libre génie, celui de cette grande race, si cruellement calomniée, et dont tu es l'unique représentant civilisé sur la terre. »

Aujourd'hui rien de tel. Si notre admiration et nos souhaits ardents persistent pour le pays de la Révolution et des grands émancipateurs, nous ne rencontrons généralement en retour que le rire sardonique ou la brutale huée. L'intention affectueuse n'existe plus de l'autre côté. La mystérieuse affinité, qui s'était montrée plus forte que le souvenir de l'esclavage ou le ressentiment de la séparation, s'est rompue au bout opposé. Le foyer de bienveillance française s'est éteint et de la cendre remuée de ce touchant passé ne se dégage plus la moindre étincelle de sympathie collective.

Je n'ignore pas que l'on a pris pour prétextes de raillerie ou de dénigrement ou d'anathème, nos fautes, nos discordes, nos révolutions, toutes ces causes de recul ou de retard. Certes, je ne suis pas de ceux qui croient que tout est pour le mieux dans la meilleure des Républiques, et je suis prêt à admettre, une fois pour toutes, avec tous les haïtiens de bonne foi; que nous avons trop de généraux, trop de colonels, trop de commandants, trop d'adjudants-majors, trop de capitaines, trop de lieutenants, trop de sous-lieutenants, trop de sergents, trop de fourriers, trop de caporaux — et même trop de soldats. Mais est-il tout-à-fait indispensable de relever des abus qui ne sont que trop réels, avec une maligne acrimonie et une déloyale exagération ? Qu'il y a loin de l'amicale exhortation d'un Schœlcher à la critique dépitée et venimeuse d'un Texier !

Le plus souvent ces détracteurs sont des « ratés » qui, malgré un cumul écœurant de basses besognes et de trafics invraisemblables, n'ont pas réussi en Haïti et, se retirant sans fortune faite, emportent chez eux la honte de l'insuccès et le fiel des ambitions déconfites. Ce ne sont pas eux qui seraient capables d'assez d'impartialité ou d'indulgence pour démêler au fond de nos troubles et de nos bouleversements le germe vivace du progrès grandissant quand même. Ce ne sont pas eux qui voudraient jamais plaider les circonstances atténuantes en faveur d'un peuple nouvellement formé des éléments divers que la traite impitoyable arracha tour-à-tour à des régions distinctes, à des tribus dissemblables et hostiles. Ce ne sont pas eux qui songeraient ou comprendraient que la complète coordination des énergies si longtemps comprimées par le régime colonial, l'entière et parfaite fusion de tant de forces éparses et primitivement opposées ne peut être que l'œuvre du temps, que le fruit d'une évolution graduelle, méthodique, continue, ayant pour vertu d'arrondir les angles, d'harmonier les contrastes et de constituer un fonds commun d'aspirations nationales.

Comme ils n'ont ni équité, ni charité, ils ne veulent voir et signaler que le mauvais côté des choses, les cauchemars qui nous oppressent souvent, les luttes meurtrières qui nous ont tant appauvris. Croiraient-ils vraiment que ce périodique recommencement est notre lot invariable et que les générations qui croissent, ardentes, pleines de sève, pleines de foi, doivent, elles aussi, et sans retour, laisser toute espérance au seuil de la politique haïtienne ? Pas du tout ! Ils savent bien que, si tout est compromis, rien n'est perdu.

Quand ils parlent de convulsions perpétuelles après la récente transmission pacifique du pouvoir exécutif, ils ne songent qu'à continuer de répéter, avec les contorsions de rigueur, l'insipide leçon d'antan. Ne faut-il pas qu'ils rient et surtout s'efforcent d'amuser à nos dépens ? Et peut-on leur demander autre chose que cette sécrétion fonctionnelle de leur cerveau en gésine qu'ils baptisent pompeusement du nom d'ironie ? Ils se sont donné pour tâche de dérider leurs contemporains, et une velléité de justice à notre endroit ferait mauvais ménage avec leurs faciles railleries. Il est nécessaire qu'ils s'obstinent à considérer Haïti comme « un drôle de pays où l'on se fusille allègrement ». (I)

Nous devions, en conséquence, nous attendre à lire quelques pasquinades suscitées par l'affaire Luders. Un rédacteur du journal la *Presse* se chargea de nous servir à souhait et nous fit meilleure mesure que nous n'eussions jamais osé l'espérer. Après avoir invoqué Gustave d'Alaux que les gens de lettres négrophobes ont choisi à l'ancienneté pour leur patron, il composa à l'intention du « Boulevard » un article intitulé : *Les neveux de l'Oncle Tom.* (II)

(I) L'autre jour encore le grave *Journal des Débats*, devenu folâtre pour la circonstance, se tenait les côtes devant cette phrase tirée d'une lettre que Victor Hugo adressa à M. Heurtelou, rédacteur du *Progrès*, de Port-au-Prince : « Il est beau que, parmi les flambeaux du progrès éclairant la route des hommes, on en voie un tenu par la main d'un nègre. »

Et l'organe de M. Francis Charmes ajoutait : « Ce lampadaire est connu, en effet : on le rencontre, parfois, dans les escaliers ou dans les corridors, portant de l'autre main un plateau pour cartes de visite. »

Cela doit être très spirituel, je suppose ; et pourtant qui aurait le courage de dire à l'homme qui rit dans la feuille de la rue des Prêtres ce mot de Mac-Mahon au nègre de St-Cyr : « Continuez ! »

(II) Pour montrer dès la première ligne qu'il est le petit-fils — spirituel, oh ! combien — de Voltaire, il débuta ainsi : « Les nègres ne sont pas ce qu'un vain peuple pense. » Et ravi de cette heureuse entrée en matière, il leur reprocha, par une antithèse fort bien venue, à son gré, leur modestie « dans les pays qu'ils n'ont pas encore envahis », et leur vanité « partout, au contraire, où ils prédominent ». Il les avait certainement « vus à l'œuvre, à Haïti par-

C'est surtout en lisant une telle élucubration, qui ne rappelle que de très loin la verve enjouée et la fantaisie caricaturale de l'auteur de *Soulouque et son empire*, que l'on serait tenté de se demander si Alfred de Vigny avait tort de penser que « tout français ou à peu près naît vaudevilliste et ne conçoit pas plus haut que le vaudeville ».

Toutefois un autre journaliste avait hâte de prouver le contraire dans la *Revue diplomatique* du 21 novembre 1897. Il prit à cet effet un air inquiétant de sacrificateur *in partibus* à l'encontre de « ces républiques indépendantes, Haïti, St-Domingue et *tutti quanti*, qui ont vraiment une façon d'agir bien singulière vis-à-vis des puissances européennes ».

Après avoir reproduit la réponse si gratuitement attribuée au Général SAM, il ajoutait :

Ce langage, comme bien l'on pense, n'a plu que médiocrement

---

ticulièrement, où leur Gouvernement, cinq ou six fois chaque année, cherche noise à l'Europe » — car, pour lui, malgré 1870 et le mot de M. de Beust, il y a encore une Europe — « et reçoit — ce qui va leur (*sic*) arriver ces jours-ci — quelque dure leçon dont il se garde bien de profiter ».

En passant, ce nouveau Tom Canon fit mordre la poussière au pauvre Lamartine. Mais aussi pourquoi ce poète, qui a évidemment trouvé son maître, s'est-il avisé de faire un drame sur Toussaint-Louverture, au lieu de rédiger une apologie de l'esclavage ? Il ignorait donc que « cette République a coûté à la France plus de cinquante mille hommes », parce que « les Européens » — encore ! — « y ont toujours été aussi détestés que méprisés » ? Et qui sait si ce n'est pas depuis ce « mauvais » drame que les naturels du pays sont devenus « très fiers de la couleur de leur peau, qu'ils doivent, supposent-ils, à une faveur de la Providence, et considèrent les blancs » — y compris Lamartine — « comme des hommes d'une race inférieure » ?

Le rédacteur ne cacha pas que les vieilles négresses savent rire, ce qui est d'autant plus bizarre qu'elles sont « coiffées de mouchoirs multicolores », provenant sans doute d'un autre pays que la France.

Ensuite, il décrivit « l'un des spectacles les plus réjouissants que l'homme puisse contempler ». Ce contemplateur, qui avait fait le voyage à cette seule fin, a vu, savez-vous ? des « nègres aristocratiques vêtus de couleurs claires, pour faire ressortir l'éclat du teint, le col entouré d'une cravate verte, rouge ou jaune, les bottines presque aussi bien cirées que le visage ». Pourvu au moins que l'on ne se figure pas que ce voyage de découvertes n'a jamais dépassé l'horizon d'un dictionnaire analogique opportunément exploré ! Autrement, le chroniqueur du boulevard . . . excentrique à coup sûr, eût tenté une diversion et, « sans vouloir faire passer ces gens-là pour plus noirs qu'ils

au gouvernement allemand et l'irritation qu'a produite la désinvolture des Haïtiens est fort explicable. On est très mécontent dans les hautes sphères, à Berlin, de cette attitude provocante, et, persuadé que l'on est de ne pouvoir rien obtenir que par la force, on est bien décidé à en user et à ramener ces sauvages, si soucieux d'observer les règles du protocole, à de meilleurs sentiments.

Une bonne leçon leur sera utile, et il est à souhaiter qu'on la leur donne. Tous ces petits gouvernements des républiques tropicales et équatoriales ont besoin d'apprendre à vivre.

L'envoi d'une flottille devant Port-au-Prince les ramènera-t-il à la raison, ou forceront-ils l'Allemagne, qui y est bien décidée, à aller jusqu'au bout ?

Il faut faire un exemple, et nous ne pouvons qu'applaudir, si l'on met à la raison tous ces turbulents qui traitent vraiment les Européens comme on les traiterait en pays ennemi.

Il avait dit, et c'eût été peine perdue que d'essayer de convertir cet « européen » qui nous anathématisait d'office et *a priori* en termes tout-à-fait galants.

---

ne sont, ce qui serait assez difficile », il eût pu « dire qu'il y a chez eux un mélange du singe et du perroquet ».

Pour sa part, il se conformera une autre fois à cette exhortation de la circulaire du Singe et du Perroquet, rédacteurs en chef, reproduite dans la *Vie publique et privée des Animaux* : « Il est recommandé à Messieurs les Animaux Rédacteurs de formuler leurs opinions avec mesure et impartialité. »

En tout cas, il laissa entendre que son voyage transatlantique lui avait permis d'être « éclairé » par Epaminondas, de trouver mesure à sa vaste tête chez Périclès et de chausser le brodequin chez Romulus ou chez Philopœmen. Par malheur, après avoir exprimé cette grande vérité « que les fonctionnaires sont payés quand on a de l'argent », ce La Palice de l'émargement outremarin s'empressa « d'ajouter qu'on en a jamais ». — Comment ! pas même pour lui ?

Ce trait d'ingratitude passablement noire de la part d'un « teint blafard » qui « excite le rire des négrillons », fut suivi, comme de raison, de l'affirmation que « ces nègres, que la politique affole, excellent à se noircir ». Mais lui qui ne tenait à noircir que du papier, ne put s'empêcher de mettre à l'épreuve l'insondable . . . crédulité de ses lecteurs en soutenant que les Haïtiens, « généraux de père en fils, ont des décorations en fer-blanc et des galons jusque sur les pans de la chemise » et qu'il n'inventait pas le sous-titre du journal l'*Œil, « qui entend tout »*.

Au surplus, si nous lui confiions que le fondateur de ce journal, feu Edouard Pinckombe, avait plus d'esprit que lui, c'est alors que ce pasticheur d'entrepont se prendrait vraiment à croire que nous le trouvons « laid, ridicule et, d'ailleurs, peu intelligent ».

La *Gazette de France* se contentait d'annoncer que la flottille à envoyer devant Port-au-Prince « serait composée des vaisseaux-écoles *Charlotte et Gueisenau*, qui naviguaient dans les mers indiennes, et du *Gefion*, qui se trouvait en réparation à l'arsenal de Kiel ».

« Comme ce dernier vaisseau, concluait-elle, ne pourra être prêt à prendre la mer que vers les premiers jours de décembre, le Gouvernement haïtien va encore avoir le temps de réfléchir. »

D'autre part, un certain nombre de journaux français étaient visiblement dominés par une idée préconçue contre la politique extérieure des Etats-Unis. L'attitude énigmatique gardée par le Gouvernement fédéral devant les événements qui se déroulaient à Cuba leur semblait sujette à caution et ils étaient depuis longtemps très disposés à soupçonner « l'intrigue américaine » dans la persistance et les nombreuses péripéties d'une lutte déjà ancienne et dont rien ne faisait prévoir la fin. Inféodés à la ploutocratie « européenne », ils s'étaient constitués les tenants de l'Espagne et même les hérauts de l'Ancien-Monde. Ils étaient perpétuellement en vigie pour découvrir et signaler et surveiller les points imaginaires d'une action clandestine et prendre ainsi en défaut la République anglo-saxonne. La doctrine de Monroë leur était devenue un incessant cauchemar et l'on ne sait quel insupportable mirage leur en faisait voir le principe actif ou l'application ostensible dans des actes insignifiants.

Une aussi constante préoccupation devait fatalement leur suggérer la croyance que les États-Unis étaient derrière Haïti dans le conflit avec l'Allemagne. Les moindres communications entre les deux Républiques étaient sur-le-champ interprétées et dénoncées comme la preuve complète de l'appui des intolérables « Yankees ». Toute chose, à leurs yeux, passait à l'état d'indice de ces agissements combinés, à commencer par les actes officiels du Gouvernement haïtien, « qui prouvaient que la plus grande cordialité n'a cessé de régner » entre ces conjurés sans le savoir.

Le *Mémorial diplomatique* du 14 novembre avait lancé cette nouvelle à sensation : « D'après nos derniers renseignements, les États-Unis de l'Amérique du Nord prennent fait et cause pour la République d'Haïti. Le conflit menace d'entrer dans une phase aiguë. »

Le *Soleil* du 15 novembre n'admettait que l'action occulte de l'Union. Il disait : « L'attitude énergique de l'Allemagne dans sa réclamation au Gouvernement d'Haïti pour l'arrestation du commerçant allemand Luders empêche le Gouvernement américain d'intervenir autrement qu'en donnant des conseils officieux au Président d'Haïti sur la conduite qu'il doit tenir. Le Gouvernement de Washington a dû conseiller au Président SIMON SAM de s'exécuter, car l'indemnité de 53,000 dollars demandée sera promptement payée pour éviter une démonstration navale allemande. »

Le Figaro prendra bientôt prétexte de ces racontars propres à envenimer ou à élargir la querelle, pour refaire l'invariable article où il agite le spectre de l'Europe en face des États-Unis : « L'Europe, s'écriera-t-il une fois de plus, pourrait disposer de moyens d'action devant lesquels la fougue *yankee* s'arrêterait. De ce que l'Angleterre se désintéresse visiblement de la question, peut-être pour laisser à d'autres États le soin de formuler les premières objections, on ne saurait conclure que le monde entier l'envisage avec une entière indifférence. » Et il ajoutera : « La démonstration navale que les Allemands font en ce moment à Haïti est un symptôme qu'aucun homme intelligent ne doit négliger. »

Il faut pourtant convenir que ce n'étaient que des suppositions gratuites et que le Gouvernement fédéral s'était, au contraire, constamment tenu sur la réserve dans cette affaire où l'immédiat intérêt national nous portait à désirer de sa part une sollicitude plus éveillée.

En fait, dès la première heure, il avait bien voulu accorder à nos communications une attention peu commune. Notre Représentant à Washington m'avait fait rapport, par une lettre datée du 20 octobre 1897, qu'il avait conversé la veille avec M. Sherman. Comme d'habitude, le Secrétaire d'État s'était montré très affable et tout disposé à nous être agréable. Après avoir écouté attentivement Mr J. N. Léger, il lui avait dit qu'il ne pouvait, dans un cas pareil, prendre aucune décision avant de connaître l'opinion du Président.

A la seconde entrevue, qui eut lieu dans la soirée chez M. Sherman, l'avis de M. Mac-Kinley fut communiqué. L'impression qui se dégage du compte-rendu de l'entretien est assez rassurante; mais l'amabilité des paroles n'empêchait pas une intentionnelle retenue : « N'ayant aucun détail concernant notre différend avec l'Allemagne, le Président estimait qu'il serait inopportun de donner une assurance quelconque. De simples paroles ne constituaient pas un péril imminent. La cause de la querelle paraissait trop mesquine pour entraîner les conséquences que nous semblions redouter. Pour le moment, le Président accepterait avec plaisir la mission d'arbitre, si nous pouvions nous entendre avec l'Allemagne pour lui soumettre le cas. Haïti, par sa Légation à Berlin, pourrait en appeler à l'Empereur Guillaume de la conduite de son Agent et obtenir une solution à l'amiable. »

Je laisse de côté certaines considérations fort justes sur l'état d'esprit des puissances européennes et sur la prudence imposée par des circonstances connues à la politique extérieure des États-Unis.

Somme toute, le Gouvernement fédéral consentait volontiers à être arbitre, mais nous laissait l'initiative de la proposition d'arbitrage.

Nous ne pensâmes point qu'il nous fût impossible de démêler tout ce qui restait -- peut-être à bon droit — sous-entendu dans cette communication. Il nous était permis d'imaginer que M. Mac-Kinley, en raison des attaques dont il était l'objet, avait jugé utile de se retrancher derrière de réelles nécessités de discrétion et de s'abstenir de tout acte susceptible de porter ombrage à l'Europe ou simplement à l'Allemagne. Le coup de théâtre du Président Cleveland touchant le différend anglo-vénézuélien était encore assez récent, et la ligne de conduite des États-Unis relativement à Cuba était discutée sur un ton quelque peu chagrin.

Et puis, pouvait-on admettre que l'Empereur Guillaume, si emporté qu'il soit, commettrait l'imprudence ou la folie de faire bombarder des villes sans défense, où les nationaux de plusieurs grandes puissances ont des intérêts importants? Il n'y aurait probablement de la part de l'Allemagne qu'un essai d'intimidation et non la résolution irrémissible de se livrer à un acte de violente hostilité contre Haïti, au risque de soulever l'indignation générale.

J'ai lieu de supposer que si un danger sérieux menaçait notre autonomie, le Gouvernement fédéral ne demeurerait pas indifférent, mais il avait vraisemblablement à cœur de ne pas nous tenir un langage que nous pussions — aussi bien que d'autres — considérer comme un encouragement.

Seulement, ce que les personnages officiels se refusaient à nous dire autrement que par monosyllables, la presse des États-Unis le criait et le proclamait. Elle se donna carrière autant que de coutume et manifesta hautement son sentiment. M. J. N. Léger nous renseignait très exactement sur le généreux courant d'opinion qui s'était formé en notre faveur : « Malgré la divergence inévitable des commentaires, écrivait-il, les journaux, d'une façon générale, se sont montrés bienveillants et sympathiques à notre pays. Ils ont presque tous recommandé au Gouvernement fédéral d'offrir ses bons offices pour le réglement du différend dans le cas où l'Allemagne aurait essayé de recourir à la violence pour nous arracher d'injustes concessions. »

Aussi était-il fondé à répéter qu'il ne pensait pas que le peuple américain témoignerait de l'indifférence à notre cause, si le pouvoir impérial réalisait les menaces faites par son représentant à Port-au-Prince.

Il est impossible et il serait superflu de reproduire les articles qui ont paru sur ce conflit à New-York ou dans d'autres villes de l'Union. Il suffira de quelques citations pour nous convaincre de l'intensité du mouvement spontané qui établissait comme un lien de solidarité fraternelle entre deux États américains.

Nous empruntons d'abord au *Sun* de New-York cet extrait bon à noter :

Nous ne possédons pas encore la version haïtienne de l'incident, mais il est peut-être permis de conjecturer que la persistante affirmation de la culpabilité de Luders — que l'autre partie conteste — doit être le point capital sur lequel elle diffère de la version allemande. S'il était réellement établi que Luders a été victime d'une grosse injustice, un dédommagement convenable serait sans contredit exigible. Mais l'envoi de navires de guerre pour extorquer, sous peine d'une immédiate ouverture d'hostilités, l'intégralité d'une indemnité que l'Allemagne pourrait fixer à sa guise et sans cette préalable discussion diplomatique de l'affaire qui est indispensable à l'examen de prétentions contraires, cet envoi, disons-nous, serait un recours arbitraire à la loi du plus fort et serait de nature à exciter un sérieux intérêt.

Cependant nos dernières dépêches de Berlin ne signalent point cette sommaire intervention navale que les Haïtiens paraissent appréhender. Assurément après la mise en liberté de Luders, et la question d'une indemnité à son profit méritant d'être discutée à loisir, toute démonstration de ce genre dans le moment présent contre un pays d'une faiblesse pitoyable serait déplacée.

D'autre part, le *Standard Union*, de Brooklyn, disait :

Les choses dans l'Ancien Monde prennent un aspect quelque peu orageux, et les cuirassés sont passablement en évidence. C'est Guillaume der Kleine qui est en train de faire de l'esbroufe en grand avec ses vaisseaux de combat. Il a bombardé et incendié un village de la Nouvelle-Guinée, dont les habitants, il y a quelque temps, ont mis à mort le Gouverneur allemand, et il a débarqué des troupes sur le territoire chinois, dans l'intention d'exiger une indemnité pour le massacre de missionnaires allemands...... Quant à la brusquerie fanfaronne de l'Allemagne à l'égard d'Haïti pour l'arrestation d'un soi-disant allemand, elle s'est manifestée sous la forme d'un procédé très altier de la part du Ministre allemand, le Comte Schwerin. L'individu était resté haïtien jusqu'au moment où des « affaires » éitérées l'eurent déterminé à s'inscrire au consulat allemand. Dans a suite, ses agissements engagèrent sa responsabilité devant la jus-ice, et il n'y avait pas à se laisser arrêter par la considération de a qualité dont il se réclamait. En tout cas, il semble avoir été un citoyen peu commode.

Le Ministre allemand a seulement manqué, dans ses réclamations, de demander la cession de l'île. Mais l'Oncle Sam est intervenu avec de pacifiques dispositions et un sens parfait, et l'élargissement de Luders, dû au Ministre américain, a probablement conjuré une sérieuse querelle. Les allemands eux-mêmes s'aperçoivent que Luders en a imposé au Gouvernement Impérial. L'homme en question est à Berlin, où il presse sa demande d'indemnité, mais il éprouvera vraisemblablement un échec complet.

Sur ces entrefaites, une dépêche de Berlin annonçait en ces termes le mécontentement de l'Allemagne à cause de l'intervention de M. Powell : « Le Gouvernement allemand, loin de savoir gré au Gouvernement des Etats-Unis ou de témoigner sa satisfaction de l'amitié manifestée par l'Envoyé américain à Port-au-Prince, en obtenant des autorités haïtiennes la libération du sujet allemand Luders, que le Chargé d'Affaires d'Allemagne était incapable d'obtenir, semble considérer l'acte de ce plénipotentiaire américain comme une marque de présomption et une interposition absolument injustifiable. Les journaux d'ici, spécialement ces organes qui sont connus pour puiser leurs inspirations aux sources officielles, vont même jusqu'à déclarer que le fait d'une puissance étrangère d'intervenir, sans une invitation de l'Allemagne, dans une querelle que celle-ci a avec un autre Etat est une grave impertinence, une insolence qui appelle le ressentiment. »

Là-dessus, le *New-York Press* persiflait assez agréablement les allemands sur leur préférence marquée pour un médiateur d'un nouveau genre :

La déclaration faite apparemment pour la galerie par un journal de Berlin que le médiateur dans le différend avec Haïti serait « le canon allemand » emprunte une importance particulière à la nouvelle que le même médiateur vient de régler à la Nouvelle-Guinée une difficulté concernant l'Allemagne. Il est vrai que les Papous n'ont pas un gouvernement responsable avec qui traiter, — circonstance qu'on met généralement en avant comme une excuse des « expéditions correctives » du genre de celle qui a amené l'incendie d'un village. Mais l'Allemagne considère le Gouvernement haïtien comme personne responsable, et nous ne voulons pas de preuve plus décisive de cette opinion que le fait même de la résidence d'un Consul allemand en Haïti. Les offenses dont on se plaint sont analogues : ici un allemand est privé de la vie et là un autre, de la liberté.

Pour une foule de raisons, il sera intéressant de noter si le même « médiateur » germain est commissionné pour les côtes de l'Amérique du Nord aussi bien que pour les îles de l'Océanie.

Quelques-uns de ces journaux mettaient particulièrement en cause l'empereur Guillaume et pourvoyaient cette Majesté d'une riche collection d'épithètes qui n'avaient rien de laudatif — ni d'exagéré. Ce passage d'un article du *Standard Union* est un spécimen de ce genre un peu irrespectueux, dont on ne songea pas à demander raison aux Etats-Unis :

Le petit Kaiser Billy, de Germanie, n'est occupé qu'à étaler ses rudes qualités de loup de mer en faisant une démonstration navale contre la petite République d'Haïti, à cause d'un de ses querelleurs de sujets, qui n'a repris la nationalité allemande que dans le but de se soustraire à la juste punition qu'il a encourue pour avoir contrevenu aux lois du pays. Il est toutefois agréable d'observer que l'empire en général ne sympathise pas avec l'Empereur. Le peuple le connaît trop bien : il n'est qu'un puffiste et un casseur d'assiettes, intrigant et orgueilleux. Le Ministre allemand en Haïti semble être, de son côté, un homme selon le cœur de Guillaume. Il a eu le mauvais goût et l'insolence de s'imposer à l'attention du Président de la République pour l'énumération de ses demandes absurdes et tortionnaires, violant ainsi tous les usages diplomatiques et perdant la sympathie des représentants des autres nations.

C'est à la même époque que le *New-York Journal* publia cette nouvelle qui produisit ici la meilleure impression en raison de sa gravité et des conditions dans lesquelles elle parvint à notre connaissance :

Washington, 16 Novembre 1897.

Si l'Allemagne veut user de moyens extrêmes contre Haïti à propos de l'affaire Luders, le Gouvernement des Etats-Unis protestera.

En tout état de cause, si la situation prenait une tournure telle que l'on pensât à exercer des violences, le Gouvernement offrirait ses bons offices.

Malgré l'attitude excessivement comminatoire que l'Allemagne semble prendre en face des petits Etats, on croit, en ce qui concerne Haïti, à l'emploi de la modération.

Presque tous les rapports s'entendent pour dire que M. Luders donne continuellement de la tablature à Haïti.

Si l'Allemagne faisait une expédition à Port-au-Prince pour réclamer des dédommagements, le Gouvernement des Etats-Unis provoquerait probablement et obtiendrait des explications lui permettant de savoir jusqu'où s'arrêterait l'expédition.

Relativement à l'affaire Luders, aucune insulte n'a été faite au drapeau allemand. Au contraire, il y a même des doutes sur la nationalité de M. Luders.

Nous pouvons compter sur la compétence de M. White, notre ambassadeur à Berlin, pour faire prévaloir les intérêts américains en indiquant un réglement sincère et pacifique de la difficulté.

Assujettir l'administration actuelle d'Haïti à un traitement de brutalité, ce serait déranger, il semble, le régime le plus conservateur et le plus vigilant que la République noire ait eu depuis un grand nombre d'années ; ce serait troubler, par conséquent, la prospérité et le progrès de ce pays, sans compter l'anéantissement des intérêts américains dans cette île.

Ces manifestations variées d'une opinion à peu près unanime étaient de nature à nous réconforter et peut-être à encourager notre foi dans la terminaison pacifique du conflit, car il n'eût pas été téméraire d'espérer que l'opportune constatation du sentiment d'un État prépondérant en Amérique pourrait avoir un certain poids et influer soit sur la détermination, soit sur l'efficacité d'une offre de bons offices. Bien entendu, s'il nous était impossible de ne pas tenir compte d'un facteur de plus en plus important dans la politique et la manière d'être des nations du Nouveau-Monde, une considération d'élémentaire prudence et le respect des convenances internationales nous interdisaient, sinon de nous inspirer, du moins de paraître nous prévaloir, dans nos rapports avec l'Allemagne, d'une sympathie nettement exprimée par la presse de l'Union, mais à laquelle nous ne pouvions faire la moindre allusion sans nous exposer au reproche d'avoir commis la pire des offenses envers le Gouvernement impérial.

La circonspection que nous avions tenu à garder tant que les négociations diplomatiques étaient possibles et qu'une arbitraire résolution n'y avait pas brusquement coupé court, ne fut pas sans donner lieu à une légère nuance d'étonnement aux États-Unis, si je dois m'en rapporter à ce télégramme de Washington, publié par le *New-York Herald* :

L'Administration ne s'est pas encore chargée du différend entre l'Allemagne et Haïti au sujet du ressortissant allemand qu'on dit avoir été maltraité en Haïti.

Le Ministre des Etats-Unis à Port-au-Prince a tenu les autorités au courant des suites de l'affaire, et, d'après les renseignements actuels, on croit au Département d'Etat qu'il n'y aura aucune nécessité pour l'Allemagne de faire une démonstration de force dans les eaux haïtiennes. Le Ministre a relaté l'arrestation de M. Luders, mais il indique que les Haïtiens n'ont pas tort autant que le déclarent les Allemands.

Un fonctionnaire du Département m'a dit que le Gouvernement haïtien n'a pas demandé les bons offices des Etats-Unis, parce qu'il croit que la querelle peut être apaisée sans qu'il y ait besoin de recourir aux autorités de Washington. Si la médiation était sollicitée, il n'y a aucun doute sur l'amicale disposition du Président à faire tout son possible pour assurer un réglement amiable du démêlé.

En tout cas, la discrétion que nous nous imposions ne pouvait pas aller jusqu'à nous abstenir de renseigner officiensement le Ministre plénipotentiaire des États-Unis sur les prétextes invoqués par l'Allemagne et sur les exigences qu'inspirait à cette nation impudente la certitude de vaincre sans péril. Nous avions surtout intérêt à ce qu'il informât son Gouvernement du singulier reproche qui nous était fait — après plusieurs semaines de réflexions — d'avoir accueilli son intervention personnelle en faveur de M. Luders. M. Edouard Pouget m'en avait fait part en télégraphiant son entretien avec le Secrétaire d'État à l'Office impérial des Affaires Étrangères, et le Comte Schwerin le donnait à comprendre dans sa lettre du 10 novembre, où il prétendait que son Gouvernement avait démontré au Chargé d'Affaires d'Haïti à Berlin « toutes les démarches incorrectes » du Gouvernement haïtien. Seulement, lorsque, pour ne laisser aucun doute sur le sous-entendu, je cherchai à obtenir une énonciation officielle et précise de ce grief et que je demandai au Représentant de l'Allemagne de me faire savoir en quoi consistaient ces démarches incorrectes, il se retrancha derrière la nécessité d'avoir des « instructions ultérieures » et, malgré mes instances, se déroba jusqu'à la fin.

Il est vrai que M. Henri Rochefort affirme que « le jeune Guillaume II est fort prudent sous ses airs casseurs ».

Les complications plus ou moins redoutables de l'affaire Luders avaient, au surplus, le don de provoquer des considérations plus générales et de solliciter notre attention sur les avantages, la portée véritable et l'opportunité d'une orientation raisonnée de la politique extérieure d'Haïti dans un sens conforme à ses intérêts, sinon à ses traditions. Les cruelles alarmes auxquelles la République était en proie me semblaient comporter un enseignement digne d'être médité.

Un fait sautait aux yeux : c'est que l'Allemagne se montrait si impérieuse, si cassante, si réfractaire à toutes nos propositions, uniquement à cause de la conviction qu'elle avait de notre débilité. Il est certain qu'elle eût été moins tranchante et se fût bien vite pliée à des accommodements, heureux ou non, si elle était en présence d'un peuple capable de lui tenir tête. Dans cette hypothèse, non-seulement le Comte Schwerin eût reçu ses passeports sans la moindre protestation de son Gouvernement, mais encore il eût été à jamais disgracié pour son inconvenance — que probablement il se fût gardé de commettre.

Cette attitude contradictoire suivant le degré de force des nations qui sont en antagonisme marque bien la mesquinerie et l'intrinsèque abjection des rapports internationaux. Cette échelle mobile des relations entre États porte à sourir des déclamations ordinaires sur la source de moralité qui jaillit de la conscience universelle.

S'il fut un temps où la faiblesse était chose sacrée et donnait droit à la sympathie et à la protection de tous, il n'en va plus de même dans cette farouche fin de siècle. Les instincts féroces ont repris le dessus; l'homme s'est rejeté avec délice dans sa sauvagerie d'origine, et sa culture d'esprit ne fait qu'accélérer la perversion de ses sentiments et envenimer sa méchanceté primitive. Malheur alors à l'individu sans énergie, et malheur à l'impuissante nation perdue dans l'océan de violence où plonge amoureusement la bête humaine, dépourvue de cœur et d'entrailles !

« Les philosophes du siècle dernier, dit M. Lavisse, avaient mis à la mode le sentiment de la fraternité en l'humanité : aujourd'hui, la plus répandue des philosophies, celle qui a pénétré les sciences, enseigne la nécessité du combat pour la vie, la légitimité de la sélection qui se fait par œuvre de mort, l'illégitimité de la faiblesse. »

La République d'Haïti a fait la triste expérience du triomphe de la brutalité. Ses Gouvernements, depuis 1825, ont subi tour-à-tour les conditions hautaines de l'étranger. France, Allemagne, Angleterre, Espagne, États-Unis sont venus successivement et à plusieurs reprises devant Port-au-Prince et, la menace à la bouche, nous ont contraints à de froissantes prestations. Après chaque affront, nous protestons, et cela nous console, paraît-il. Je veux bien croire qu'une proclamation indignée ou dolente est le meilleur pansement des blessures nationales; mais ce qui importe principalement, c'est le moyen de prévenir autant que possible ces chocs et ces insultes. Et je n'en vois pas d'autres — indépendamment et sans préjudice d'une invariable politique progressiste — qu'un état de choses qui nous tire de notre solitude et nous laisse moins exposés à tous les outrages, à tous les coups, à tous les excès.

Si une puissance comme l'Angleterre peut se complaire dans le « splendide isolement » qu'a célébré un de ses hommes d'État les plus éminents, M. Goschen, car l'empire des mers lui tient lieu d'amis, il n'en est évidemment pas ainsi de l'État d'Haïti. Les risques qu'il court sont trop graves et trop constants pour que la nécessité d'un nouveau groupement international ne soit pas envisagée et discutée. Un professeur agrégé à la Faculté de Droit de Paris, M. Antoine Pillet, écrivait au commencement de cette année, dans une remarquable étude sur les droits fondamentaux des États : « Les peuples ne peuvent avancer dans la voie du progrès qu'à charge de s'emprunter les uns aux autres les forces qui leur sont nécessaires. » Cela est de toute évidence, et j'inclinerais à penser que, pour notre part, l'amitié continue d'une grande nation constitue une force morale, c'est-à-dire une de ces forces dont nous avons le plus besoin et qu'il serait puéril de négliger.

Or, la puissance assez favorable à notre développement pour se prêter à ce resserrement de relations, à cette sorte d'intimité internationale, n'est pas la France, devenue dédaigneuse de nos sympathies de tradition ou d'éducation. Les États-Unis, par contre, ont d'ordinaire le souci d'entretenir avec nous des rapports presque de bon voisinage. Il importerait de tirer parti de cette tendance et de chercher dans une entente cordiale des deux pays une nouvelle garantie de notre sécurité extérieure.

Je supplie que l'on ne travestisse pas ma pensée et que l'on n'altère pas l'expression nette d'un avis délibéré à loisir et, par conséquent, adopté sans aucun entraînement.

En 1888, j'ai embrassé, confessé, soutenu de tout cœur et de toute énergie une cause qui ne fut finalement vaincue que par suite de l'hostilité et des agissements notoires des États-Unis. De plus, je m'applaudis très franchement d'avoir, en 1889, appartenu, surtout comme Secrétaire d'État des Relations Extérieures, à un Gouvernement qui succomba plutôt que d'accepter la protection spéciale des autorités fédérales, *que lui offrait M. Blaine*, contre une promesse analogue à celle que lui avaient faite des agents autorisés du parti adverse. C'est dire assez que je ne préconise ni annexion, ni protectorat, ni concessions territoriales. Il n'est et ne saurait être question que d'un *modus vivendi* assurant dans une certaine mesure notre quiétude d'esprit par le maintien et la consolidation de la bonne harmonie entre des États américains, et fortifiant de la sorte notre position morale et matérielle.

Il est regrettable, à ce point de vue, que la Conférence Internationale Américaine, tenue à Washington il y a près de neuf ans, n'ait pas eu des résultats pratiques plus appréciables. C'était, après tout, une noble idée que celle de réunir des délégués de toute l'Amérique, à l'effet « de discuter et de recommander à l'adoption de leurs gouvernements respectifs un plan d'arbitrage pour le réglement des différends et disputes qui pourraient surgir à l'avenir entre les nations représentées ». Et elle entraînait comme corollaire logique la mission « d'examiner les questions relatives au développement des relations commerciales et des moyens directs de communication entre elles, aussi bien que les moyens d'encourager tels arrangements réciproques des relations commerciales qui pourraient être profitables pour tous en assurant de plus grands débouchés aux produits de chacun de ces États ».

Rien de plus intéressant que la discussion du plan d'arbitrage, au cours de laquelle le délégué de la République Argentine prononça ces éloquentes paroles : « Aux yeux de la loi internationale américaine, il n'y a sur ce continent ni grandes ni petites nations : toutes sont également souveraines et indépendantes ; toutes, également dignes de considération et de respect.

« L'arbitrage proposé n'est point, par conséquent, un pacte d'abdication, de vasselage ou de soumission. Après comme avant sa conclusion, chacune des nations de l'Amérique conservera seule la direction de ses destinées politiques, à l'exclusion absolue de toute intervention des autres. . . . .

« Ce qu'est en réalité ce contrat, c'est la consécration de l'amitié, de la confiance et de la fraternité des nations américaines sincèrement décidées à résoudre, au moyen de l'arbitrage, toutes les questions qui n'affectent point leur indépendance propre, parce que l'indépendance d'une nation ne saurait être soumise au jugement d'une autre et doit toujours rester sous la sauvegarde du patriotisme national. »

Des considérations aussi puissantes devaient naturellement avoir pour effet l'adoption du plan d'arbitrage reproduit dans le projet de Traité suivant :

Les Républiques de : Haïti, Bolivie, Equateur, Guatemala, Honduras, Nicaragua, Salvador, Etats-Unis d'Amérique, Etats-Unis du Brésil,

Croyant que la guerre est le plus cruel, le plus stérile, le plus dangereux expédient pour le réglement des difficultés internationales ;

Reconnaissant que l'élévation des principes moraux qui régissent les sociétés politiques a fait naître un vœu ardent en faveur du réglement pacifique de ces difficultés ;

Animées par la conviction des grands avantages moraux et matériels qu'offre la paix à l'humanité, et croyant fermement que lesdites nations se trouvent actuellement dans les conditions particulièrement favorables pour la substitution de l'arbitrage aux luttes à main armée ;

Convaincues, à la suite de leur réunion amicale et cordiale dans la récente conférence, que les Républiques américaines, également soumises au principes, aux devoirs et aux responsabilités du Gouvernement populaire, et liées entre elles par des intérêts vastes et croissants, peuvent, dans la sphère de leur propre action, maintenir la paix et le bon vouloir entre les habitants de leur territoire respectif ;

Et considérant qu'il est de leur devoir de donner leur assentiment aux principes élevés de paix que proclame le sentiment éclairé de l'opinion universelle,

En vue de conclure un traité uniforme d'arbitrage, ont nommé pour leurs Plénipotentiaires, savoir :

La République d'Haïti : M Hannibal Price.
« « de Bolivie : Sr. Don Juan Francisco Velarde.
« « « l'Equateur: Sr. don Jose M. P. Cuamano.
« « « Guatemala: Sr. don Fernando Cruz.
« « « Honduras: Sr. don Jeronimo Belaya.
« « « Nicaragua: Sr. don Horacio Guzman.
« « « Salvador : Sr. don Jacinto Castellanos.
Les Etats-Unis d'Amérique : Mr James G. Blaine.
« « « du Brésil : Senhor Salvador de Mondonca.

Lesquels, après avoir fait l'échange de leurs pleins pouvoirs respectifs, et les avoir trouvés en bonne et due forme, se sont accordés sur les articles suivants, les mêmes qu'a solennellement recommandés la Conférence Internationale américaine qui s'est réunie à Washington le deux Octobre 1889, et s'est ajournée le dix-neuf Avril 1890.

Art. 1er. — Les Républiques assemblées dans cette Convention adoptent, par ces présentes, l'Arbitrage, comme principe de droit international américain, pour le règlement des difficultés, disputes et controverses qui peuvent s'élever entre deux ou plusieurs d'entre elles.

Art. 2. — L'Arbitrage sera obligatoire dans toutes les controverses concernant les privilèges diplomatiques et consulaires, les frontières, les territoires, les indemnités, les droits de consignation, la validité, l'interprétation et l'exécution des traités.

Art. 3. — L'Arbitrage sera également obligatoire dans toutes les controverses, autres que celles mentionnées dans l'article qui précède, quels qu'en soient d'ailleurs l'origine, la nature ou l'objet, sous la seule exception mentionnée dans l'article qui suit :

Art. 4. — Les seules questions exceptées des dispositions de l'article qui précède sont celles qui, au jugement exclusif de l'une des nations engagées dans la controverse, pourraient compromettre son indépendance. Dans ce cas, l'arbitrage sera facultatif pour cette nation, mais, si elle le requiert, il sera obligatoire pour la partie adverse.

Art. 5. — Toutes les controverses, tous les différends actuellement existants ou qui pourront surgir par la suite, seront soumis à l'arbitrage, même s'ils ont pour origine des faits antérieurs au présent traité.

Art. 6. — Ne pourra être remise en question, en vertu du présent traité, aucune controverse au sujet de laquelle serait déjà intervenu un règlement définitif entre les parties. — En pareil cas, on ne pourra recourir à l'arbitrage que pour régler les questions concernant la validité, l'interprétation ou l'exécution des conventions.

Art. 7. — Le choix des arbitres n'est assujetti à aucune limite, à aucune préférence. — Pourra être désigné comme arbitre, tout Gouvernement entretenant des relations amicales avec la nation opposée à celle qui aura choisi ce Gouvernement. Les fonctions d'Arbitre peuvent aussi être confiées aux tribunaux judiciaires, aux corps savants, à des fonctionnaires publics ou à de simples particuliers, qu'ils soient ou non citoyens de l'Etat qui les aura choisis.

Art. 8. — Le tribunal arbitral peut être composé d'une seule ou de plusieurs personnes. Pour que le tribunal soit unipersonnel, il est nécessaire qu'il soit élu d'un commun accord par les parties. S'il est composé de plusieurs personnes, elles peuvent être choisies de commun accord, par les nations intéressées. A défaut d'accord, chaque nation ayant un intérêt distinct dans la question en débat aura le droit de nommer un arbitre pour sa part.

Art. 9. — Toutes les fois que le Tribunal se composera d'arbitres en nombre pair, les nations intéressées désigneront un tiers-arbitre qui décidera de toutes les questions sur lesquelles les arbitres n'auront pu s'accorder. Si les nations intéressées ne peuvent s'accorder sur le choix d'un tiers-arbitre, ce choix sera déféré aux arbitres déjà nommés par elles.

Art. 10. — Le choix d'un tiers-arbitre et son acceptation devront avoir lieu avant l'audition par les arbitres des questions soumises à leur délibération.

Art. 11. — Le tiers-arbitre ne pourra siéger comme membre du Tribunal arbitral ; ses pouvoirs et son devoir se borneront à trancher les questions, la principale comme les incidentes, sur lesquelles les arbitres ne pourront s'accorder.

Art. 12. — En cas de mort, démission ou empêchement des arbitres ou du tiers-arbitre, il sera pourvu à leur remplacement de la même manière qu'ils avaient été choisis eux-mêmes.

Art. 13. — Le Tribunal arbitral tiendra ses séances au lieu qui aura été désigné par les parties intéressées ; au cas où les parties auront omis de désigner ce lieu ou n'auront pas pu s'accorder à ce sujet, le choix en sera décidé par le Tribunal.

Art. 14. — Quand le Tribunal sera composé de plusieurs arbitres, l'action de la majorité absolue de ses membres ne sera ni paralysée ni restreinte par l'absence ou la retraite de la minorité. En pareil cas, la majorité absolue devra poursuivre au contraire l'accomplissement de ses devoirs et résoudre les questions soumises à sa délibération.

Art. 15. — La décision de la majorité absolue des membres du Tribunal arbitral sera définitive tant sur la question principale que sur les questions incidentes ; à moins que dans la convention déférant la question à l'arbitrage, il n'ait été expressement stipulé que l'unanimité des voix sera essentielle pour la validité du jugement arbitral.

Art. 16. — Les dépenses générales de l'arbitrage seront également réparties entre les gouvernements qui y auront eu un intérêt ; mais les frais auxquels pourront donner lieu pour chaque partie, la préparation et la présentation de ses moyens de défense resteront à sa charge.

Art. 17. — Toutes les fois qu'il se produira une dispute, les nations intéressées nommeront des tribunaux d'arbitrage conformément aux dispositions des articles qui précèdent. Ces dispositions ne pourront être écartées, ni les tribunaux d'arbitrage, institués sur d'autres bases, que du consentement mutuel et libre de toutes les nations intéressées.

Art. 18. — Le présent traité aura une durée de vingt années consécutives qui commenceront à courir de la date de l'échange des ratifications. Après l'expiration de cette période, il continuera à être en vigueur jusqu'à ce que l'une des parties contractantes ait notifié à toutes les autres son désir d'y mettre fin. Dans ce cas, le traité restera obligatoire pendant une année entière pour la nation qui aura fait cette notification et à partir de la date de celle-ci.

Néanmoins, il demeure entendu que la retraite d'une ou de plusieurs des nations contractantes n'invalidera pas le Traité à l'égard des autres parties.

Art. 19. — Le présent traité sera ratifié par toutes les nations qui l'approuvent, suivant leurs formes constitutionnelles respectives; et les ratifications seront échangées dans la ville de Washington au plus tard le premier Mai de l'année de N. S. 1891.

Toute autre nation peut adhérer au présent Traité et y devenir partie, en signant une copie dont le dépôt sera confié au Gouvernement des Etats-Unis qui en donnera connaissance à toutes les autres parties contractantes.

En foi de quoi, les Plénipotentiaires soussignés ont apposé aux présentes leurs signatures et leurs sceaux.

Fait dans la ville de Washington en neuf copies, en anglais, en espagnol et en portugais, ce 28e jour du mois d'Avril mil huit cent quatre vingt dix.

Cette convention ne fut malheureusement pas ratifiée. Il convient de déplorer sincèrement cette circonstance qui fit perdre à la République d'Haïti une position propice à cet *intérêt national* que son délégué, M. Hannibal Price, avait mis en relief dans un rapport rempli de judicieux aperçus. La fatalité qui frappe de stérilité tous nos vœux et tous nos efforts nous enleva ainsi une admirable occasion de nous assurer contre des risques de conflit armé avec un peuple auquel notre impéritie nous oblige à nous adresser même pour notre subsistance. Et par là furent rendues vaines ces paroles du Président de la Conférence : « Si, à cette heure de clôture, la Conférence n'avait qu'un acte unique à célébrer, nous oserions appeler l'attention du monde sur la consécration réfléchie, confiante, solennelle, de deux grands continents, à la paix et à la prospérité qui a ses fondements dans la paix. Nous maintenons que cette nouvelle *Magna Charta* qui abolit la guerre et lui substitue l'arbitrage entre les Républiques américaines est le premier et grand fruit de la Conférence Internationale Américaine. Le plus noble des américains, le vieux poète et philanthrope Whittier, nous envoie le premier ses salutations et ses bénédictions, en déclarant que si, dans un esprit de paix, la Conférence américaine s'accorde sur un règlement d'arbitrage qui rende la guerre à peu près impossible dans cet hémisphère, ses séances constitueront l'un des événements les plus importants dans l'histoire du monde. »

Mais notre dessein — dont j'eus l'occasion d'entretenir M. Powell dans le cours de l'affaire Luders — était de profiter des bonnes dispositions du Gouvernement fédéral pour l'amener à conclure définitivement avec nous un traité particulier d'arbitrage inspiré de celui du 28 avril 1890. De la sorte, nos controverses possibles avec les États-Unis se régleraient par un moyen exclusif de toute éventualité de menaces et de voies de fait et qui ne comporterait donc pour nous aucun froissement irrémédiable. Et cette assurance ferait tomber les derniers doutes et rendrait plus sûres, plus étroites, plus efficaces les relations entre deux peuples dont le plus fort, par l'effet d'une solidarité croissante, tendrait probablement, en cas de complications extérieures, à s'intéresser chaque jour davantage à la sauvegarde de l'honneur du plus faible.

Dans ces conditions, aucun scrupule fondé ne se fût opposé en temps utile à des stipulations réciproques au profit des nationaux respectifs, relativement au commerce ou à la jouissance de droits civils n'intéressant en aucune façon la constitution politique de l'un ou l'autre État.

Ces projets n'avaient rien d'excessif, et je suis convaincu que tous les haïtiens de bon sens comprendraient spécialement l'utilité d'un « instrument diplomatique » qui assurerait la solution pacifique des contestations que nous pourrions avoir à l'avenir avec une Puissance dont la principale règle de politique internationale comporte la meilleure garantie de notre indépendance.

Il ne nous appartenait pas, en effet, d'oublier, en présence des ennuis que nous suscitait l'Allemagne, que, dans la course aux colonies où les Puissances européennes perdent toute mesure et jusqu'à la notion du juste et de l'injuste; la doctrine de Monroë nous était un immuable bouclier contre la poussée des convoitises ambiantes. Et nous ne pouvions non plus nous empêcher, au milieu de tant de marques de sympathie, qui, dans notre détresse, nous venaient des États-Unis, de nous rappeler que ce peuple, encore qu'il ait parfois abusé de sa force à nos dépens, est celui dont l'équité se manifesta à notre égard sous une forme vraiment exceptionnelle, lorsque le Secrétaire d'État T. F. Bayard refusa de maintenir les réclamations d'Antonio Pelletier et de A. H. Lazare, en dépit des sentences arbitrales rendues contre la République d'Haïti.

Quoi de plus significatif et de plus concluant que le Rapport adressé à ce sujet, le 20 janvier 1887, par le Département d'État à M. Grover Cleveland, Président des États-Unis, et transmis au Sénat de Washington? J'en détache le passage ci-après qui est spécialement digne d'être cité comme l'affirmation solennelle de nos droits d'État souverain :

D'après le droit international, il faut se rappeler que tous les Etats souverains doivent être traités sur le pied d'égalité. Il n'y a pas de distinction entre l'Etat fort et l'Etat faible ; le faible doit avoir les mêmes garanties pour son territoire que le fort. Il y a de ceci une bonne raison : en serait-il autrement, l'Etat faible deviendrait l'objet d'un brigandage, qui ne serait pas seulement une honte pour la civilisation, mais qui mettrait aussi en péril la sûreté des mers, en y développant des hordes de maraudeurs et de boucaniers trouvant leur butin dans des communautés sans moyens suffisants de défense. Et il y a en particulier des raisons spécialement fortes pour que le Gouvernement des Etats-Unis lève une main résolue pour empêcher de tels brigandages et de telles spoliations, quand ces tentatives sont faites par des personnes qui portent son drapeau ; vagabonds, comme ils peuvent l'être et rejetés, ainsi qu'ils rejettent eux-mêmes ce drapeau toutes les fois, comme dans l'espèce actuelle, qu'ils croient que cet acte peut servir leurs desseins funestes. Les Etats-Unis se sont proclamés les protecteurs de ce continent occidental, où ils sont de beaucoup le pouvoir le plus fort, contre toute intrusion des souverainetés européennes. Ils peuvent montrer avec orgueil les occasions nombreuses où ils ont déclaré et prouvé que graves seraient les conséquences, si ces souverainetés plaçaient avec des intentions hostiles, et sans juste cause, le pied sur les territoires du Nouveau-Monde qui se sont affranchis de la domination de l'Europe.

Ils ont annoncé qu'ils développeraient comme il leur sied les droits territoriaux des plus faibles de ces États, ne les regardant pas simplement comme les égaux, aux yeux de la loi, des plus grandes nations, mais, à l'égard de leur politique propre, comme méritant de droit leur plus gracieuse assistance.

Je me crois donc obligé de dire qu'en justifiant par des représailles la sauvage invasion du territoire d'Haïti et les insultes portées à sa souveraineté, que nous montrent les faits que nous venons d'examiner, et en les appuyant par la sanction solennelle du Président et par l'assentiment du Congrès, il nous serait dorénavant difficile d'affirmer que dans le Nouveau-Monde, dont les droits sont particulièrement placés sous notre sauvegarde, ses droits n'ont jamais été violés par nous-mêmes.

Et l'honorable Secrétaire d'État terminait ainsi son savant et mémorable exposé : « Je dois reprendre, à ce sujet, la thèse par laquelle s'est ouvert ce rapport, à savoir, qu'essentiel comme il l'est, que les relations internationales soient caractérisées par l'honneur le plus élevé aussi bien que par l'honnêteté la plus grande, du moment que le Gouvernement des États-Unis découvre qu'une réclamation présentée par lui contre un Gouvernement étranger ne peut pas être honorablement ni honnêtement maintenue, quelle que soit la phase de la procédure, cette réclamation doit être abandonnée. »

Le souvenir de ces loyales déclarations et l'intensité de l'intérêt que la presse américaine attachait à notre cause devaient nous porter à regarder du côté du Gouvernement fédéral pour une demande de bons offices. Et notre Représentant à Washington n'avait pas manqué, après avoir reçu mon télégramme du 27 novembre, de faire des démarches pour lesquelles il avait promptement obtenu le meilleur accueil, comme l'atteste cette dépêche qui me parvint le 29 :

Département d'Etat télégraphie ambassadeur à Berlin d'offrir médiation.

D'un autre côté, je reçus, le 1er décembre, le télégramme suivant du Dr Louis Joseph Janvier :

Votre télégramme a été communiqué dès hier matin. Cordialement.

J'ai dit plus haut avec quelle faveur lord Salisbury avait bien voulu écouter nos communications. L'excellence de nos rapports avec le Royaume-Uni n'avait pas peu contribué à déterminer une démarche qui nous touchait comme un inappréciable témoignage de bienveillance. Il est juste de le proclamer, cette cordialité qui, depuis fort longtemps, n'a été troublée par aucun démêlé sérieux, est due en grande partie à l'attitude correcte des Représentants de Sa Majesté Britannique à Port-au-Prince. Messieurs Zohrab, Arthur Tweedy et Cohen ont successivement et avec l'esprit de suite propre au tempérament anglais, pratiqué un système de modération dont l'heureux maintien nous permettait, dans la déplorable conjoncture où nous avaient jetés le Comte Schwerin et ses ressortissants, d'augurer bien des dispositions du Foreign-Office, d'ailleurs très accueillant envers le Chargé d'Affaires d'Haïti à Londres.

En général, les journaux de la Grande-Bretagne ne fournirent sur l'incident que les renseignements que leur télégraphiaient leurs correspondants d'Allemagne. Ainsi, le *Times* du 12 novembre fit notamment allusion aux bruyantes demandes faites par la presse de Berlin pour l'envoi de vaisseaux de guerre allemands dans les eaux d'Haïti et à la joie des organes du parti conservateur, qui profitaient de l'occasion pour plaider en faveur de l'accroissement de la flotte.

A la même date, le *Standard* publia une dépêche où se trouvaient ces informations assez précises : « Le croiseur allemand *Gefion*, commandé par le capitaine Follenius, partira de Kiel pour Haïti le dix du mois prochain. Il est très approprié à sa mission en raison de sa grande vitesse. Il peut faire dix mille nœuds sans renouveler sa provision de charbon et il ne porte que des canons à tir rapide. Une action énergique de l'Allemagne est jugée nécessaire dans ce cas, parce que, Luders, bien que mis en liberté, a été expulsé du pays sans indemnité ni aucune excuse de la part du Gouvernement haïtien, qui n'a pas même rendu ses fonctionnaires responsables du traitement arbitraire qu'ils ont fait subir à cet étranger. On croit, en outre, indispensable de faire un exemple d'Haïti, de peur que toutes les Républiques de l'Amérique Centrale et de l'Amérique du Sud ne veuillent agir à l'instar de ce peuple. »

Et le correspondant du journal conclut ainsi : « L'incident est considéré ici comme trop peu important pour rendre nécessaire une médiation ou pour décider aucun Etat à se porter médiateur. »

Il n'y a pas lieu de rechercher pourquoi ni comment une difficulté insignifiante au point de ne mériter nullement une offre de bons offices, aurait en même temps assez de gravité pour réclamer l'envoi d'un croiseur érigé en haut justicier. Ce serait perdre son temps que de discuter et encore moins de vouloir expliquer de tels défis au bon sens. L'absurde, qui ne se présume pas d'ordinaire, devient la règle dans les Petites-Maisons, fussent-elles impériales.

Pourtant tout dénote que lord Salisbury appréciait autrement le conflit et l'estimait si sérieux qu'il s'y entremit avec un réel bon vouloir, en faisant en premier lieu des « observations » en notre faveur et, plus tard, une proposition de médiation.

Le *Daily Telegraph* fut le premier à annoncer la démarche du Ministre des Affaires Étrangères du Royaume-Uni. « Afin, dit-il dans son N° du 11 novembre, d'écarter les mesures sommaires qui seront certainement prises contre la République d'Haïti, si elle refuse de se soumettre aux demandes de l'Allemagne, le Gouvernement anglais, ainsi qu'on le donne à entendre, a offert de s'interposer comme médiateur, et Berlin examine soigneusement l'affaire dans tous ses détails. »

Le lendemain, le même journal fit paraître le télégramme suivant : « La presse allemande reproduit sans commentaires la nouvelle donnée par le *Daily Telegraph* au sujet de l'offre du Gouvernement britannique de prononcer comme arbitre entre l'Allemagne et Haïti.

« Suivant les récits des journaux d'Haïti, que l'on possède maintenant, le Général Sam, Président de la République, a répondu sur un ton d'irritation extrême au Chargé d'Affaires d'Allemagne, qui protestait contre l'emprisonnement de M. Luders. Le Comte Schwerin semble avoir passé à pieds joints sur les règles traditionnelles du cérémonial d'Haiti, qui lui faisaient l'obligation de recourir à l'intermédiaire du Département des Relations Extérieures pour approcher le Général SAM. On attend ces jours-ci le rapport officiel du Comte Schwerin par le steamer de la ligne Hambourgeoise, et le même bateau amènera vraisemblablement M. Emile Luders lui-même, la cause de tout ce trouble.

« Il est probable que des résolutions énergiques seront prises postérieurement pour soutenir la dignité de l'Empire d'Allemagne. »

Ces citations sont précieuses en ce qu'elles établissent une fois de plus quel facile accès les informations les plus étrangères à la stricte vérité trouvaient chez des esprits déjà prévenus contre nous et quelle influence elles exerçaient à notre détriment sur l'opinion « européenne ».

En somme, sous un prétexte quelconque, le Gouvernement impérial d'Allemagne ne voulut pas accéder à la demande amicale de l'Angleterre. Bien plus, dans l'excessive pénurie de raisons où sombra tout ce qui avait pu lui rester d'apparente bonne foi, il s'empara de cette manifestation purement platonique d'un sentiment humanitaire pour en faire contre nous un de ces griefs que, par une sorte de calcul antithétique, notre seul abaissement redresserait d'une façon satisfaisante. Si les grandes Puissances de l'Europe, réunies au Congrès de Paris, n'hésitèrent pas, le 14 avril 1856, à exprimer le vœu que les États entre lesquels s'élèverait un dissentiment sérieux eussent recours aux bons offices d'une Puissance amie ; si cette « heureuse innovation » fut préconisée par le premier Plénipotentiaire de la Grande-Bretagne comme « une barrière opposée à des conflits qui, souvent, n'éclatent que parce qu'il n'est pas toujours possible de s'expliquer et de s'entendre » ; si, à cette occasion, le Plénipotentiaire prussien, M. le Baron de Manteuffel, « assura que le Roi, son auguste Maître, partageait complètement les idées exposées par M. le Comte de Clarendon ; qu'il se croyait donc autorisé à y adhérer et à leur donner tout le développement qu'elles comportent », qu'est-ce que, cela fait à sa Majesté prussienne Guillaume II ? Est-ce qu'un engagement moral peut lier, quand il s'agit d'Haïti, le fantasque Souverain qui venait de refuser une discussion d'abord décidée d'un mutuel consentement ?

Sur ces entrefaites, le Chargé d'Affaires d'Allemagne me fit remettre la lettre qui suit :

Port-au-Prince, le 29 Novembre 1897.

Monsieur le Secrétaire d'Etat,

J'ai l'honneur de vous informer que je pars pour la République Dominicaine. Pendant mon absence le Chancelier, Monsieur Robert Stecher, est chargé de la gestion des Affaires de la Légation Allemande à Port-au-Prince.

Veuillez agréer, Monsieur le Secrétaire d'Etat, l'assurance réitérée de ma haute considération.

Comte SCHWERIN.

La réponse ci-dessous fut portée le lendemain à la Légation allemande :

Port-au-Prince, le 30 Novembre 1897.

Monsieur le Comte,

J'ai l'honneur de vous accuser réception de votre dépêche au N° 633, du 29 de ce mois, par laquelle vous m'informez de votre prochain départ pour la République Dominicaine.

Je prends bonne note de cette communication ainsi que de celle m'annonçant que Mr Robert Stecher reste chargé de la gestion des affaires de la Légation Impériale d'Allemagne en cette ville.

Veuillez agréer, Mr le Comte, les assurances de ma considération très distinguée.

SOLON MÉNOS.

En fait, avant de m'annoncer son départ, le Comte Schwerin avait jugé bon de s'embarquer, et il était déjà parti quand je reçus sa lettre.

En sus de cette précaution personnelle, manifestement inutile, ce chevalier qui n'a rien de Bayard, n'étant surtout pas sans reproche, poussa la prudence — ou le stratagème — jusqu'à nous faire donner le change par ses affidés sur la véritable cause de son « absence ». Il allait dans la Dominicanie. N'était-ce pas naturel, puisque sa « mission » intérimaire embrassait « Haïti et Santo-Domingo »? Il n'avait pas encore eu le loisir de passer dans la République voisine, où il était également accrédité. Nous pouvions nous tranquilliser et délibérer en paix. Son déplacement, loin d'avoir une importance inusitée, était plutôt rassurant, et ce ne serait vraiment pas de sa faute s'il venait à rencontrer en chemin des navires de guerre allemands, chargés par hasard et à son insu de surprendre et de mettre à la raison ces innocents haïtiens, avant l'arrivée d'un croiseur des États-Unis d'Amérique.

Tandis que le Gouvernement fédéral télégraphiait à son Représentant à Berlin pour qu'il fît des démarches en vue d'une solution amiable du conflit, les journaux publiaient cette dépêche de Washington :

Le Gouvernement haïtien a demandé aux États-Unis d'employer ses bons offices pour faciliter le réglement du différend avec l'Allemagne au sujet de l'affaire Luders. Il n'est pas probable que le Gouvernement de Washington intervienne activement. Toutefois, on a décidé d'envoyer à Port-au-Prince le croiseur *Marblehead*, actuellement à Annapolis.

Naturellement, ni cette entremise du Département d'Etat, quelque discrète qu'elle fût, ni l'envoi d'un navire de guerre américain en Haïti n'étaient du goût des Allemands. Ils murmuraient, maugréaient, exhalaient leur mauvaise humeur dans un marmottement inexprimable. Quant au vieux Chancelier de fer, qui avait contracté l'habitude de parler de tout depuis qu'il n'était plus responsable de rien, il confia à son organe, les *Nouvelles de Hambourg*, cette tirade que, dans la quinzaine au plus tard, son pupille émancipé, revenant de Kiel, récompensera d'une visite à Friedrichsruhe et d'une nouvelle réconciliation solennelle : « Nous croyons qu'il est nécessaire, au point de vue politique, de nous opposer souvent et formellement à cette arrogance américaine, et surtout lorqu'elle est dirigée contre l'Allemagne. Personne en Allemagne ne songe à annexer Haïti, mais nous espérons parvenir à décider le Gouvernement à demander d'une façon énergique la satisfaction nécessaire, proportionnée aux dommages, et d'appuyer cette réclamation comme il convient. »

Le Gouvernement impérial tenait lui-même à M. White un langage infiniment moins grognon. Tout en déclinant l'offre de médiation des États-Unis, il rentrait ses griffes et prenait un ton très radouci ; il se faisait mielleux, patelin, cajoleur ; il se pliait à la justification de sa conduite et se répandait en assurances, en promesses, en protestations d'amitié envers cette puissante République à laquelle « l'Allemagne était attachée par des sympathies séculaires ».

Le 30 novembre, une dépêche de Berlin disait : « Le Baron de Bülow, Ministre des Affaires Étrangères d'Allemagne, a donné aujourd'hui à M. White, Ambassadeur des États-Unis, des explications satisfaisantes au sujet des intentions de l'Allemagne à l'égard d'Haïti. »

Le jour suivant, un nouveau télégramme fournissait ces détails complémentaires : « Au cours de l'entrevue qu'il a eue hier avec M. de Bülow, Ministre des Affaires Étrangères d'Allemagne, M. White, Ambassadeur des États-Unis, a reçu l'assurance formelle, exprimée en termes amicaux, que le Gouvernement allemand serait modéré dans ses réclamations contre Haïti, à propos de l'indemnité en faveur de M. Luders, sujet allemand. *Comme preuve de sa bonne volonté et par respect pour la susceptibilité des États-Unis, le Gouvernement allemand a réduit sa réclamation à vingt mille dollars.* »

Comment se traduira sa modération, l'Allemagne ne

tardera guère à le faire voir, mais pour l'instant il est nécessaire d'endormir les États-Unis par un bercement de paroles flatteuses et mensongères. Il faut tromper la vigilance du Gouvernement fédéral afin de prendre sur lui une avance considérable. Aussi n'hésite-t-on pas même à faire accroire à l'honorable M. White que, pour l'amour du pavillon étoilé, on a fixé à un chiffre moindre l'indemnité réclamée.

Décidément les Germains n'ont point changé depuis Velleius Paterculus : c'est toujours « le peuple né pour le mensonge, et alliant la ruse à la férocité, à un point dont on ne saurait se faire une idée qu'après expérience » (I)

En retour des amabilités tudesques, le Représentant diplomatique de l'Union, qui n'avait pas encore acquis cette expérience spéciale de l'astuce originelle des allemands, ne put que confirmer que le *Marblehead* se rendait à Port-au-Prince « dans le but seulement de protéger les intérêts américains ». Et cette déclaration fut aussitôt soulignée par une note officieuse de la « Gazette de l'Allemagne du Nord », qui annonça que l'envoi de ce croiseur « n'avait pas pour but de faire une démonstration, mais était exclusivement destiné à assurer la protection des intérêts américains, et que le Gouvernement des États-Unis désirait que cela fût bien compris en Allemagne ».

Après cet échange courtois d'affirmations conciliantes au possible, le *Marblehead* a d'autant moins besoin de se presser que la nouvelle circule que « le Gouvernement allemand a renoncé à son intention d'envoyer le croiseur *Gefion* à Port-au-Prince, dans le but d'appuyer les réclamations du Comte Schwerin à propos de l'affaire Luders ».

A la vérité, deux jours plus tard, ce télégramme court la presse américaine :

Berlin, 2 Décembre.

On annonce maintenant que, seul, le petit croiseur allemand

(I) At illi, quod, nisi expertus, vix credat, in summa feritate versutissimi, natumque mendacio genus.

Geier, avec deux cent soixante-cinq hommes d'équipage, sera envoyé à Port-au-Prince, pour appuyer les réclamations de l'Allemagne à propos de l'incident Luders. Le *Geier* ne fera qu'une simple « démonstration », si les négociations avec le ministre haïtien à Berlin n'ont pas un résultat satisfaisant.

Le *Geier* « sera envoyé » ; il n'est donc pas encore parti, et le *Marblehead* peut retarder son propre départ; car il arrivera toujours à temps. Key-West, ou Tampa ,ou Annapolis, c'est si près d'Haïti.

Pour notre part, l'absence du Comte Schwerin ne nous disait rien de bon, et le mystère dont elle restait entourée suffisait à entretenir notre méfiance.

Nous étions, du reste, privés des nouvelles de M. Edouard Pouget, à qui j'avais demandé, depuis le 27 novembre, si les exigences formulées définitivement par le Chargé d'Affaires d'Allemagne étaient bien exactes. Je voulus avoir le cœur net de toutes les rumeurs dont l'écho se répercutait invariablement à nos oreilles, et, le 1er décembre, j'envoyai cette dépêche télégraphique à notre Représentant à Berlin :

Est-il vrai que navires partis ?

Le *jeudi* 2 décembre, comme si c'était une réponse indirecte à ma demande de renseignements, je reçus le télégramme suivant de M. Daniel, Consul d'Haïti à Saint-Thomas :

Jeudi deux frégates allemandes partent Port-au-Prince.

Trois heures après, on m'apporta cette dépêche du Chargé d'Affaires d'Haïti à Berlin :

Exigences Chargé d'Affaires exactes. Hier soir, Ministre des Affaires Etrangères, tout en protestant amitié Empire, fait savoir laisser à votre choix payer ou exercer pression en cas de refus. Vaisseaux de guerre partir sans retard et les indemnités augmentées amende. Ambassadeur Etats-Unis m'en a causé ce matin et nous conseille payer afin d'épargner calamités guerre, convaincu toutes les exigences tomber, pour le moins réglées à l'amiable.

Le Ministre des Affaires Étrangères, qui trouvait le moyen de proclamer les sentiments amicaux de son Gouvernement au lendemain du refus d'arbitrage et au moment même où deux frégates allemandes allaient gagner à toute vitesse les eaux d'Haïti, avait insinué certainement dans l'esprit de M. White une équivoque dont nous ne pouvions nous-mêmes être dupes, étant données les causes de la déviation d'une réclamation rendue chaque jour plus compliquée par l'immixtion personnelle de l'Empereur Guillaume. Il n'était pas vrai que nous eussions la faculté d'éviter une contrainte brutale en nous décidant uniquement à payer l'indemnité. Aux yeux des haïtiens aussi bien qu'à ceux des allemands, cette question était devenue moins apparente dans la masse des conditions qui s'étaient ajoutées à la première pour former un bloc « définitif ». Si, au début, on avait admis la discussion sur ce point, c'est la preuve irréfragable qu'on n'y avait pas attaché une importance exagérée et que, dans l'hypothèse où les deux parties ne s'entendraient pas d'elles-mêmes, l'arbitrage leur paraîtrait le moyen le plus rationnel de résoudre la difficulté.

Ce furent donc d'autres considérations qui déterminèrent ultérieurement le Gouvernement impérial à arrêter net les pourparlers sur la légitimité du dédommagement qu'il réclamait au profit d'un individu très peu intéressant par lui-même, et à exiger, de surcroît, la rentrée de ce récidiviste à Port-au-Prince en même temps que des satisfactions morales pour l'Empire et son agent diplomatique. Je le répète, les circonstances nouvelles qui amenèrent ce déplacement et cette aggravation du démêlé eurent leur principe dans les lettres et mémoires de M. Luders et dans la pétition au Sénat de Hambourg et furent finalement renforcées par la détermination de l'Empereur d'Allemagne de faire servir l'incident au soutien de ses projets. L'essentiel était moins de nous soustraire vingt mille dollars que de combler les vœux des protestataires allemands en nous courbant sous l'opprobre, car la résolution que nous eussions prise de jeter cette somme à un trafiqueur depuis longtemps en déconfiture, en repoussant les autres exigences, n'eût pas détourné de nos eaux une démonstration navale ayant une cause et une portée étrangères à la seule pensée d'obtenir une indemnité pour un haïtien baptisé allemand et même européen par la Majesté Évangélique qui tenait levé sur nous « son poing gantelé de fer ».

Ce qui démontre davantage la rigoureuse justesse de ces remarques, c'est que le Comte Schwerin ne fut chargé que de transmettre les *demandes définitives* de son Gouvernement, sans avoir jamais été autorisé à me fournir certaines explications que je désirais de lui.

En tout cas, si, d'après les dernières communications *verbales* du Ministre des Affaires Étrangères, apparemment assez divergentes des communications *écrites* sur lesquelles j'avais en vain provoqué des éclaircissements, l'alternative qui nous était laissée ne comportait plus que ces deux termes : le paiement des vingt mille dollars ou la « pression » de l'Empire d'Allemagne, le Chargé d'Affaires par intérim avait dû, de son côté, recevoir des instructions dans ce sens et il ne pourrait s'empêcher, à son retour à Port-au-Prince, de sortir de son mutisme de commande pour répondre enfin à mes questions réitérées et pour faire à bon escient une distinction officielle entre les demandes réellement définitives de l'Office de la Wilhelmstrasse et celles auxquelles ce caractère n'aurait été attribué que pour la forme.

Jusqu'à ce que ce résultat fût atteint et qu'il nous fût permis d'apprécier en connaissance de cause les exhortations de M. White à M. Edouard Pouget, le Gouvernement haïtien, qui pressentait ce qu'une femme d'un talent incontestable, Arvède Barine, appelle « les approches du monstre Civilisation », était obligé de prendre, d'accord avec l'opinion publique, des précautions plus ou moins complètes pour parer à toute éventualité et spécialement pour laisser la responsabilité des catastrophes possibles à la horde de flibustiers dont la férocité native semblait s'obstiner à les infliger à ce pays si souvent éprouvé.

Le 3 décembre, le Cabinet se présenta successivement à la Chambre des Communes et au Sénat pour faire à huis-clos une communication rendue urgente par la tournure de plus en plus grave que revêtait le conflit. Je donnai lecture à l'une et l'autre Assemblée de toute la correspondance échangée entre le Département des Relations Extérieures et le Comte Schwerin postérieurement à la mise en liberté de M. Luders, ainsi que des principaux télégrammes de notre Chargé d'Affaires à Berlin et de la dépêche de M. Daniel, annonçant l'arrivée de deux frégates allemandes. J'insistai sur le rejet de notre proposition d'arbitrage et le parti-pris du Gouvernement impérial de nous imposer ses conditions inadmissibles sans vouloir entendre raison. Je parlai de l'obligation faite au pays de se préparer à défendre sa dignité contre une agression probable, et des dispositions du Gouvernement du Général Sam, qui, tout en voulant encore espérer une équitable transaction, avait pris et continuerait de prendre les mesures militaires que commandait la sûreté extérieure de l'État.

La Chambre des Communes, à cette occasion, offrit un spectacle inattendu. Ce n'était plus le frémissement indigné des premiers jours, l'impétueux bouillonnement des passions héroïques, l'exaltation presque tumultueuse des âmes promptes aux patriotiques abnégations. Soit que la ténacité de nos récentes résistances eût rouvert chez elle des blessures d'amour-propre, soit qu'une lassitude de fin de session extraordinaire eût paralysé ses facultés émotives et ralenti les battements de son cœur, soit pour toute autre cause, cette Assemblée avait dépouillé ses vaillantes ardeurs et la réconfortante spontanéïté de son énergie primitive. Elle écouta, silencieuse, immobile, figée, comme si elle obéissait à un mot d'ordre.

Aussi ajoutai-je, un peu agacé par cette froideur si peu en rapport avec les circonstances que nous traversions : « A la veille peut-être de sombres événements, nous avions pour devoir de vous renseigner officiellement sur la dernière phase du différend. Nous ne venons pas vous demander conseil, car votre suffrage antérieur nous a déjà convaincus que, tant qu'il s'agira de sauvegarder l'honneur du nom haïtien, nous serons toujours d'accord avec vous. »

M. Vilbrun Guillaume, alors président de la Chambre, donna au Cabinet acte de la communication, en deux phrases où les mots *prudence* et *intérêt national* se mariaient agréablement.

Quant au Sénat, il nous avait plus d'une fois fourni l'occasion de constater avec M. de Tocqueville que « la grande maladie de l'âme, c'est le froid », et d'inférer de cette judicieuse observation qu'il était on ne peut plus malade. Parfois même nous étions tentés de nous demander si nous n'avions pas affaire à un « Grand Corps » sans âme. Mais, ce jour-là, une surprise nous était réservée.

Dans la séance que la persistance de nos scrupules diplomatiques fermait à l'anxieuse attention du peuple, des discours très édifiants succédèrent à l'exposé fait par moi au nom du Cabinet. Ce fut d'abord M. le Sénateur Poujol qui déclara que nous étions trop faibles pour tenir tête à l'Allemagne et qu'il valait mieux céder tout de suite. Quelques-uns, parmi lesquels Messieurs S. M. Pierre, Guibert, Stephen Archer brillèrent au premier rang, ne furent pas aussi positifs : ils s'interrogèrent à tour de rôle, avec de multiples hochements de tête, sur les moyens de défense dont nous disposions, et l'expression dubitative de leur sentiment incertain et de leurs restrictions probables impliquait le plus indéterminé et le plus décourageant des avis. Et, comme couronnement de ces opinions enveloppées de mystère, une discrète allusion fut faite aux conséquences possibles d'un antagonisme éventuel entre les villes et les régions rurales, la conclusion vraisemblable de tant de conseils indécis étant qu'une mésintelligence problématique, et qu'on voulait prévoir, condamnerait à l'avortement toute velléité de résistance.

Alors un Sénateur se dressa dans cette petite salle aux plafonds bas, où semblait tournoyer un volettement ambigu d'invisibles chauves-souris. Je ne l'avais jamais observé auparavant, et peut-être ne le rencontrerai-je plus dans la triste carrière politique où s'engouffrent et s'anéantissent la conscience, la bonne volonté, l'intelligence. J'ignore comment il parla ou vota dans d'autres circonstances et je ne veux pas chercher à le savoir. Venait-il du Nord ou du Sud ? On ne se souciait pas du tout d'un tel détail en l'écoutant.

Il rappela la gloire des jours splendides où éclata la radieuse éclosion de notre indépendance. Il dit le devoir impérieux et inéluctable qui nous était dicté de maintenir nos traditions nationales. Il trouva des paroles vengeresses, entraînantes, décisives, en faveur de la lutte à outrance. Assurément il était impossible de subir ces effroyables vexations, de se soumettre à tant d'exigences abominables, de plier le genou devant l'allemand. Il convenait de s'immoler et de combattre désespérément, jusqu'à la mort, jusqu'au dernier. Il était un vétéran, il avait longtemps vécu dans les camps, il avait marché, souffert, vieilli, dormi côte-à-côte avec le paysan : il connaissait les populations, et c'est pourquoi il proclamait bien haut que les craintes d'une levée de la campagne contre la ville en présence de l'étranger étaient absolument chimériques.

Et M. le sénateur Diogène Serre développa sa pensée en termes chaleureux et vibrants, et, dans cet instant unique, on eût dit que l'esprit des grands ancêtres animait sa voix, toute pleine des accents de l'épopée initiale.

Cependant M. le sénateur Grandjean Guillaume insista sur la possibilité de complications intérieures. A son avis, c'était ce péril qu'il y avait lieu de redouter, beaucoup plus que les allemands.

Mr F. L. Cauvin, Secrétaire d'État de l'Intérieur et de la Police Générale, lui répondit. Sa parole si impressionnante était un peu assourdie par les nécessités du huis-clos et se nuançait d'une naturelle émotion, qui ajoutait à son autorité habituelle l'éloquence la plus pénétrante. Il fit remarquer que si le Gouvernement était porté à envisager l'extrême limite du conflit, afin de se prémunir contre une surprise irréparable, tout espoir de conciliation n'était pas perdu; que de nouveaux pourparlers seraient donc engagés à l'arrivée des navires de guerre allemands; que ce ne serait que dans l'hypothèse où cette dernière tentative serait sans effet, qu'il faudrait faire appel à la suprême énergie du pays et laisser les destins s'accomplir. Si, à l'heure angoissante où la nation serait aux prises avec l'étranger et disputerait son honneur à l'impitoyable brutalité d'une Puissance sans égale, il y avait des haïtiens assez insensés pour provoquer des dissensions intestines et chercher dans le malheur de la Patrie la satisfaction d'on ne sait quel intérêt de parti, alors le Gouvernement n'hésiterait pas une minute à faire tout son devoir contre ces criminels.

Le discours vigoureux et saisissant du Secrétaire d'État de l'Intérieur *parut* convaincre tout le monde et dissiper les appréhensions conçues par plusieurs sénateurs. Après l'allocution de clôture du Président du Sénat, qui conseilla le tact et la prudence, l'Assemblée descendit au lieu ordinaire de ses séances et le Cabinet s'en alla sous les regards interrogateurs d'une affluence de patriotes désireux de connaître les dernières résolutions et confiant d'ailleurs dans la fermeté des Pouvoirs Exécutif et Législatif.

Dans l'après-midi du 3 décembre, nous avions encore à nous rendre au Palais national, où les Membres du Corps diplomatique avaient été priés de se réunir pour une communication que le Président de la République, de l'avis du Conseil des Secrétaires d'État, jugeait opportun de faire en vue des événements qui semblaient devoir se précipiter.

Il va sans dire que, depuis ma circulaire du 21 octobre, j'avais eu de fréquents entretiens avec quelques-uns d'entre eux. M. Powell avait peut-être un intérêt plus direct, en raison de sa propre intervention, à nous voir sortir sans dommage de cette grosse difficulté. Bien qu'il prît un soin particulier à garder le silence sur les renseignements qu'il adressait au Département d'État, sa bienveillance, qui ne se démentit pas un instant, ne lui permettait pas toujours de dissimuler ses impressions, jusqu'au point de nous donner le change sur son désir de faciliter à son Gouvernement une vue claire de l'incident. Au surplus, ses rapports n'avaient qu'à garder la plus stricte impartialité pour parler en notre faveur.

Le Consul Général de Sa Majesté Britannique, M. Cohen, dès son retour de Santo-Domingo, avait mis un amical empressement autant qu'un consciencieux scrupule dans une enquête privée qu'il avait cru devoir faire pour son édification et celle du Foreign-Office. Le 12 novembre, après une visite de rentrée au Président de la République, il avait bien voulu venir à la maison, où nous eûmes ensemble une très longue conversation. Je suis porté à croire qu'il déplorait sincèrement ce qui était arrivé durant son absence. Il avait dû entendre déjà la fable du Comte Schwerin, telle que celui-ci l'avait définitivement arrangée pour son rapport au Ministre des Affaires Étrangères d'Allemagne. Mais qui sait si, en dépit ou même à cause de ses relations personnelles avec son collègue provisoire, une appréciation réfléchie ne lui laissait pas des doutes sur la consistance du caractère de l'étonnant visiteur du 17 octobre et, par suite, sur la valeur de ses affirmations ? Le fait est qu'il ne semblait pas encore avoir eu le loisir de fixer son attention sur tous les ressorts et tous les replis de l'affaire — à moins que sa prudence accoutumée ne l'induisît à se persuader à lui-même qu'il n'avait pas jusque-là formé entièrement son jugement. Si un devoir de discrétion me lie moralement en tout ce qui aurait porté le cachet de la confidence, il me sera au moins permis de dire que le courtois Consul Général de la Grande-Bretagne n'avait pu manquer de se convaincre tout d'abord des torts du Chargé d'Allemagne envers le Général Sam.

La veille de la réception du Corps diplomatique au Palais de la Présidence, j'en avais pressenti séparément les Membres sur l'objet de la convocation projetée. En sortant de la Légation des États-Unis, je m'étais rendu chez le Chargé d'Affaires d'Espagne, qui était malheureusement absent. De là, j'avais été au Consulat général d'Angleterre, où M. Cohen préparait précisément à l'adresse de son Gouvernement une dépêche télégraphique dont il eut la bonté de me promettre de modifier une phrase relative à l'excitation présumée du peuple contre tous les étrangers.

Puis, nous étions allés ensemble à la Légation de la République Française. Mr. A. M. de Tudela s'y trouvait, en tête-à-tête avec le Ministre de France. M. Théodore Meyer se multiplia pour donner à son accueil une empreinte d'amabilité qui cadrait aussi peu que possible avec la réputation de brusquerie dont il avait été précédé à Port-au-Prince. (I)

La conclusion de cette cordiale conférence fut qu'il fallait s'attendre à tout et qu'il était nécessaire de préparer en prévision une protestation des représentants des Puissances étrangères contre le bombardement par les Allemands d'une ville ouverte et presque sans défense du côté de la mer.

M. Meyer fut naturellement chargé par ses collègues de la rédaction de cet important document. Il s'acquitta de cette tâche avec un zèle et une célérité remarquables, car, à une nouvelle réunion qui eut lieu dans la soirée même, il voulut bien donner en ma présence lecture d'un projet calqué, disait-il, sur la protestation des agents des puissances étrangères en 1866, lors du bombardement de Valparaiso par une escadre espagnole. Il mit une certaine chaleur dans son débit et fit produire à la pièce, fortement libellée, tout l'effet qu'il était possible d'en tirer.

(I) Sa bonne humeur avait, au reste, pour cause principale la satisfaction qu'il éprouvait d'une décision du Gouvernement, qui avait consenti, sur sa demande, à recommander aux Magistrats communaux de surseoir jusqu'au 7 janvier 1898 à l'exécution de la loi sur les patentes à l'égard des français résidant en Haïti.

Cette marque de complaisance lui avait été droit au cœur et, comme il n'était pas encore habitué à des concessions complètes et définitives, il ne savait comment nous remercier de notre condescendance.

Il m'est revenu que, depuis ma sortie du Ministère, il m'a surnommé le *Ministre-Non*, ce qui est cruel après sa belle prodigalité de : « Mon cher Ministre ».

A la vérité, ce qu'il avait surtout et presque exclusivement fait ressortir, c'était le préjudice que subiraient les intérêts étrangers, exposés à un anéantissement intégral par le bombardement et tout ce qui pourrait l'accompagner ou le suivre. Mais sous la dissimulation obligée des sentiments personnels et l'affirmation — de rigueur et de style — du devoir de neutralité, perçait, malgré tout, une note vaguement sympathique à notre cause. Et M. le Ministre de France s'en doutait bien un peu lorsque, sa lecture terminée, il me dit en faisant allusion à l'ajournement de notre controverse au sujet des patentes : « Une gracieuseté n'est jamais perdue. La lettre de change que vous n'avez pas tirée sur moi, je l'ai tout de même acceptée. »

Je le remerciai vivement ainsi que ses collègues présents, qui avaient approuvé sans réserve sa rédaction. J'attirai seulement leur attention sur un membre de phrase ainsi conçu : « Quels que soient les griefs que l'Allemagne *peut* invoquer . . . », et je proposai de substituer au verbe *peut*, qui me semblait de nature à être retourné contre nous par les amateurs d'équivoques, le mot *veut*, plus conforme à la réalité.

— Eh bien ! dit M. Meyer, pour ne pas avoir l'air de prendre parti en votre faveur, nous mettrons : « Quels que soient les griefs que l'Allemagne *invoque* . . . »

Et le projet de protestation, après cette légère modification, fut lu de nouveau d'une voix assurée, qui mettait en saillie l'énormité du procédé qu'on appréhendait, l'iniquité d'une mesure pouvant aboutir à la destruction d'une place dépourvue de fortifications modernes, le dommage qui en résulterait pour les étrangers, incontestablement en possession de la majeure partie de la fortune mobilière de la Capitale, et les énergiques réserves faites en vue des réparations pécuniaires auxquelles le bombardement donnerait lieu.

Tout cela était exprimé sans ambages, hautement, noblement, virilement. Et chacun était prêt à signer cet acte fier et généreux, qui, sans nous concerner directement, nous apportait une force morale considérable.

Il n'y avait plus qu'à le mettre au net et à voir venir les frégates allemandes.

Dans cette expectative, le Ministre plénipotentiaire de la République Française s'appliqua à me démontrer, avec une abondance de paroles qui ne marquait sans doute pas le seul souci de l'intérêt de ses nationaux, à quel point il serait imprudent de notre part de ne pas céder aux exigences de l'Allemagne. Il était persuadé que personne ne trouverait à redire à cette détermination, car, après tout, la partie n'était vraiment pas égale et il serait bien avéré que si les haïtiens se sont inclinés, c'est devant l'abus de la force. Il n'y avait rien à espérer d'une Puissance qui terrorise l'Europe elle-même — du moins avant l'alliance franco-russe. Il fallait bien connaître — comme lui — ce peuple qui veut avoir le pas en tout et partout, et dont l'état d'esprit n'est pas seulement l'ambition de la prédominance, mais plutôt ce que les Italiens appellent *prepotenzia*, c'est-à-dire l'insolence dans la suprématie. La honte ne pourrait être, par conséquent, pour l'État incapable de se défendre, et rejaillirait, au contraire, sur l'État prépondérant et monstrueusement puissant, qui a en main tous ses moyens — et si formidables ! — et qui, ne courant aucun risque à refuser toute discussion, la refuse délibérément.

Et M. Théodore Meyer, se dressant d'un mouvement subit, poursuivit : « Vous êtes un patriote, je le sais. Vous êtes disposé à tout sacrifier, votre famille, votre avenir, votre existence, pour maintenir la dignité de votre pays. Le patriotisme est un sentiment que je ne saurais méconnaître. Il constitue notre force suprême, à nous autres français, étant notre trait-d'union dans cette France que la politique divise. Cette croix de la Légion d'Honneur n'est pas, je m'en fais gloire, une distinction accordée à l'homme de la carrière : je l'ai eue pour faits de guerre, en 1870. J'ai été l'ami personnel de Gambetta, le patriote par excellence. Venez lire une pensée écrite de sa main au bas de sa photographie. »

Il me fit passer dans son cabinet de travail, en même temps

que M. le Chargé d'Affaires d'Espagne, resté seul avec nous après le départ de M. Cohen. A gauche et un peu en avant de son bureau resplendissait, sous la vive lumière d'une lampe élevée à hauteur d'homme, l'image en pied de l'illustre Tribun qui rendit à la France son honneur, égaré à Sedan. Au dessous, ainsi qu'une plinthe mystique, se dessinait une phrase autographe exaltant l'amour de la patrie, à laquelle on doit immoler ses passions, ses intérêts, ses idées, ses affections.

« Voilà, ajouta le Ministre de France, après avoir lu à haute voix l'ardente exhortation dont je n'ai malheureusement pas retenu le texte, voilà ce qu'il faut toujours méditer, et c'est la règle essentielle qui s'impose à l'attention de l'homme d'État ! »

— Oui, c'est bien cela ! répondis-je. Il convient de tout rapporter et de tout sacrifier à son pays. Mais ne serait-ce pas sacrifier le pays lui-même que de souscrire à des conditions incompatibles avec sa souveraineté et sa raison d'être ? C'est un sublime enseignement qui se dégage de ces paroles du partisan de la guerre à outrance. Pour le Gouvernement haïtien, il a tout entrepris, pratiqué, imaginé, afin de tirer au clair l'imbroglio conçu par les allemands et d'éviter les embûches dressées contre la République. S'il existe une justice immanente, comme l'affirmait Gambetta, elle prendra corps et viendra au secours de notre droit.

— Hélas ! soupira M. de Tudela, les nations faibles n'ont que des droits imparfaits.

Et il acheva sa pensée par ces mots murmurés à mi-voix : « *Homo homini lupus.* »

Cette citation de Hobbes était, en effet, de circonstance : l'homme est un loup pour l'homme, et la haute conscience du Chargé d'Affaires d'Espagne ne pouvait se le dissimuler.

En ce qui concerne spécialement le Teuton, il n'y a pas à le gratter longtemps pour découvrir le loup qui est en lui presque à fleur de peau ; et même il semble parfois prendre plaisir à l'exhiber comme son plus bel ornement.

En résumé, lorsque je quittai, ce soir-là, l'hôtel de la Légation française, j'emportai l'assurance des bonnes dispositions du Corps diplomatique ; et, le lendemain matin, en attendant la réunion au Palais National, fixée à trois heures de l'après-midi, j'étais fondé à annoncer au Président de la République et à mes Collègues que des démarches seraient tentées par les Représentants des Puissances Étrangères, à l'arrivée des navires de guerre allemands, soit pour prévenir le bombardement de Port-au-Prince, soit pour obtenir un délai minimum de quatre jours en vue de l'évacuation de la ville par leurs ressortissants, et que, de plus, si l'Allemagne donnait suite à ses desseins, en usant de violence à l'égard d'une place de commerce, ils protesteraient énergiquement, en des termes déjà arrêtés entre eux.

Lorsque les diplomates étrangers arrivèrent au Palais national, ils furent successivement introduits par des Aides-de-camp du Président dans le salon de réception qui avait été témoin de la démonstration martiale et surtout intempestive du Comte Schwerin. Animés d'un tout autre sentiment que le hobereau brouillon, dont l'intelligent manége tendait à prouver au monde entier que l'Allemagne est plus forte que la République d'Haïti, ces hommes sérieux avaient peine à cacher l'embarras que leur causait un mystificateur échoué dans leurs rangs et follement épris d'ultimatums et de bombardements.

Mr W. F. Powell, qui n'avait pas assisté aux réunions de la veille chez le Ministre plénipotentiaire de la République Française, avait déjà approuvé le projet de protestation, et le regretté M. Poù, Chargé d'Affaires de la République Dominicaine, avait également apporté son adhésion empressée à toutes les résolutions arrêtées dans le cours de ces conférences.

Mr J. J. Audain, Chargé d'Affaires de la République de Libéria, était aussi présent, mais sa nationalité haïtienne lui imposait une réserve particulière dans une question qui avait pour objet le sort de son pays.

Le Général SAM, entouré des Secrétaires d'État, reçut le Corps diplomatique avec sa cordialité accoutumée. Il le remercia de tous les témoignages de sympathie que les Représentants des Puissances étrangères lui avaient tour-à-tour prodigués — avec la discrétion voulue — depuis le 17 octobre. En raison de l'exceptionnelle gravité de la situation, il s'était résolu à une convocation qui devait lui fournir encore une fois l'occasion de rappeler les dispositions conciliantes qu'il avait toujours manifestées, afin de dissiper ce que, d'accord avec ses collaborateurs, il avait supposé n'être qu'un simple malentendu. Du jour où il a eu la redoutable responsabilité du pouvoir, il s'est invariablement efforcé d'entretenir les meilleures relations avec les États étrangers et leurs représentants à Port-au-Prince, et il ne s'avancerait pas beaucoup en prenant les Agents diplomatiques présents à témoin de la réalité et de la persévérance de ses intentions. Il n'a donc pas dépendu de lui que ne fût évité le conflit avec l'Allemagne, et il ne pouvait pas s'attendre à l'injuste hostilité du Comte Schwerin. Même après l'incident, il était très porté à mettre tout cela sur le compte de l'inexpérience du Chargé d'Affaires, car il paraît qu'il n'y a pas longtemps qu'il est dans la diplomatie; et c'est pourquoi le Ministre des Relations Extérieures prit les devants pour le rétablissement de la bonne harmonie. On connaît la réponse. Plus tard, quand le Comte Schwerin a bien voulu revenir et demander un entretien touchant l'affaire, il n'y a eu aucune difficulté, malgré ses torts personnels et les légitimes susceptibilités du Gouvernement. Mais, au lieu de tenir compte de toutes ces concessions, l'Allemagne veut humilier Haïti, en émettant des prétentions impossibles. Elle ne veut pas discuter, elle tient à imposer ses volontés. Le Gouvernement haïtien a proposé l'arbitrage, et était tout prêt à s'en rapporter au Gouvernement allemand pour le choix de l'arbitre. Nouveau refus. Ainsi, rejet de toute discussion et rejet du principe de l'arbitrage, et, en regard de ce procédé, une série de demandes définitives, telles que le paiement d'une indemnité de vingt mille dollars, la faculté pour M. Luders de rentrer en toute sécurité, une note d'excuses, la réception du Chargé d'Affaires d'Allemagne. Ces conditions sont inacceptables. Telle était la situation. Aussi, devant la nouvelle de l'arrivée de deux frégates allemandes, la convocation était-elle nécessaire pour que les responsabilités fussent nettement établies et que toute assurance fût donnée au sujet de la protection qui ne ferait pas défaut aux ressortissants des puissances amies. Cette dernière tâche serait certainement facilitée par l'attitude de la population, qui savait gré aux étrangers non allemands d'avoir en général manifesté leur indignation en présence du parti-pris de l'Empire d'Allemagne. Quant aux sujets de l'Empereur Guillaume, le Gouvernement, voulant avoir raison jusqu'au bout, prendrait toutes les mesures indispensables pour les garantir de tous risques et espérait que, même en cas de bombardement, il maintiendrait, grâce à la discipline des troupes et de la garde nationale, un ordre parfait dans la ville, de façon à empêcher des représailles quelconques.

A ces mots, M. Théodore Meyer déclara que c'était très beau et très noble de vouloir ainsi entourer des précautions désirables les Allemands eux-mêmes et qu'un tel procédé ne pourrait que nous valoir de plus en plus l'estime des autres Puissances, qui admireraient sans conteste tant de sagesse opposée à tant de mauvais vouloir.

— Je suis en mesure, dit le Président, de maintenir l'ordre tant qu'il n'y aura pas de tentative de débarquement. Dans ce dernier cas, ce serait la guerre véritable, et ce ne serait pas positivement dans les villes que nous aurions à organiser la défense nationale.

Puis, dans une conversation qui se généralisa, chacun émit son avis sur la question principale ou ses accessoires.

Au moment du champagne traditionnel, M. W. F. Powell, Doyen du Corps diplomatique en l'absence de Mgr Tonti, leva son verre en l'honneur du Général SAM et fit des vœux pour que rien ne vînt entraver le progrès et la prospérité de la République d'Haïti.

Le Président répondit par quelques mots aimables pour les Représentants des Puissances étrangères, et ajouta avec cette sérénité souriante qui est une force réelle : « Nous savons que nous serons écrasés, mais vous serez contents de nous. »

Alors, le Ministre de France leva les yeux au ciel et, après une rapide consultation avec son voisin, le Consul général d'Angleterre, il commença une exhortation en plusieurs points pour établir qu'il n'y avait pas de déshonneur à se soumettre à la force toute-puissante. Oui certes, les exigences de l'Allemagne étaient dures, étaient excessives, étaient odieuses ! Oh ! cette *prepotenzia* ! . . . Hélas ! c'est le droit du plus fort ! De grandes nations, des nations dont la gloire militaire était sans égale, ont dû baisser la tête, subir le triomphe de la force, connaître d'épouvantables humiliations, payer des milliards et souscrire à leur démembrement territorial. L'on frémit rien que d'y penser ! C'est l'horrible fatalité de la défaite, de l'épuisement, de la faiblesse naturelle ou accidentelle ! Mais, après tout, on se recueille, on se prépare, on se fortifie, on recourt aux alliances et on finit bien, un jour ou l'autre, par prendre sa revanche. En attendant, il a fallu céder et il faut ronger son frein. Il continua longtemps sur ce thème, dans un déroulement ininterrompu de périodes parfois éloquentes, toujours émues.

Il termina en invoquant le sentiment de M. Cohen.

Celui-ci répondit avec un flegme où il n'était pas difficile de trouver la bonne marque britannique : « Sans doute, tout cela est juste, mais si le Gouvernement haïtien croit devoir résister, on ne peut pas l'en empêcher. »

Mr. W. F. Powell fit observer, de son côté, que la République d'Haïti, à sa connaissance, n'a jamais refusé d'emblée et péremptoirement de payer une indemnité à M. Luders, mais a désiré qu'une discussion loyale, poursuivie entre les parties exclusivement ou devant un arbitre, la convainquît des torts qu'on lui imputait.

« Rien de plus raisonnable, dit-il. — D'autre part, je n'ai jamais entendu dire qu'on eût à faire des excuses à quelqu'un, alors qu'on n'a rien à se reprocher envers lui. »

A ce moment, M. Théodore Meyer leva de nouveau les yeux au ciel. Il estimait peut-être que ces paroles étaient « comme de l'huile sur le feu » et détruiraient l'effet de sa pressante allocution.

Le Président de la République rappela, d'ailleurs, que la nation avait déjà pris son parti, mais qu'il voudrait encore pouvoir espérer que les navires allemands, en se présentant devant Port-au-Prince, ne prendront pas une attitude irréductiblement hostile. Il souhaita que les démarches du Corps diplomatique pussent avoir assez d'efficacité pour faire différer toutes mesures extrêmes et favoriser, par la recommandation d'un système de ménagements, une transaction intéressant tous ceux qui habitaient le territoire. Dans ce sens, on irait probablement jusqu'à accepter — sous toutes réserves — de payer l'indemnité.

La réunion prit fin sur de nouvelles assurances des représentants des Puissances étrangères relativement à leur double intention de demander un délai suffisant et de protester contre le bombardement.

Il n'entre pas dans ma pensée de m'étendre sur les préparatifs militaires qu'occasionnait la nécessité de se défendre contre les violences dont le pays était menacé. J'avoue avec une extrême humilité que je n'ai aucune compétence sur ce point, n'ayant jamais été soldat et appartenant à une famille dont les membres n'ont pas contracté héréditairement l'habitude d'être « généraux de père en fils », selon l'expression des Texier et autres d'Alméras. (I)

(I) Il est à remarquer que le Cabinet d'alors est peut-être celui qui, dans ces vingt dernières années, a compté le moins de généraux. Le Secrétaire d'État de la Guerre et de la Marine, S. Marius, et le Secrétaire d'État des Travaux Publics, J. C. Arteaud, avaient seuls ce grade. Le Secrétaire d'État de l'Intérieur et de la Police Générale, F. L. Cauvin, était un civil, contrairement à une tradition déjà ancienne. Dyer, qui fut huit ans soldat, n'était pas un haut gradé ; J. J. Chancy non plus.

Comme citoyen, j'eusse assurément fait le coup de feu contre les envahisseurs. Comme Secrétaire d'État des Relations Extérieures, je n'avais pas qualité pour m'immiscer dans des questions dont la spécialité n'était pas douteuse. Comme membre du Gouvernement, j'ai pu appuyer ou suggérer des mesures concernant la sûreté extérieure de la République, mais ces mesures n'avaient pas, à proprement parler, un caractère technique et n'excédaient point la compréhension d'un simple bourgeois. Ainsi, il m'était permis, encore que je n'eusse aucune disposition pour un art apparemment hermétique, de donner mon avis sur l'opportunité soit de la mobilisation des troupes, soit d'une préparation latente des populations rurales à la résistance, soit du groupement de nos unités navales dans une sorte de bassin retranché, soit de l'utilisation des canons du *Toussaint-Louverture* pour la défense du littoral. C'étaient là des idées générales ou des précautions élémentaires auxquelles on pouvait songer sans être un stratégiste ou sans prétendre connaître la tactique. De la sorte, il n'y avait pas d'empiétement sur les attributions des spécialistes, il n'y avait pas d'interversion de rôles, et chacun de nous pouvait se rassurer et avait le droit de compter sur la plénitude des efforts parallèles.

Aussitôt après l'incident du 17 octobre, le Président de de la République, activement secondé par le Secrétaire d'État de la Guerre et de la Marine, S. Marius, avait ordonné par dépêche télégraphique aux Délégués départementaux et à tous les Commandants d'Arrondissements de rappeler sous les drapeaux les deuxièmes bataillons et les militaires en congé. Tous les marins des équipages de la flottille haïtienne avaient été également consignés à bord. Mais la mise en liberté de M. Luders et l'entente pour le renvoi à Berlin de la discussion sur l'indemnité demandée ayant fait espérer un dénouement à l'amiable, de nouvelles instructions avaient ramené les choses à leur premier état.

Ce fut la lettre du Comte Schwerin en date du 10 novembre qui détermina le Général Sam à rétablir le strict casernement de sa Garde et de la garnison de Port-au-Prince. Et j'ai déjà dit comment une nouvelle communication adressée par ce Chargé d'Affaires le 20 novembre eut pour résultat de faire maintenir une décision à laquelle je ne pouvais qu'applaudir, quoiqu'elle pesât lourdement sur mes épaules par ses inévitables conséquences financières. Un surcroît de dépenses arrivait, il est vrai, au moment même où le Gouvernement s'ingéniait de son mieux à améliorer l'état de nos « finances avariées » ; pourtant il n'était aucunement sujet à critique, étant une condition primordiale de la défense.

Une occasion exceptionnelle avait permis au Secrétaire d'État de la Guerre d'acheter, par l'intermédiaire du Ministre plénipotentiaire d'Haïti à Paris, cinq mille fusils Gras au prix raisonnable de quatre-vingt cinq mille francs, que j'avais fait payer par « câble-transfert ». Des travaux ayant été reconnus urgents afin de mettre autant que possible les poudrières souterraines de la Croix-des-Martyrs et du Fort-National à couvert des engins explosifs des navires allemands, j'autorisai la Banque Nationale d'Haïti à compter, le 23 novembre, au Département des Travaux publics la somme de quatre cent vingt piastres pour la protection de la première poudrière et, le 3 décembre, celle de quatre cent neuf piastres pour consolider la seconde par une maçonnerie à toute épreuve.

Au surplus, la plus grande quantité des poudres et obus accumulés au Fort-National avaient été transportés à Pétion-Ville par des soldats de la ligne, dans la nuit qui précéda la dernière communication du Cabinet au Corps Législatif.

On pratiqua, en outre, des excavations dans la cour intérieure des casernes de la Garde du Président, pour abriter en lieu sûr cet amas si considérable de munitions de guerre qui faisait du Palais National l'arsenal le plus formidable de la République — et malheureusement, par contre, le plus exposé aux projectiles de l'ennemi.

Le Gouvernement se préparait donc à une résistance

énergique. Si son action ne s'exerçait pas au grand jour et s'entourait plutôt d'une certaine clandestinité, si même des résolutions plus radicales n'étaient pas encore prises ou du moins portées à la connaissance de la nation, c'était toujours pour laisser la porte ouverte à la conciliation. Peut-être fut-il excessif, notre souci de ne mettre aucun tort de notre côté. Peut-être fûmes-nous, à notre insu, le jouet d'un hypnotisme spécial qui nous engageait à exagérer une prudence instinctive ou calculée et entretenait notre décision dans une somnolence intermittente. Que fût-il arrivé, par exemple, si nous avions répondu aux demandes définitives de l'Allemagne par une information judiciaire contre tous ceux qui avaient signé la pétition au Sénat de Hambourg ? Ils avaient agi dans le but de changer nos institutions judiciaires en provoquant, par l'établissement d'une juridiction consulaire, la destruction virtuelle d'un des trois Pouvoirs qui forment, aux termes de l'art. 34 de la Constitution, le Gouvernement de la République. Le texte de leur protestation était connu de quelques-uns : il révélait clairement le complot dont la détention de M. Luders avait fourni l'occasion et le prétexte. L'art. 65 du code pénal réglait le cas et prononçait la peine de la réclusion. Qui sait si des mandats d'arrêt régulièrement décernés par un Juge d'Instruction contre les cinq ou six douzaines de conjurés allemands, et suivis d'exécution, n'auraient pas plus avancé la solution d'un incident envenimé par les pétitionnaires, que les mille et une avances que nous faisions en pure perte au Gouvernement impérial ? Mais n'importait-il pas de nous abstenir de toute détermination, fût-elle légale, pouvant nous mettre en mauvaise posture vis-à-vis de l'opinion européenne — qui ne nous ménageait ni ses moqueries, ni son mépris, ni ses anathèmes? La persistance de nos illusions sur l'essence de la civilisation nous eût sans contredit empêchés de recourir à cette mise en mouvement de l'action publique à l'égard de conspirateurs dont la perversité n'avait d'égale que l'ingratitude. Et je reconnais volontiers que si, une fois, à une séance du Conseil des Secrétaires d'Etat, je fis allusion à cette procédure indubitablement licite, ce fut à titre de simple hypothèse et sans aucune insistance de ma part.

De même, notre intention de procéder avec une imperturbable modération se manifesta par le réglement partiel de la dernière opération financière de M. Firmin, connue sous le nom de vente d'or à terme. Nous étions au 30 novembre, et il y avait à verser aux intéressés la somme de cent sept mille dollars. Les circonstances étaient à ce point critiques que nous eussions pu éprouver une légitime hésitation à nous départir d'une valeur quelconque au profit surtout de ces « acheteurs d'or » dont la plupart étaient des protestataires allemands. Nous nous trouvions pris entre l'intérêt de la défense et celui du crédit haïtien. Finalement, le Conseil des Secrétaires d'Etat, à qui j'avais fait part de ma perplexité, décida qu'il valait mieux compter la moitié de la somme, en reportant le paiement du solde à la fin du mois de décembre.

La considération qui portait les autorités compétentes à mettre une sourdine à nos préparatifs militaires fit naturellement ajourner la déclaration de l'état de siège dans toute la République. D'après l'art. 6 de la loi sur l'état de siège, la garde nationale eût été, dès la publication de l'Arrêté du Président d'Haïti, mobilisée de plein droit et placée sous l'autorité immédiate du commandant militaire. Et l'on voulait encore éviter tout ce qui pouvait ressembler à une manifestation belliqueuse.

Le Magistrat communal de Port-au-Prince songeait, il est vrai, à une organisation dont l'art. 178 de la Constitution avait rendu la légalité plus évidente que ne l'eût fait supposer la loi sur les conseils communaux, en date du 6 octobre 1881, et le journal l'*Impartial* se faisait en ces termes l'interprète de son vœu patriotique :

Il est temps, pensons-nous, que le Gouvernement convoque la milice haïtienne. Il est temps que la défense soit définitivement organisée. C'est demain que l'ennemi nous tombera dessus ; nous ne devons pas attendre qu'il commence à nous couvrir de projectiles, avant de penser à organiser et à discipliner les forces que nous devons lui opposer.

Le Magistrat communal ne pourrait-il pas convoquer tous les citoyens valides et en état de porter les armes ? Ne pourrait-on dès maintenant, sans les armer, organiser les compagnies, nommer les officiers, et leur fixer leurs cantonnements ? Ne perdons pas de temps. Ne nous laissons pas surprendre !

Évitons l'affolement de l'heure critique et le conflit d'attributions et de prétentions qui ne pourront que jeter la confusion dans nos rangs.

Les heures sont précieuses ; ne les laissons pas s'écouler inutilement.

Que le Gouvernement autorise le Magistrat communal à organiser, dès demain, la garde citoyenne de Port-au-Prince.

C'est urgent ; c'est pressé.

Qu'on y pense !

En tout cas, comme une opinion assez consistante, partagée par le Corps diplomatique, autorisait à compter sur un délai de quelques jours avant le bombardement et qu'une « invasion imminente » n'était pas à craindre de la part des seuls équipages des frégates allemandes, il n'y avait évidemment pas péril en la demeure, et il n'était peut-être pas déraisonnable d'attendre que des écumeurs de mer ou de chancellerie vinssent fermer eux-mêmes toute voie à un arrangement pacifique.

Seulement, on ne s'endormait pas, selon toutes les probabilités. Le Secrétaire d'État de la Guerre et de la Marine faisait, avec les Commandants de l'Arrondissement et de la Place, de fréquentes tournées d'inspection dans les différents postes militaires de la Capitale. Le vice-amiral H. Killick était en permanence à bord de la *Crête-à-Pierrot*, prêt à toute éventualité et résolu à une résistance désespérée. Il serait virilement appuyé par les officiers placés sous ses ordres, y compris le brave commandant Gilmour, qui, bien que de nationalité anglaise et sans y être aucunement obligé par son contrat d'engagement, tenait à affronter le péril.

Sans doute, nos fortifications battant la mer n'étaient pas pourvues d'une artillerie formidable, et cette insuffisance de canons à longue portée marquait cruellement les misères d'une imprévoyance invétérée. Si, quelques années auparavant, on avait acheté une batterie de canons Bange par l'entremise d'un renégat — car la nationalité haïtienne est comme le journalisme : elle mène à tout, à condition d'en sortir — ces petites pièces de campagne étaient réservées à la défense du Palais national et ne pouvaient être utilement employées que dans une lutte sur terre.

Dans l'hypothèse — assez improbable — d'un débarquement, la Garde du Président eût vaillamment fait son devoir. Elle était ardente et décidée à tous les sacrifices qu'exigeait la situation. L'*Impartial*, dans son n° du 4 décembre, relatait ce fait significatif : « Ce matin, le généralissime de l'armée haïtienne, S. E. le Général Tirésias Simon Sam, a harangué sa Garde d'honneur. Le Président d'Haïti a déclaré qu'il accepte la guerre et qu'il compte sur la fidélité de l'armée et le patriotisme des citoyens, pour sauvegarder la dignité et l'honneur du drapeau haïtien. Le Général Sam déclare qu'il se sent fort de notre bon droit et de notre courage ! Le peuple est donc bien fixé sur ce point-là ; qu'il ne se laisse donc prendre dans aucun piége; qu'il ne prête l'oreille à aucune propagande malsaine ! »

La suprême résolution du Président de la République était chaleureusement approuvée par le pays, et le concours de tous les patriotes était d'avance acquis à un Gouvernement qui n'hésitait pas à placer l'honneur national au-dessus de toute autre considération. L'entrefilet suivant du journal *la Croix* n'était que l'écho très fidèle de l'opinion publique :

On annonce la prochaine arrivée d'une escadre allemande chargée, paraît-il, de bombarder Port-au-Prince, au cas où le Gouvernement refuserait d'exécuter l'ultimatum déshonorant qui lui a été notifié par le Comte de Schwerin. Il n'y a plus qu'à se préparer et attendre. Quant à céder, il est impossible d'y compter.

J'avais passé presque toute la journée du 4 décembre à signer la volumineuse correspondance hebdomadaire du Ministère des Finances et du Commerce ainsi que des chèques et mandats pour le paiement des services publics en province. Vers les cinq heures de l'après-midi, je fus informé par mon collègue de l'Intérieur et de la Police générale de l'émotion soulevée au Cap-Haïtien par la nouvelle que le Ministre de France avait requis la prompte arrivée à Port-au-Prince du bateau transatlantique français, pour l'embarquement de tous ses ressortissants. Cette suppression imprévue de l'escale du Cap devait inquiéter d'autant plus qu'on n'avait guère de renseignements positifs sur ce qui se passait à la Capitale. Le Comte Schwerin avait passé dans la rade le 2 décembre, et, depuis lors, les racontars se multipliaient. Les uns disaient qu'il se rendait à Porto-Plata « à la rencontre de deux cuirassés allemands, montés par 1,500 hommes ». Les autres parlaient « d'exigences auxquelles un peuple libre ne saurait souscrire ». Certains allaient jusqu'à prétendre qu'il existait au sujet de l'incident « un procès-verbal dressé par le Chargé d'Affaires d'Allemagne et signé par tous les membres du Corps diplomatique ».

J'estimai, comme F. L. Cauvin, qu'il y avait lieu de prier M. Meyer de contremander une réquisition dont l'effet pouvait être aggravé ici par sa coïncidence avec l'ordre donné à un mécanicien autrichien du nom de Hans de tenir prête la chaloupe de la ligne Hambourgeoise, afin d'amener les allemands résidant à Port-au-Prince à bord de deux steamers incessamment attendus. Je me rendis, en conséquence, à la Légation française. Le Ministre de France, que j'avais, par le téléphone, prévenu de ma visite, me sembla plus soucieux qu'à l'ordinaire, encore que son engageante politesse ne se ressentît nullement de cette disposition passagère de son esprit.

Peu après son arrivée à Port-au-Prince, qui eut lieu le 7 octobre 1897, l'incident Luders avait arrêté plutôt qu'occupé son attention avant qu'il n'eût eu le loisir d'étudier personnellement le terrain nouveau sur lequel sa diplomatie allait évoluer. De prime abord, l'on eût dit qu'une sorte de réceptivité anxieuse laissait son âme — non encore acclimatée — ouverte à tous les courants qui partageaient sa « colonie ». Dans le démêlé existant, il n'avait pas à prendre parti et n'y était pas du tout disposé, mais je présume qu'une simple mésintelligence, sans autre résultat qu'une tension persistante de nos rapports avec l'Allemagne, n'eût pas été pour lui déplaire. Français de la même génération que Gambetta, il avait payé de sa personne pendant la guerre franco-prussienne et s'était battu aux côtés de M. Carnot. Plus tard, engagé dans la carrière consulaire, il avait été successivement à Tiflis, à Tananarive et à Gênes, et voici que, comme Envoyé Extraordinaire et Ministre plénipotentiaire de la République Française à Port-au-Prince, il rencontrait, pour son entrée de jeu, un conflit qui finissait par n'être plus amusant. Il pouvait d'autant moins s'en mêler qu'il s'agissait de l'Allemagne. Ah! si c'eût été une difficulté avec le représentant de la Russie — qui n'est pas représentée ici — il eût dit à son collègue en lui prenant le bras : « Mon cher ami, arrangeons cela. » Et ça n'eût pas fait un pli. Mais les Allemands étant en cause, il n'y avait rien à faire! Tout ce qu'il se promettait à lui-même, c'était de ne pas violer le cérémonial diplomatique et de ne jamais commencer des négociations par la fin, comme ceux dont la fougue juvénile mettait la charrue avant les bœufs.

En somme, son incontestable bonne volonté était presque en déroute dans l'occurrence, et cette affaire ne paraissait pas devoir solliciter outre mesure l'intervention de ses puissants poumons.

Bien entendu, il avait expédié en son temps à son Gouvernement une copie de ma circulaire du 21 octobre. En m'annonçant cet envoi, il avait eu la bonté de me dire qu'il n'y avait pas ajouté d'explications, puisque «c'était très limpide».

Cependant, depuis le 1er décembre surtout, la situation lui paraissait mériter toute son attention « à cause des grands intérêts dont il avait la grave responsabilité», car, à la suite d'un entretien que nous avions eu ensemble à cette date, il avait demandé un navire de guerre qui stationnait, je crois, à Fort-de-France.

A partir de ce moment, il avait dû être la proie de tous les nouvellistes inscrits à sa Légation et qui ne connaissaient de l'histoire d'Haïti qu'un chapitre, d'ailleurs sensationnel : le massacre des blancs. A la vérité, les bons apôtres qui feignaient d'avoir déjà bouclé leurs malles pour prendre le premier bateau en partance, n'avaient lu qu'à la hâte le récit de l'épisode auquel ils faisaient de fréquentes allusions, et ils n'avaient pas appris que ce massacre, que tout le monde s'accorde maintenant à condamner, n'était, aux yeux de Dessalines, que la peine du talion, qu'une façon de « rendre aux *oppresseurs*, aux *ennemis*, guerre pour guerre, crimes pour crimes, outrages pour outrages », ce qui est corroboré par la protection manifeste que le Gouverneur général accorda aux sujets des « nations neutres et amies » et particulièrement aux Allemands et aux Polonais, que « le glaive devait respecter ».

Il n'en était pas moins constant que le pessimisme de certains ressortissants français avait trouvé accès dans l'esprit de M. Théodore Meyer et se traduisait en une sollicitude nerveuse pour ceux qu'il croyait menacés.

Cette croyance à un danger prochain pour ses compatriotes lui avait suggéré, entre autres précautions préliminaires, l'idée de faire garder par des agents de police les bureaux de la Société française des télégraphes sous-marins. Et je lui fis, je pense, quelque peu plaisir en lui annonçant, au début de notre entretien du 4 décembre, que le Ministre de l'Intérieur et de la Police Générale avait déféré à sa demande avec un courtois empressement.

Lorsque je lui eus énoncé l'objet spécial de ma visite, il me témoigna son regret de ne pouvoir exaucer le vœu du Gouvernement. D'abord, il était trop tard et le bateau français n'allait toucher aucun port précédant le Cap-Haïtien. Ensuite, il était obligé de prendre le plus de précautions possible pour donner toute sécurité à ses ressortissants. Il lui fallait être prêt à tout événement. Peut-être tous ces actes de prévoyance seraient-ils inutiles, et dans ce cas, il voyait d'ici les gorges chaudes que ferait de son excès de prudence le Quai d'Orsay, à commencer par son ami M. Marcel. Mais aussi il pressentait les furieuses imprécations qui s'acharneraient après lui, si, par suite d'un optimisme malencontreux, quelques centaines de français venaient à perdre la vie. Il n'y avait pas à hésiter. Entre les lazzis de là-bas et les mesures de sauvegarde contre le risque d'une hécatombe, il était tenu d'opter, et son choix était fait. Et son ami M. Marcel aurait beau le railler plus tard. Lui-même, en attendant, il faisait son devoir, qui n'était pas toujours très réjouissant.

Je n'avais pas à insister, car il n'y avait réellement plus moyen de combattre avec avantage son idée fixe. Il voyait, en effet, à travers une profusion de gestes en spirale, tout le pays à feu et à sang, une jacquerie générale, les villes envahies par les ruraux, les partis politiques déchaînés les uns contre les autres, le massacre des blancs et, qui sait? d'autres personnes encore...... Le Gouvernement lui-même était-il bien au courant des *manigances* de certains groupes?

Il s'empressa de s'expliquer : « Je ne fais pas allusion à un parti déterminé. Le mot *manigance* est français : il est dans le dictionnaire. »

— Je ne l'ignore pas, répliquai-je. En ce qui concerne la crainte que vous manifestez de graves troubles intérieurs, j'espère qu'elle n'est pas fondée, car il ne se peut point qu'il y ait des haïtiens capables de profiter de complications extérieures dans un but factieux ou dans l'intérêt de vengeances personnelles. Pour moi, qui ai des ennemis, je me refuserai toujours à croire qu'ils veuillent saisir une semblable occasion pour m'assassiner. Même dans cette hypothèse, je ne saurais qu'y faire, et il resterait avéré que le Gouvernement, ayant été disposé à toutes les concessions qui ne marqueraient pas la République d'un stigmate d'indignité, n'encourrait aucun reproche quant à des éventualités quelconques.

— Il est vrai, dit M. Meyer sur un ton que l'état de ses

nerfs avait un peu haussé, il est vrai que vous avez deux bons généraux : le général *La Fièvre* et le général *Pas-de-routes*. Ce sont précisément ceux-là que nous avons rencontrés à Madagascar, mais nous avons triomphé tout de même. Je l'avais bien dit, depuis 1885, au premier ministre du Gouvernement malgache. Ce Rainilaiarivoune était un patriote, j'étais dans les meilleurs termes avec lui, mais il ne voulait pas écouter mes conseils. Conclusion : la grande Ile est devenue possession française.

— Permettez-moi de croire, repartis-je, que nous pourrions, le cas échéant, offrir un peu plus de résistance.

— Et puis, vous avez de votre côté la doctrine de Monroë. C'est égal, vous avez affaire à forte partie.

Et, se renfonçant dans son fauteuil, il ajouta sur un ton traînant, quoique d'un air assez dégagé : « Vingt mille dollars ? ce n'est pas la mer à boire, un bombardement coûterait davantage. La réception du Comte Schwerin par le Président de la République ? c'est un mauvais quart d'heure à passer, on se regarde comme chiens de faïence, et c'est bientôt fini : la réception aura été « gracieuse. » Un salut de vingt-et-un coups de canon probablement, avec un peu de musique autour ? Qu'est-ce que cela fait ? il sera rendu. Il y a les excuses ? Ça, c'est moins digestible, je l'avoue. Ah ! ces maudits journalistes ! L'*Impartial* a fait beaucoup de mal dans cette affaire. Je ne veux pas la mort du pécheur, mais il est probable que l'Allemagne ne serait pas aussi dure si le Directeur de ce journal avait été condamné à deux ou trois ans d'emprisonnement. Je ne veux pas la mort du pécheur...

J'avais tout d'abord écouté avec quelque stupéfaction cette manière de monologue où M. Meyer poursuivait sa pensée dans une attitude nouvelle de demi-rêverie et comme en aparté. Mais à ce moment, je crus devoir l'interrompre pour faire observer que le Gouvernement avait pour programme le respect des lois et particulièrement de la Constitution, qui proclame la liberté de la presse ; qu'il ne pouvait être responsable des excès d'un journal qui n'épargnait pas la plupart de ses membres; que pourtant lorsqu'un article visa spécialement le Chargé d'Affaires d'Allemagne, un blâme public lui fut infligé; que si le Comte Schwerin avait formé une plainte à cette époque-là, le journaliste aurait été poursuivi, mais qu'il n'y avait plus à en parler, car des poursuites actuellement exercées d'office par le Parquet ne seraient regardées que comme un acte de pusillanimité; que, du reste, les journaux français, principalement *l'Intransigeant*, dirigent souvent des attaques contre l'empereur d'Allemagne lui-même, sans être le moins du monde recherchés pour offense à un souverain étranger.

— Ah oui, répondit mon interlocuteur, M. Rochefort, qui a beaucoup d'esprit...

— Je n'en doute pas, mais ce n'est pas la question.

— ... a accusé Guillaume II d'avoir reçu un cadeau de six millions du Grand Turc pour prix de la protection accordée à la Sublime Porte. Ce doit être une diffamation, mais elle est commise en France.

— En d'autres termes, dis-je, si la liberté de la presse est un des beaux côtés de la France, un petit État ne doit pas aspirer à ressembler à la grande nation par ce côté-là.

Et comme cette façon inattendue d'envisager la situation créée à la République d'Haïti ne pouvait pas m'intéresser davantage, en face de tant d'alarmantes prévisions, je pris congé du Ministre de France, qui, en m'accompagnant avec une grande amabilité jusqu'au perron de la Légation, s'exclama finalement sur un ton de sincère indignation : « Il est bien criminel, ce jeune homme qui est la cause de tout ce trouble et qui a été à Berlin pour exciter l'Allemagne contre Haïti. Je ne veux pas rechercher s'il est allemand ou haïtien, mais il n'y a pas d'erreur sur son origine. Son visage en porte la marque certaine. Voilà pourtant dans quels beaux draps il met le pays où il est né ! »

J'allai ensuite au Palais National, où le Président de la République se montra vivement contrarié d'une démarche faite auprès de lui dans l'après-midi par un personnage considérable. Après avoir fait part au Général SAM du résultat négatif de ma visite au Ministre de France, je me rendis à la Légation des États-Unis, où je devais avoir un entretien avec M. Powell.

Le dimanche 5 décembre, ayant été au Palais National, vers les neuf heures du matin, j'y trouvai une énorme affluence, généralement enthousiaste. On échangeait ses impressions — et elles étaient unanimement favorables — au sujet de l'Ordre du jour suivant, publié la veille au son du tambour et reproduit au *Moniteur* :

Le Pouvoir Exécutif a informé hier les Chambres des dernières communications du Gouvernement d'Allemagne au sujet de l'incident Emile Luders.

Une démonstration navale ne tardera pas à se faire dans nos eaux. Mais il ne se peut guère que, contre tous les usages, contre tous les principes, l'escadre allemande se livre d'abord à des actes d'agression, à cause d'une affaire qui n'a même pas encore été discutée.

Si cependant il en pouvait être ainsi et que le danger fût imminent, l'autorité ne manquerait pas d'avertir le public et de lui donner l'alarme. En attendant, elle convie les citoyens au calme et à l'union, si nécessaires en présence d'un péril national. Qu'ils oublient leurs rancunes et leurs divisions, pour ne songer qu'au dévouement et aux sacrifices que la Patrie a le droit de réclamer de ses fils.

Le Gouvernement compte, avec confiance, sur leur patriotisme pour que l'ordre et la paix intérieure ne soient pas un seul instant troublés : ce serait un crime de lèse-patrie, le plus grand de tous les crimes — à la répression sévère duquel l'autorité ne faillirait point, — ce serait un crime irrémissible, d'ajouter aux menaces et aux attaques du dehors une complication de bouleversements intérieurs.

Le Gouvernement veille au salut de tous et à la sauvegarde de la dignité nationale. Que tous s'en remettent à lui des mesures à prendre dans l'intérêt commun. N'oublions pas, même en cas d'agression, que la République doit garder ses bons rapports avec les puissances neutres, et assurer à leurs sujets la plus parfaite sécurité, sauf les dommages qui peuvent résulter pour eux de l'agression même et dont la responsabilité retombera sur qui de droit.

Port-au-Prince, le 4 Décembre 1897.

Le Secrétaire d'Etat de l'Intérieur et de la Police générale,

F. L. CAUVIN.

Le commentaire ci-après dont l'*Impartial* avait fait suivre l'insertion de cet ordre du jour recevait également un bon accueil :

La lecture de cet ordre du jour si conforme au sentiment général, a été saluée, dans tous les carrefours, par de vifs et unanimes applaudissements.

Tous les Haïtiens acceptent la lutte brutale qu'on leur offre, avec joie et dignité. C'est beau de voir un jeune peuple d'un million d'habitants oser lever la tête devant un souverain comme l'Empereur d'Allemagne ! C'est grand pour un gouvernement de ne pas hésiter à sauvegarder la dignité nationale, au prix de tous les sacrifices ! La nation sera debout et combattra avec, à l'esprit, le souvenir des hommes immortels de 1804.

Et la victoire nous restera ; car, même écrasés, nous aurons remporté sur nos lâches agresseurs, une victoire morale beaucoup plus haute, beaucoup plus noble que l'autre.

Le Général Sam, en costume militaire, revenait d'une tournée à cheval qu'il avait faite en ville à l'issue de la messe de sept heures. Les officiers de son État-Major et tous ceux qui s'étaient trouvés sur son passage racontaient l'ovation inoubliable où la population, dans les divers quartiers parcourus, avait confondu en l'honneur du Chef de la défense ses vœux, ses élans, ses ardeurs patriotiques. Le Président, de fort bonne humeur, accueillait cordialement le flot incessant des visiteurs, qui s'empressaient vers lui avec une touchante spontanéité. Dans une allocution familière — d'autant plus éloquente — il exhorta tout le monde à l'union, à l'oubli des dissentiments antérieurs, à la réconciliation en présence de l'étranger. C'étaient là l'essentiel ressort et l'unique secret d'une résistance sérieuse. A cette fin tout devait être sacrifié, et ceux qui entraveraient la défense par de criminelles discordes ne trouveraient pas grâce devant le pays, pas plus que ne trouva grâce devant Dessalines le chef de partisans Lamour Dérance, dont les prétentions au commandement suprême compromettaient l'œuvre de l'indépendance.

Et le Chef de l'État développa ses recommandations dans ce sens avec une précision de langage propre à éclairer complètement l'esprit de ses auditeurs. En terminant, comme pour donner à ses paroles une consécration dernière, il ordonna à la Musique du Palais de jouer *1804*. Alors commença la magistrale exécution de cette Marche à la fois éclatante et exquise où se mêlent si parfaitement les triomphales sonorités et l'écho des attendrissements fraternels. Sous la mystérieuse influence de ces accords entraînants monta dans tous les cœurs une irrésistible émotion, une émotion poignante comme une angoisse en même temps que douce comme une espérance. Serait-ce la fin ? ou bien un recommencement ?

En tout cas, les exigences de l'Allemagne pouvaient faire douter de cette indépendance dont l'orchestre frémissant célébrait la gloire héroïque.

Il semblait être indispensable de s'en assurer, et l'effroyable épreuve où nous étions engagés avait sans doute son utilité.

CHAPITRE VIII.

Le 6 Décembre 1897.

On avait annoncé que les navires de guerre allemands arriveraient le 6 Décembre, à six heures du matin. A cette heure, le Conseil des Secrétaires d'État était au complet au Palais national. Quelqu'un venait de communiquer au Président de la République une lettre qu'il avait reçue d'un de ses parents habitant St-Thomas, qui l'entretenait des propos menaçants tenus par les officiers principaux des deux frégates à un dîner chez le Gouverneur de l'île. Le Secrétaire d'Etat de l'Agriculture et des Travaux Publics mentionna à ce propos une confidence qui lui avait été faite la veille par un allemand généralement fort bien renseigné, et ses informations signalaient l'extrême hostilité des desseins de l'Empire. On s'en doutait bien et rien ne pouvait étonner d'une horde en perpétuelle gestation d'iniquités. D'après une dépêche de Berlin, un journal officieux de cette ville, la *Post*, révélait en ces termes les intentions de ses inspirateurs : « Si Haïti refuse de faire droit aux demandes de l'Allemagne, à propos de l'indemnité réclamée pour l'arrestation illégale et l'emprisonnement de M. Luders, sujet allemand, à Port-au-Prince, des mesures énergiques seront prises. Nous bombarderons d'abord les forts de la côte, et si le Gouvernement haitien persiste dans son refus d'accorder la satisfaction demandée, nous bombarderons la ville et les édifices du gouvernement. »

M. de Bülow, Ministre des Affaires Étrangères, disait de son côté au Reichstag : « Nous ne sommes pas satisfaits par la seule relaxation de M. Luders et nous avons demandé satisfaction et compensation pour son emprisonnement illégal, qui était contraire aux lois haïtiennes et internationales. Nous espérons que le Gouvernement d'Haïti acceptera nos demandes légitimes et modérées ; car, en plus de la justice de notre réclamation, nous avons le désir et le pouvoir de l'obtenir. »

La « justice de la réclamation » se démontrait d'elle-même, grâce aux nombreux canons qui étaient en mesure de la manifester avec éclat, et elle avait une autorité si irréfragable — une autorité de chose jugée à Berlin et surtout à Postdam — qu'il était superflu de rien entendre Ceux qui avaient « le désir et le pouvoir » de frapper ne voulaient pas écouter. L'Attila du « dernier bateau », qui faisait sans effort la sourde oreille, après avoir tenu un dernier conseil avec les successeurs des de Moltke et des de Roon et s'être assuré par les rapports du grand État-Major que la supériorité de ses forces lui donnait le « pouvoir » de vaincre sans péril la République d'Haïti, avait bien le droit de biffer une convention passée avec ses diplomates ordinaires et de se déclarer, avant toute discussion, suffisamment éclairé. Il avait définitivement rompu les chiens, et tandis qu'il envoyait M. de Bülow nous reprocher la violation des lois internationales, il préludait à une « démonstration » qui comportait la méconnaissance de toutes les lois humaines et même de celles qu'on nomme divines. On l'eût bien fait rire si l'on se fût avisé de lui citer ces mémorables paroles que l'illustre Charles Sumner, en défendant les droits d'Haïti, adressa au Sénat américain le 23 mars 1871 : « L'égalité des peuples est un principe du droit international, au même titre que l'égalité des citoyens est un axiome de notre déclaration d'indépendance. On ne doit pas faire à un peuple petit et faible ce qu'on ne ferait pas à un peuple grand et puissant, ou ce que nous ne souffririons pas, si cela était fait contre nous-mêmes. »

La bravoure allemande ne pouvait que dédaigner de telles considérations ; elle se déployait, au contraire, avec d'autant plus d'aisance et de fracas qu'elle savait le danger à peu près nul. Et le Ministre des Affaires Étrangères surpassait sans peine le mystificateur le plus accompli lorsqu'il osait déclarer que « le Chancelier et ses collègues n'étaient pas des hommes à chercher de vaines querelles ». Eh quoi ! il comptait donc pour rien cette action aveugle, quoique préméditée, qui nous menaçait au moment même où il débitait au Reichstag ses phrases de parade! C'était donc « sans âpreté inutile » qu'il défendait les droits et les intérêts de l'Allemagne, après qu'il était revenu sur un délai convenu et avait refusé catégoriquement d'attendre la réfutation du Mémoire remis à M. Edouard Pouget !

Le fait est que, confiant dans sa puissance colossale, le Gouvernement impérial « voulait fortement ce qu'il désirait » et qu'il lui suffisait des prétextes les plus invraisemblables pour masquer l'horreur de son entreprise.

Le Mémoire, auquel toute réponse était interdite, est la preuve la plus convaincante de cette absence totale de scrupules qui présidait à l'odieuse tentative d'agression dirigée contre l'indépendance morale de l'État d'Haïti. Puisque, pour jeter le désarroi dans les esprits et paralyser les énergies, des dénigreurs ou des trembleurs ont feint, au cours de cette journée suprême, d'avoir encore des doutes sur la bonté de notre cause, il convient d'insérer à cette place la traduction à peu près littérale d'un document que son auteur même, en coupant court à la réplique, avait d'emblée réduit à sa plus simple expression.

Ce préambule est plein de promesses, que la suite ne peut manquer de tenir :

Dans l'affaire Luders, il y a eu du côté d'Haïti de si nombreuses fautes et tant de contraventions aux dispositions formelles des lois du pays, que les demandes de réparation du Gouvernement impérial sont à peine en proportion avec les injustices qui sont à la charge des autorités haïtiennes.

Devant la sévérité d'un pareil début, l'homme le plus endurci doit évidemment se préparer à frémir à l'articulation des griefs de l'Allemagne. Aussi le premier et le plus horrible de tous va-t-il faire juger du reste, car il y a lieu de considérer dès à présent que ces griefs, n'ayant pas été énumérés dans l'ordre chronologique, ont dû l'être naturellement suivant leur gravité. Écoutez plutôt :

1. — D'abord, si le Gouvernement haïtien, suivant sa dépêche adressée au Corps diplomatique et publiée dans le *Moniteur* du

23 septembre (?) de cette année, veut regarder Emile Luders comme essentiellement haïtien, en ce qu'il serait né en Haïti d'une haïtienne, cette opinion est dénuée de tout fondement, car même si, du côté de sa mère, qui est une créole française, Luders a du sang haïtien dans les veines, il a toutefois aussi, comme fils d'un ressortissant de l'empire, cette même qualité de ressortissant de l'empire. Il a fait son service militaire dans la patrie et a, par conséquent, pleinement droit au traitement qui est dû aux ressortissants d'Etats civilisés.

Si cet amphigouri pouvait avoir quelque sens, il signifierait sans doute que M. Emile Luders, étant fils d'un allemand, a, selon la loi allemande, la nationalité de son père. Rien de plus. Mais cette constatation ne saurait empêcher la loi haïtienne de s'appliquer en Haïti et de reconnaître le même M. Emile Luders comme haïtien. Ainsi que je l'ai déjà expliqué, sa bisaïeule maternelle était, par le fait de sa résidence dans la République, devenue haïtienne, conformément à l'art. 44 de la Constitution de 1816 ; sa grand'mère maternelle et sa mère étaient haïtiennes en vertu de l'article 13 du Code civil, qui déclare haïtien « tout individu né, en Haïti ou en pays étranger, d'un haïtien ou d'une haïtienne ». Pour lui-même, il n'y a aucun doute possible, son cas étant régi par de nombreux textes, principalement par cette disposition de l'art. 6 de la loi du 30 octobre 1860 : « Les enfants qui naîtront du mariage d'une haïtienne avec un étranger ou de leurs liaisons naturelles seront essentiellement haïtiens. » (1)

Quant à la circonstance que M. Luders a fait le service militaire en Allemagne, elle n'a pas d'influence, au regard d'Haïti, sur la nationalité haïtienne de cet engagé volontaire, l'art. 10 de la Constitution de 1889 ne la comprenant pas parmi les causes qui font perdre « la qualité de citoyen d'Haïti ».

(1) L'art. 3 de la Constitution de 1867 et de celle de 1879 reproduit les termes de l'art. 13 du Code civil. — L'art. 3, 3° de la Constitution de 1889 attribue même la qualité d'haïtien à « tout individu né en Haïti, de père étranger, ou, s'il n'est pas reconnu par son père, de mère étrangère, pourvu qu'il descende de la race africaine ».

Ce premier point du Mémoire allemand n'avait donc aucune importance au point de vue du droit international, et c'est l'empire d'Allemagne qui violait un des principes rudimentaires de ce droit en s'acharnant à protéger quand même un haïtien.

2. — Tout cet incident a été provoqué par le procédé illégal des hommes de police qui, ainsi que l'ont établi leurs propres déclarations et celle de l'Inspecteur de police Antoine Alexandre, voulaient arrêter, seulement sur un ordre verbal de ce dernier, le cocher de Luders, tandis que, d'après l'art. 14 de la Constitution haïtienne, un ordre écrit, un mandat était nécessaire dans ce cas — comme toujours quand il ne s'agit pas d'arrestation pour cause de flagrant délit.

Le rédacteur ne s'était pas donné la peine de lire le dernier alinéa de la disposition constitutionnelle qu'il invoque, lequel autorise les parties lésées à poursuivre devant les tribunaux compétents les auteurs ou les exécuteurs de toute arrestation arbitraire. Ce sont justement les juges qui eussent pu apprécier les faits en toute souveraineté et décider si l'arrestation n'a pas eu lieu « dans un temps voisin du délit ». M. Luders n'était point en cause et il n'était pas juge de la question, et « tout cet incident n'a été provoqué » que par sa brutale intervention, qui a déterminé la rébellion du cocher après que ce dernier s'était montré, de son propre aveu, disposé à suivre les agents de police.

3. — Même s'il était exact que les hommes de police ont trouvé le cocher Présumé hors du domicile de Luders, ce qui est formellement contesté par celui-ci, ils l'ont du moins suivi dans la remise, commettant ainsi une infraction aux articles 16 et 19 de la Constitution. — Il est en soi absolument invraisemblable que Luders les ait tirés dans la remise pour les battre. Mais alors même que ce point devrait être concédé, il ne pourrait pas davantage être question de résistance à la force publique dans le sens de l'art. 170 du Code pénal, parce que les hommes de police n'étaient pas dans l'exercice *légal* de leurs fonctions.

Aucun doute ne peut exister sur le fait que le cocher Présumé était, au moment de son arrestation, à l'extérieur de la remise. Il en avait lui-même fait l'aveu devant le Tribunal correctionnel de Port-au-Prince, et M. Luders était bien près de le confesser également lorsque, dans une interwiew déjà mentionnée, il disait : « L'homme était en dedans ou au dehors, qu'importe ! » Si les agents de police s'étaient réellement trouvés dans la remise, ce n'avait été qu'à la suite de l'intervention de M. Luders, au cours de laquelle il se montra « excessivement grossier envers eux », ainsi qu'il l'a reconnu depuis, et se mit en devoir d'entraîner de force à l'intérieur l'individu qu'ils avaient appréhendé. Et il fallait que l'on connût bien peu ce personnage à cheval sur deux nationalités pour le croire incapable de les avoir attirés dans la remise, même pour les frapper. On ne voit donc pas en quoi il a été contrevenu soit à l'art. 16 de la Constitution, concernant les visites domiciliaires et les saisies de papiers, soit à l'art. 19, qui a trait au droit de propriété.

Et maintenant, il n'est nullement nécessaire, n'est-ce pas ? de discuter l'étrange théorie d'après laquelle M. Luders, tierce personne, aurait eu le droit d'exercer des violences et voies de fait contre les agents de police, sous prétexte qu'ils n'étaient pas dans l'exercice légal de leurs fonctions, en procédant dans un endroit public à l'arrestation du cocher Prézumé, c'est-à-dire en agissant pour l'exécution d'un ordre de leur supérieur, qui n'avait probablement pas jugé bon de leur faire au préalable un cours sur les éléments constitutifs du flagrant délit.

Il est à présumer, d'ailleurs, que ce n'est qu'une opinion de circonstance, et les esprits peu aventureux auraient peut-être quelque peine à imaginer une assemblée de juges berlinois tressant des couronnes à l'haïtien, voyageant en Allemagne, qu'une ardente sollicitude envers la Constitution prussienne aurait transporté d'une fureur sacrée au préjudice d'agents de police soupçonnés de rééditer les beautés du « Petit état de siège » pour l'arrestation d'un démocrate socialiste.

4. — Si l'Inspecteur de police Clermon Belmon, entendu comme témoin, veut justifier la brusque arrestation de Luders au bureau de police par le fait que celui-ci, venu pour se plaindre des agissements de la police, l'aurait outragé dans l'exercice de ses fonctions, Luders lui-même conteste de la façon la plus énergique cette assertion, qui nulle part n'a été prouvée le moins du monde.

M. Luders n'a été ni arrêté ni condamné pour outrages envers l'Inspecteur Clermon Belmon. Le procès-verbal de l'audience correctionnelle du 28 septembre démontre que ce témoin a déposé qu'il a été outragé après qu'il avait annoncé à M. Luders son intention de le renvoyer devant le Juge de paix.

5. — Lors des premiers débats devant le juge de paix, les témoins à décharge proposés par Luders n'ont pas même été entendus, et cela est contraire à tout principe de droit.

Cette version n'est pas d'accord avec celle des lettres ou mémoires où M. Luders prétendait avoir vainement demandé un sursis pour citer des témoins. Cette contradiction donne la mesure de la confiance que ses allégations devraient inspirer. Quoi qu'il en soit, le Juge de paix, dont la conviction s'était formée par le rapport et les déclarations d'agents exerçant la police judiciaire, n'était pas tenu de subordonner sa décision à l'audition de témoins que M. Luders se serait proposé de produire ultérieurement. L'art. 135 du Code d'Instruction criminelle, dont le texte diffère un peu de celui du premier alinéa de l'art. 154 du code français, dit formellement : « Les contraventions seront prouvées soit par procès-verbaux ou rapports, soit par témoins, à défaut de rapports ou de procès-verbaux à leur appui. »

6. — Après que Luders eut été condamné à un mois de prison et à quarante-huit gourdes d'amende en vertu de l'art. 44 de la loi sur l'organisation de la police urbaine, article qui, malgré les plus grandes recherches, est introuvable à Port-au-Prince et dont le texte, par conséquent, n'est pas encore connu de près, le jugement, en dépit des prescriptions légales, ne lui fut pas signifié.

L'avocat de M. Luders ne pouvait manquer de connaître ni l'art. 44 en question, ni l'art. 16 de la loi du 19 septembre 1836, lequel prévoit une condamnation à des dommages-intérêts contre l'huissier ou le greffier qui serait cause de la non-signification du jugement dans le délai prescrit. En fait, ce retard n'a point préjudicié au condamné, puisqu'il a pu interjeter appel avant la signification du jugement.

7. — L'appel, tel que celui qui a été interjeté contre ce jugement par Luders dans les formes et le délai voulus, a toujours un effet suspensif, d'après l'art. 149 du Code *pénal* (?), excepté, aux termes de l'art. 18 de la loi du 19 septembre 1836, dans les cas des articles 402, 403, 405 et 408 du Code pénal, dont aucun n'avait été appliqué dans l'espèce. Malgré cela, Luders fut gardé en prison.

L'art. 18 de la loi du 19 septembre 1836 est ainsi conçu : « Dans le cas d'appel, la suspension prononcée par l'art. 149 du Code d'Instruction criminelle ne pourra être invoquée par le condamné, toutes les fois que la condamnation aura été prononcée *pour contraventions désignées* aux articles 402, 403, 405 et 408 du Code pénal. — *Pour les mêmes faits* seulement le pourvoi en cassation dont il est mention en l'art. 153 du Code d'Instruction criminelle, ne sera pas suspensif. »

Il s'ensuit que ce qu'il faut considérer, pour l'application de l'art. 18, c'est le *fait intrinsèque*, la *contravention en elle-même*, telle qu'elle est désignée et non pas telle qu'elle est punie. La contravention désignée à l'art. 402 du Code pénal consiste dans « toutes voies de fait qui n'auront occasionné ni contusion ni blessure ». Or, M. Luders a été traduit devant le Tribunal de police et condamné pour des voies de fait envers des agents de la force publique. (I)

Il devait, en conséquence, être gardé en prison, conformément à l'art. 18 de la loi du 19 septembre 1836.

(I) C'est devant le Tribunal correctionnel que des circonstances aggravantes ont été relevées.

D'après l'art. 44 de la loi sur l'organisation de la police, « toutes les menaces *ou voies de fait*, à cet égard, seront punies sur le jugement du juge de paix, si c'est un bourgeois qui les a commises, ou par le commandant de la place, si c'est un militaire ».

8. — La tentative faite par le Gouvernement haïtien pour justifier vis-à-vis du Chargé d'Affaires Comte Schwerin, la détention de Luders par la raison que la condamnation a eu lieu en vertu de l'art. 402 du Code pénal, échoue déjà en ce sens que cet article prévoit, comme maximum de peine, vingt-cinq jours d'emprisonnement et une amende de vingt-cinq gourdes, tandis que Luders a été condamné à un mois de prison et au paiement de quarante-huit gourdes. Mais le Comte Schwerin a, en outre, le 25 septembre, expressément établi — en présence du Ministre des Relations Extérieures et du Ministre de la Justice, qui avait fait chercher le premier jugement, — que Luders n'avait été condamné qu'en vertu de l'art. 44 de la loi sur la police.

Il faut répéter une dernière fois que M. Luders a été condamné pour voies de fait et que l'argumentation précédente repose sur une confusion entre la *contravention désignée* à l'art. 402 et la *peine* qu'il prévoit. Il est certain que l'art. 44 a eu pour but, sur ce point, de modifier, non la nature de la contravention, mais la peine indiquée par l'art. 402. Avant la promulgation de la loi du 20 juillet 1859, l'art. 18 de la loi du 19 septembre 1836 était évidemment applicable dans le cas d'une condamnation pour voies de fait envers des agents de police. Il n'y a aucune bonne raison pour croire que, depuis, il a cessé de l'être, sous prétexte que la peine a été augmentée par la nouvelle loi.

Ceux qui, de bonne foi, auraient été portés à penser autrement, auraient sans doute oublié que la loi du 19 septembre 1836 n'est pas une loi pénale proprement dite, mais une loi de procédure criminelle, dont il serait permis, s'il en était besoin, d'étendre les dispositions, d'un cas à un autre cas analogue.

9. — Luders a été enfermé durant cinq jours dans un endroit excessivement malsain, sur le pied d'égalité avec les plus vulgaires criminels, et en leur compagnie. Si ce traitement est déjà absolument inouï pour un homme civilisé, on doit encore s'en étonner d'autant plus que Luders, fils d'une famille considérée et possédant des biens dans le pays, et établi lui-même à Port-au-Prince, a été gardé en prison, malgré les doutes soulevés sur la légalité de son

emprisonnement et de sa détention et n'a pas été mis en liberté provisoire sous caution.

Bien que sa mise en liberté provisoire sous caution n'eût pu être accordée que par suite d'une interprétation extensive des articles 95 et suivants du Code d'Instruction criminelle, il n'est pas douteux que M. Luders l'eût obtenue, si, se conformant aux indications que j'avais fournies au Chargé d'Affaires d'Allemagne, il se fût décidé à en faire la demande à la juridiction compétente. Mais il n'était au pouvoir de personne de le faire bénéficier d'office d'une mesure qu'il n'entendait pas invoquer.

Il paraît pourtant qu'on eût dû trouver le moyen, à cause de sa noble extraction, de prévenir ses désirs, même en modifiant d'urgence le Code d'Instruction criminelle à son intention.

Bien plus, si une faveur lui fut faite par son transfèrement à la Conciergerie, il ne s'en souviendra que pour s'étonner de l'audace stupéfiante qu'on a eue de croire, quatre jours durant, à l'égalité de tous devant la loi. Et le Gouvernement allemand, qui l'eût vraisemblablement abandonné à sa nationalité haïtienne, s'il n'était pas issu d'une famille « possédant des biens », ne pouvait être que très disposé à accueillir avec transport ses racontars au sujet de la prétendue promiscuité qu'il eut d'abord à subir. « Tout ne dépend-il pas de la richesse ? » dit Chrémyle dans le *Plutus* d'Aristophane.

10. — Les seuls témoins qui avaient soutenu que Luders avait battu et blessé des hommes de police sont des hommes de police eux-mêmes et d'autres employés publics. Nulle part il n'a été démontré en quoi les blessures ont en somme consisté. Il n'y a pas de certificat de médecin sur ce point ; une attestation émanée d'un étudiant en médecine et produite par le Ministère public, a été rejetée par le Tribunal lui-même, parce qu'elle n'était pas rédigée dans les formes voulues et portait une signature illisible.

En faveur de Luders est encore la déclaration de l'Inspecteur de police Antoine Alexandre qui, après avoir ordonné l'arrestation du cocher, était resté tout près de la propriété de Luders, et qui, bien qu'accouru sur les lieux au premier bruit, n'a pas vu Luders battant quelqu'un. En présence de cette déclaration, on reste surpris de l'assertion du commissaire de police Europe Fleury que la scène aurait duré environ trois quarts d'heure.

M. Luders a été condamné par le Tribunal correctionnel comme auteur d'une rébellion sans armes contre les agents de police et « pour avoir porté des coups au visage des agents Maximilien Prudent et Michel Marseille, coups dont il est résulté des contusions sur la personne de l'agent Maximilien Prudent ». Les juges n'ont donc fait aucune mention des blessures dont parle le Mémoire, et il faudrait espérer que le Gouvernement allemand n'a pas entendu leur faire un crime d'avoir rejeté le certificat de l'étudiant en médecine.

D'autre part, une expertise médicale n'était pas indispensable pour constater les contusions au visage de l'agent Maximilien Prudent : ces contusions n'étaient que trop visibles à l'audience, sinon à Berlin.

En outre, l'art. 138 du Code d'Instruction criminelle ne range pas les employés publics parmi les personnes qui ne doivent être ni appelées ni reçues en témoignage, et les articles 135 et 136 du même Code admettent en première ligne, comme faisant preuve des contraventions, les procès-verbaux ou rapports des officiers et agents de police. La prétention adverse tient si peu debout que, par une étrange contradiction, c'est la déclaration d'un Inspecteur de police qui est le plus triomphalement invoquée en faveur de M. Luders. C'est toutefois en vain, et il faut être réellement à bout d'arguments pour se retrancher derrière la déposition suivante de M. Antoine Alexandre : « Après avoir ordonné l'arrestation, je me suis retiré. Un moment après, j'ai entendu du bruit ; j'ai accouru et j'ai trouvé Luders *excité comme lui seul*. J'ai essayé de le calmer. *On m'a dit qu'il avait frappé les hommes de police qui opéraient l'arrestation dudit voleur.* »

Pour le reproche fait à un commissaire de police d'avoir estimé que la scène avait duré quarante-cinq minutes, quand elle n'avait peut-être pas dépassé trente-cinq minutes, il est juste de convenir qu'il est très-sérieux de la part de ceux qui cherchent midi à quatorze heures.

11. — D'après le procès-verbal d'audience, les témoins cités par Luders n'ont pas été évidemment entendus avec tout le soin et toute la minutie qui étaient nécessaires pour établir impartialement les faits.

A cela s'ajoute, suivant les assurances de Luders, la circonstance que leurs dépositions ont été en partie, sur des points importants, consignées en raccourci.

Ici le Gouvernement impérial entre en plein dans le domaine de la fantaisie. Il admet que M. Luders, pour se disculper et surtout pour obtenir une indemnité, n'a qu'à assurer que l'instruction orale n'a pas été complète et que les notes d'audience ont été trop succinctes, en d'autres termes, que, dans son propre intérêt, et contrairement en cela à l'aveu du Comte Schwerin, il reconstitue dans les bureaux du Ministère des Affaires Étrangères d'Allemagne des audiences tenues à deux mille lieues de distance et joue à la fois les rôles de témoin, de greffier, de juge et d'accusateur. Et de hauts fonctionnaires de l'empire, qui ont toutes les complaisances pour le « fils d'une famille considérée », enregistrent très docilement ses dires calculés, sans songer à se demander si son avocat ou lui-même n'avait pas la faculté de questionner à fond les témoins et si l'art. 137 du Code d'Instruction criminelle fait au greffier qui relate les « principales déclarations » de ceux-ci, l'obligation de les sténographier.

En réalité, tout cela dénote l'insincérité d'une conviction qui prend son point d'appui dans les assurances d'une partie en cause.

12. — L'audience ouverte le 28 septembre, à dix heures du matin, était déjà levée à une heure vingt-cinq minutes de l'après-

midi, vu l'heure avancée, et renvoyée au 30 septembre. Si la suspension des audiences qui durent plus de trois heures est dans la coutume haïtienne, on n'en use pas toujours ainsi, et, avec un peu de bonne volonté, on aurait bien pu terminer le 28 septembre la procédure contre Luders.

Autrement dit, les juges étaient coupables de manque de gentillesse, parce que, tenus, d'après l'art. 17 de la loi du 9 juin 1835, sur l'organisation judiciaire, de siéger de 10 heures du matin à 1 heure de l'après-midi, ils avaient donné vingt-cinq minutes d'audience de plus — et ce n'était pas assez, si l'on réfléchit que, par une chaleur caniculaire et dans une salle surchauffée par l'encombrement et bientôt envahie par les rayons du soleil déclinant, ils auraient pu pousser leur « bon vouloir » jusqu'au soir et même jusqu'à une heure très avancée de la nuit. Par considération pour M. Luders, ils auraient dû rester insensibles à l'aiguillon de la soif ou de la faim et principalement à la fatigue qu'avaient engendrée l'exposé de l'affaire, la lecture des actes d'appel et des diverses citations, l'audition incidentée de treize témoins et de deux plaignants et l'interrogatoire de deux prévenus, enfin une instruction publique délicate et coupée d'observations et de plaidoiries préliminaires. Qu'ils renvoient ensuite l'audience au surlendemain et non à huitaine, comme d'usage, ce n'est rien de plus. La faute est déjà commise : on a manqué de l'espèce de complaisance que M. Luders eût souhaitée.

13. — Le prononcé du jugement, fixé, le 30 septembre, au 7 octobre, fut encore renvoyé, à cause de la maladie d'un juge, et n'a eu lieu que le 14 octobre, de sorte qu'il s'est écoulé, entre les premiers débats et le prononcé du jugement, un intervalle de dix-sept jours, durant lesquels Luders est resté encore en prison.

Comme le jugement ne pouvait pas être prononcé avant la fin des débats et que l'un des juges, avec la meilleure volonté du monde, n'avait pas la faculté de s'empêcher de tomber malade, il y a lieu de croire que l'indication de cette nouvelle « faute » n'est qu'une façon indirecte de montrer la puissance de calcul dont est doué le Ministre des Affaires Étrangères d'Allemagne. Malheureusement, ceux qui pensent qu'il ne s'est pas *écoulé* dix-sept jours *entre* le 28 septembre et le 14 octobre seraient tentés d'inférer de cette affirmation la preuve que le chef de la diplomatie allemande a perdu son arithmétique.

14.— L'ensemble de l'instruction orale permettait à toute personne impartiale dans l'auditoire de s'attendre à un verdict d'acquittement. Si Luders, malgré son acte d'appel, a été condamné à une peine beaucoup plus grave que celle qu'avait prononcée le juge de paix, les circonstances du moment donnent quelque vraisemblance au soupçon que les juges n'ont pas su sauvegarder leur impartialité. Ce soupçon est encore particulièrement renforcé par le long retard mis à prononcer le jugement.

Celui qui a transmis son impression à Berlin n'étant pas une personne impartiale et n'ayant pas été immédiatement entouré — au Tribunal — de personnes impartiales, il est impossible d'accepter son assertion comme parole d'évangile. Il n'en est pas moins curieux de voir un des plus puissants soutiens de « l'ordre social » manifester une préférence révolutionnaire pour un prétendu jugement de l'auditoire. La lecture du procès-verbal d'audience démontre, au contraire, la pleine culpabilité de M. Luders, qui, en essayant de critiquer ce document, est surtout parvenu à faire ressortir à quel point il le trouve écrasant pour lui.

Aucun texte n'interdisait aux juges d'appel de qualifier autrement que le tribunal de police les faits de la connaissance desquels ils étaient saisis et d'appliquer, en conséquence, la véritable peine prévue par le code pénal, et ces magistrats ne peuvent être accusés de partialité pour avoir reconnu l'existence d'un délit que, seul, le Comte Schwerin s'est obstiné à ignorer. En tout cas, le recours en Cassation était ouvert au condamné, qui eût dû laisser au Tribunal suprême le soin de prononcer sur la légalité, sinon sur l'opportunité de la condamnation.

En dehors de ces sujets de plainte qui visent la procédure judiciaire, l'ensemble de la conduite du Gouvernement haïtien dans toute l'affaire donne aussi lieu aux représentations les plus variées.

Peut-être cette seconde série de griefs sera-t-elle un peu plus sérieuse que la première. Il importe de s'en assurer au plus tôt.

15. — Bien que le Comte Schwerin se soit adressé plusieurs fois au Ministre des Relations Extérieures, verbalement et par écrit, relativement à l'expédition du jugement de première instance et à la mise en liberté de Luders, ses efforts sont pourtant restés sans résultat.

J'aime mieux croire que c'est la mémoire du Chargé d'Affaires d'Allemagne qui l'a mal servi. Les seuls entretiens que j'ai eus avec lui sur cette affaire, avant l'incident du 17 octobre, ont eu lieu le 21 et le 25 septembre. A la première de ces dates, il vint me faire le récit de ce qui s'était passé et notamment m'apprendre la condamnation de M. Luders par le tribunal de police. Il fit une simple allusion à l'impossibilité pour le condamné d'obtenir du greffier une expédition du jugement avant trois jours, et c'est alors que j'émis l'avis que M. Luders pouvait interjeter appel préalablement à la signification de la sentence. Si le Comte Schwerin m'avait témoigné le désir d'en avoir une copie pour lui-même, j'eusse, par pure courtoisie, écrit à cet effet au Secrétaire d'État de la Justice. Mais il ne l'a jamais fait, *ni de vive voix, ni par écrit.* Quant à M. Luders, son avocat devait savoir comment s'y prendre pour avoir une expédition en due forme, et M. le Chargé d'Affaires d'Allemagne ne s'était pas encore tout-à-fait mis en tête de représenter en second ce client de haut vol.

D'autre part, l'entretien du 25 septembre eut trait à une discussion juridique amenée par ma réponse à *l'unique* lettre où le Comte Schwerin concluait à la mise en liberté de M. Luders, sous prétexte que l'appel, dans ce cas également, avait un effet suspensif.

Il va sans dire que si M. Luders avait renoncé à l'appel

et que l'agent diplomatique allemand eût demandé sa grâce, le Gouvernement haïtien se fût empressé de l'accorder en raison des bons rapports entretenus avec l'Allemagne.

16. — Cette attitude continue dans le refus et ce manque complet de prévenances ont trouvé une expression particulièrement aiguë dans la conférence du Comte Schwerin avec le Président, au cours de laquelle ce dernier a interrompu tout court le Chargé d'Affaires dans ses développements.

Le Président de la République était bien obligé de faire observer au Comte Schwerin que sa démarche était le résultat d'une méprise et qu'il ne pouvait répondre à une communication qui, d'après les principes constitutionnels autant que les usages diplomatiques, eût dû être faite au Secrétaire d'État des Relations Extérieures ou tout au moins en sa présence. « Les négociations, dit Wheaton, autrefois aussi bien que de nos jours, se poursuivaient et se concluaient avec le Ministre des Affaires Étrangères, et c'est par son intermédiaire que les décisions du Souverain sont portées à la connaissance des agents diplomatiques étrangers de tous ordres. Si cette remarque est applicable quand il s'agit d'États dont l'organisation constitutionnelle permet dans certaines circonstances des négociations directes entre leurs souverains respectifs, elle s'applique à plus forte raison aux gouvernements représentatifs, qu'ils soient des monarchies constitutionnelles ou des républiques. Dans les premières, le Souverain n'agit ou bien est censé n'agir qu'au moyen de ses ministres responsables et ne peut lier l'État et engager la foi publique que par leur intermédiaire. Dans les républiques, on ne saurait supposer que le chef du pouvoir exécutif (*the supreme executive magistrate*) puisse avoir avec un souverain étranger aucun rapport qui soit de nature à rendre nécessaires ou à autoriser des négociations directes de l'un à l'autre, relativement aux intérêts réciproques des deux États. »

Le Général SAM n'avait donc rien à accorder ou à refuser au Chargé d'Affaires d'Allemagne, et c'était son droit

20

comme son devoir de rappeler à celui-ci l'obligation incontestable où il était de s'adresser au Secrétaire d'État des Relations Extérieures pour toutes les questions ayant un caractère officiel.

17. — Doivent aussi être condamnées sévèrement les incitations de la presse haïtienne à l'égard de tout ce qui est allemand, incitations contre lesquelles le Gouvernement haïtien ne s'est décidé à réagir que plusieurs jours après.

Il est manifeste que le Gouvernement impérial n'a lu — et très mal encore — que les articles 14, 16 et 19 de la Constitution d'Haïti. Il ne connaît aucune de ses autres dispositions, et c'est ainsi qu'il ignore qu'aux termes de l'art. 21 de cette loi fondamentale, « chacun a le droit d'exprimer ses opinions en toutes matières, d'écrire, d'imprimer et de publier ses pensées ». Si des journaux qui étaient jusque-là d'accord — je ne dis pas de connivence — avec les allemands pour combattre les projets financiers du Gouvernement, ont fait une courte trève à leurs attaques forcenées contre le cabinet, afin de vitupérer leurs alliés de la veille, c'est apparemment qu'ils jugeaient impossible de se contenir devant les provocations excessives de ces derniers, dont les menées tant auprès du Comte Schwerin qu'en Allemagne avaient fini par transpirer. Il est certain que leur ton n'avait pas été le même avant qu'après la visite du 17 octobre, ce qui prouve que leur changement de langage n'était dû qu'à la nouvelle attitude du Chargé d'Affaires d'Allemagne, attitude sur laquelle ses ressortissants modelaient la leur à qui mieux mieux. Par contre, il est indéniable que lorsque, le *21 octobre*, l'*Impartial* eut publié un article contenant des menaces — éventuelles — contre l'auteur et les instigateurs du conflit, le Conseil des Secrétaires d'État, qui en prit connaissance le lendemain, n'hésita pas à en témoigner sa désapprobation dans le plus prochain N° du *Moniteur*, c'est-à-dire dans le N° du *23 octobre*. (I)

(I) La *Revue générale de droit international public*, qui s'édite à Paris, a reconnu, dans son premier N° de cette année, que le Cabinet haïtien, en

Le reproche d'exaltation fait à la presse haïtienne, naturellement émue de l'incident, comme on l'eût été partout ailleurs, est d'autant plus étrange que, plusieurs semaines auparavant, la presse allemande, sans provocation aucune, avait inauguré contre la République d'Haïti et son Gouvernement une campagne diffamatoire alimentée par les Yahr, les Spiegel et les Katsch. Et si le Chargé d'Affaires d'Haïti à Berlin avait osé faire à cet égard de justes représentations, on peut aisément concevoir la façon dont sa démarche eût été accueillie.

18. — La dépêche du Ministre des Relations Extérieures adressée aux Membres du Corps diplomatique de Port-au-Prince et sa publication au *Moniteur* du 23 *septembre* (?) de cette année sont contraires à tout usage diplomatique.

La critique du Ministre des Affaires Étrangères ne s'explique que par la facilité avec laquelle il se croit autorisé à hasarder des affirmations sans avoir besoin de les justifier. Il lui eût été impossible, en effet, de quitter les hauteurs où il rend ses oracles diplomatiques, pour soutenir qu'un gouvernement n'a jamais fait à des Puissances tierces aucune communication, rendue publique, touchant des démêlés avec un autre gouvernement. D'abord, il est constant que, dans le cas où un différend international acquiert une réelle gravité, les États en cause en informent solennellement leurs agents à l'étranger par des circulaires respectives qu'on ne manque pas de livrer à la publicité. Il arrive aussi que, pour éclairer plus complètement leur religion et celle de leurs gouvernements, le Secrétaire d'État s'adresse lui-même aux Représentants des Puissances Étrangères. Dans ce sens, le baron Charles de Martens cite

---

publiant « aussitôt et spontanément » la Note du 23 octobre, s'est montré « soucieux de ne pas enfreindre la règle internationale prescrivant aux gouvernements de faire respecter chez eux les Etats et les ambassadeurs étrangers ».

Ajoutons que le Gouvernement alla même jusqu'à faire distribuer à ses frais, en nombre très considérable, des exemplaires d'un N° de la *Revue-Express* qui blâmait nettement les imprudentes violences de l'*Impartial*.

entre autres documents deux protestations que le Saint-Siège adressa au Corps diplomatique contre le Gouvernement italien le 15 avril et le 9 juillet 1861.

C'est cette dernière voie qui était la plus rationnelle dans l'état de la difficulté due aux agissements du Chargé d'Affaires d'Allemagne. Il y avait là plus tôt une question personnelle. D'un côté, le Gouvernement reprochait à cet agent d'avoir manqué au cérémonial diplomatique et à une règle de droit international en pénétrant jusqu'au Président de la République et en lui faisant, en l'absence et à l'insu du Secrétaire d'État des Relations Extérieures, des communications, surtout sur un ton comminatoire. D'un autre côté, le Comte Schwerin, prétendait, pour se tirer d'affaire, qu'il avait été fort mal reçu par le Général Sam. Ses émissaires provoquaient un véritable émoi en propageant cette invention : ils parlaient d'atteinte portée au caractère de l'envoyé et pouvant être considérée comme une offense non-seulement à l'Allemagne, mais encore à tous les États représentés en Haïti. En pareil cas, on admet que le Corps diplomatique, « réuni comme une individualité collective », selon l'expression de Fiore, pourrait protester contre cette prétendue violation du droit international. F. de Martens s'exprime ainsi à ce propos : « Le Corps diplomatique exerce son action toutes les fois que les intérêts généraux de la communauté internationale paraissent menacés ; par exemple lorsqu'un gouvernement attente aux droits d'un envoyé, etc. . . . . La protection des intérêts de cette nature par le Corps diplomatique a lieu sous forme de protestation faite en son nom. »

C'était une complication à éviter, et, devant la tactique insidieuse du Comte Schwerin, qui se refusait, d'ailleurs, à toute négociation, le Gouvernement était fondé à ne pas laisser égarer le sentiment des Représentants des autres Puissances, de même que l'opinion publique, par de fausses nouvelles ou par une mésinterprétation intentionnelle de l'incident. Il n'a fait qu'user d'un droit indiscutable en prévenant une résolution inopportune ou en dissipant toute prévention fâcheuse par des explications où il s'est attaché à mettre en cause le Comte Schwerin personnellement, et non pas le Gouvernement impérial. Au fond, la circulaire n'était qu'un de ces mémoires auxquels Ch. de Martens donne pour but « *de réfuter des bruits mal fondés*, de justifier des mesures déjà prises ou à prendre, ou bien d'instruire le public des démarches faites ou à faire ». Et le Chargé d'Affaires d'Allemagne savait si bien que c'était un acte légitime du Gouvernement haïtien que, dans sa lettre du 27 octobre, il n'y a fait allusion que pour affirmer qu'il n'avait pas entendu refuser d'entrer en communication avec le Département des Relations Extérieures, et que, depuis, sans protestation ni réserves à ce sujet, il entama, *suivant les instructions de Berlin*, des négociations relatives uniquement à une indemnité au profit de M. Luders.

19. — Était incorrecte la manœuvre tentée au début par le Gouvernement haïtien pour faire parvenir des communications par des voies indirectes, en évitant notre représentant à Port-au-Prince et son Chargé d'Affaires à Berlin.

Il paraît que ce fut pour « éviter » le Comte Schwerin que je lui écrivis, *le 18 octobre*, que je restais à sa disposition pour toute demande d'audience qu'il voudrait faire au Président de la République, et que j'étais prêt à recevoir toutes communications de sa part.

Quant au Chargé d'Affaires d'Haïti à Berlin, du 18 au 23 octobre, je lui adressai trois télégrammes, et je reçus de lui deux longues dépêches ayant trait à ses entrevues avec le sous-secrétaire d'État des Affaires Étrangères.

Si d'autres communications furent faites de Paris ou de Londres au Gouvernement allemand, ce ne fut qu'à titre officieux, en vue de l'applanissement d'un différend que nous regrettions.

En tout cas, M. de Bulow fera difficilement accroire qu'il est meilleur juge que le Marquis de Salisbury ou même que le Comte de Münster.

20. — Le Gouvernement haïtien mérite encore d'être blâmé pour n'avoir pas du tout notifié au Comte Schwerin la mise en liberté de Luders.

Le Gouvernement allemand, composé d'odieux pince-sans-rire, a réservé ce comble pour la fin, et nous devons reconnaître qu'il n'y eut jamais un plus digne couronnement à un échafaudage de griefs aussi dérisoire. Donc, nous étions obligés de notifier la mise en liberté de M. Luders à celui qui avait tout juste accusé réception d'une dépêche courtoise du Département des Relations Extérieures et manifesté, par là, son intention de suspendre, au moins jusqu'à plus amples instructions, ses rapports avec le Secrétaire d'État auprès duquel il était accrédité ! Il n'y avait à attacher aucune importance à l'empressement réel avec lequel M. Edouard Pouget communiquait à l'Office impérial des Affaires Étrangères la nouvelle qu'il venait de recevoir. En d'autres temps, on eût admis cette démarche comme la meilleure occasion de clore l'incident. Mais le Comte Schwerin avait commis une faute, et puisque sa qualité d'européen l'empêchait, ainsi que son Gouvernement, de l'avouer, c'était à nous d'en endosser la responsabilité, ou plutôt de confesser implicitement, par une humble notification à son adresse, que nous devions avoir tort et que ce diplomate à ficelle avait encore fait beaucoup d'honneur au Président de la République en se dérangeant à son jour et à son heure pour aller lui faire de menaçantes injonctions, alors qu'il aurait pu, à cet effet, tout aussi bien l'appeler au téléphone, sinon à sa Légation. Il n'était pas même permis de répondre qu'en supposant que, par impossible, ces « sujets de plainte » contre la conduite particulière du Gouvernement ne fussent pas seulement remarquables par leur inanité ou leur perfidie, ils ne pouvaient plus être mis en avant après les lettres du Chargé d'Affaires d'Allemagne en date du 27 et du 29 octobre, puisque le fait qu'ils n'avaient pas été relevés en temps utile — au moment où intervenait un accord sur l'unique point qui resterait à débattre — constituait une fin de non-recevoir invincible contre toute réclamation ultérieure à leur propos.

En somme, l'empire d'Allemagne, pour justifier les violences qu'il préméditait contre nous, avait signifié au Chargé d'Affaires d'Haïti à Berlin un exposé des motifs d'une révoltante puérilité, et il nous avait enlevé en même temps le loisir de le connaître, c'est-à-dire le droit de nous défendre. Si ce document eût pu être discuté, nous l'eussions combattu dans les termes les plus mesurés et nous eussions une fois de plus saisi l'occasion de dire le sincère regret que nous éprouvions du trouble inopiné de relations excellentes.

Ce n'est pas ce que voulait le Gouvernement impérial. Il savait tout le premier qu'il n'avait pas raison, mais ses nationaux ayant pétitionné de Port-au-Prince pour réclamer un coup de force qui devait les rehausser aux yeux des haïtiens, il était urgent de le donner en spectacle à ces bons allemands. Et ce dessein s'aggravait d'une autre considération que j'ai déjà indiquée et qui a été mise en relief ainsi qu'il suit par la *Revue générale de droit international public* : « On rompit même brusquement toute espèce de négociation avec la République d'Haïti. *Et cela beaucoup plus pour des raisons de politique intérieure que par suite du mauvais vouloir de la République d'Haïti.* On était, en effet, au moment où le Reichstag devait être saisi à nouveau d'une demande de crédits importants pour la réfection de la flotte allemande. On venait, en outre, d'apprendre le massacre de deux missionnaires allemands à Yen-Fou, dans la province chinoise de Chan-Tung. Le Gouvernement impérial s'empara des incidents d'Haïti et de Chine, et en exagéra la portée, pour faire, devant l'opinion et le Parlement, la démonstration solennelle de la nécessité impérieuse pour l'Allemagne d'augmenter sa marine de guerre. (I)

(I) Dans le discours qu'il a prononcé au Reichstag, le 5 décembre, à propos du projet de loi sur la marine allemande, M. de Bulow, ministre des affaires étrangères, prenait exemple de l'« arrestation abusive » de Luders pour défendre le projet de loi du gouvernement. De même l'Empereur Guillaume II,

« On agit brutalement, à la fois contre la Chine et contre Haïti. »

Du moment que l'impérial Robert-Houdin nous forçait à entrer dans ce mauvais jeu et qu'il nous était impossible d'en tirer notre épingle, le mieux était d'y faire bonne mine, et c'était encore le meilleur moyen de célébrer ces héros de l'indépendance dont la fête était si proche. Il est vrai qu'on était assez disposé à faire une concession au sujet de l'indemnité, et Montesquieu n'en eût point été réjoui, lui qui pensait qu'il « vaut mieux courir le risque de faire une guerre malheureuse que de donner de l'argent pour avoir la paix ».

Au fait, tout conflit armé entraîne des conséquences funestes, et pourtant un État dont l'honneur est en question ne peut s'y soustraire coûte que coûte, sous peine de perdre sa raison d'être. L'agenouillement devant une Puissance quelconque ne saurait être la posture normale d'un peuple, si faible soit-il. Et ce n'est pas sauvegarder son autonomie que de se soumettre à toutes les entreprises qui tendent à en altérer les conditions, à en fausser l'exercice régulier. L'homme ne vit pas seulement de pain, et une nation ne vit pas seulement d'un territoire. Un pays n'est pas une simple expression géographique : il a droit avant tout au respect de sa personnalité politique et de sa dignité morale.

Tous les membres du Gouvernement étaient, si je ne me trompe, absolument d'accord sur la nécessité de résister à la capricieuse volonté de l'Allemagne. Ils avaient mis en balance l'affront qu'on voulait infliger à la République et les risques qu'elle courait, et je crois qu'aucun d'eux ne s'était fait scrupule d'opter pour le maintien de l'honneur national.

En réalité, qu'y avait-il à craindre ? Un bombardement ?

---

dans l'allocution adressée aux membres du Reichstag au cours de la réception donnée au château impérial à l'occasion de l'ouverture de la session, faisait allusion aux incidents d'Haïti pour justifier son projet naval.

(Note de la Revue.)

Il fallait, en effet, s'y attendre. En admettant que les temps soient changés et que l'on ne puisse plus croire avec Napoléon que « les bombardements ne sont comptés pour rien », il en résulterait, au pis-aller, probablement ceci : des fortifications *plus que centenaires*, seraient démantelées ou tout-à-fait rasées ; nos deux navires de guerre en état seraient coulés; les boulets allemands feraient un certain nombre de victimes et mettraient le feu à divers quartiers de la ville. C'était là des éventualités fort cruelles et dont nous avions cherché à détourner la réalisation par tant de concessions vaines et tant de démarches systématiquement repoussées. Mais enfin, y avait-il vraiment de la fanfaronnade à penser que ces dégâts si considérables ne seraient pas une rançon exorbitante si nous pouvions ensuite porter la tête haute ? Ce que le général français Borgnis-Débordes appelle une opération de quatrième ou cinquième ordre ne nous enlèverait pas autant d'hommes que la moins meurtrière de nos guerres civiles, et une sorte de mauvais sort jeté sur nos constructions en bois fait malheureusement que nous n'en sommes pas à un incendie près.

Les inquiétudes qui se faisaient jour chez quelques-uns au sujet d'un débarquement de forces allemandes sur le territoire de la République d'Haïti n'avaient rien de fondé, et plusieurs considérations devaient contribuer à nous rassurer pleinement à ce point de vue. La raison la plus ostensible était l'absence de troupes de débarquement, car ce n'étaient évidemment pas les équipages des deux frégates voguant vers Port-au-Prince qui eussent fourni un contingent capable de se risquer sur terre. Et il était fort improbable que le Gouvernement impérial, dont le principal souci est de maintenir son hégémonie en Europe, voulût adopter pour son propre compte la politique de diversion où l'encouragement intéressé du prince de Bismarck avait retenu la France. Ce ne serait pas pour convaincre le Reichstag et pour combler d'aise des pétitionnaires allemands qu'il s'engagerait à fond dans une aventure lointaine, sans gloire et surtout sans profit pour l'Allemagne. Et le sens pratique du César qui ne dédaigne pas toujours de jouer le rôle d'un « honnête courtier » l'eût certainement dissuadé d'entreprendre contre nous une expédition véritable, une expédition dispendieuse — et forcément stérile. Ce ne serait réellement pas la peine de détacher d'un de ses corps d'armée des milliers et des milliers de soldats, destinés sans doute à fondre au soleil des Tropiques, à seule fin de saccager une île qu'il lui était interdit de conquérir.

De cela nous étions bien assurés. La politique traditionnelle des États-Unis ne nous laissait aucune appréhension sur ce point. « L'Amérique n'est plus en aucune façon ouverte à la colonisation. » Le Président Monroë l'a déclaré dans son célèbre message du 2 décembre 1823 : « On a jugé l'occasion favorable pour faire connaître comme un principe auquel sont liés les droits et les intérêts des États-Unis, que les continents américains, d'après l'état de liberté qu'ils se sont acquis et dans lequel ils se sont maintenus, ne peuvent être considérés pour l'avenir comme étant susceptibles d'être colonisés par aucune puissance européenne. »

Les hommes d'Etat de l'Union ont, depuis cette mémorable déclaration, invariablement adhéré au principe qu'elle a formulé avec tant de netteté. M. Seward fut l'un de ceux qui renforcèrent de leur autorité personnelle une doctrine consacrée par des faits nombreux En 1853, il s'exprima ainsi au Congrès de Washington : « Je suis radicalement opposé, opposé en tout temps, maintenant, désormais et pour toujours, en dépit des périls et des éventualités possibles, à tout projet de n'importe quelle puissance étrangère sur des États de ce continent. »

La question du Contesté anglo-vénézuélien a fourni également, il y a quelques années, au Gouvernement des États-Unis l'occasion d'affirmer son sentiment sur la doctrine de Monroë d'une façon, pour ainsi dire, définitive. Voici la traduction publiée par la *Revue de Paris* d'un des passages les plus saillants du Mémoire que le Secrétaire d'État Olney fit parvenir à lord Salisbury dans les premiers jours du mois d'Août 1895 : « La portée et les limites de cette règle ne peuvent être trop clairement expliquées. Elle n'établit pas un protectorat général des États-Unis sur les autres États américains. Elle ne libère aucun État américain de ses obligations résultant du droit international, et n'empêche aucune puissance européenne directement intéressée d'agir, au besoin, par la force pour les faire respecter. Elle n'autorise nullement une intervention quelconque dans les affaires intérieures d'un État américain ou dans les relations entre cet État et les autres États américains. Elle ne justifie aucune tentative de notre part de changer la forme du gouvernement établi dans un État américain quelconque, ou d'empêcher les habitants de cet État de modifier à son gré et à sa fantaisie la forme de son gouvernement. *Elle stipule qu'aucune puissance européenne ni aucune coalition de puissances européennes ne doit songer à intervenir par la force pour ôter à un État américain le droit et la liberté de s'administrer lui-même, et pour lui imposer une conduite et une destinée politique dont il ne veut pas.* »

C'était plus qu'il n'était nécessaire pour que nous fussions convaincus que l'Indépendance du territoire haïtien était garantie vis-à-vis de l'Allemagne. Toutefois, eu égard à l'injustifiable déviation de l'incident, à peu près enrayé à l'origine par l'intervention amicale de M. Powell, nous ne perdions pas tout espoir d'obtenir du Gouvernement fédéral qu'une dernière démarche, d'allure plus décidée, nous donnât un nouveau point d'appui; de manière à faciliter une transaction sur la base du simple paiement d'une indemnité dont le montant serait à débattre.

Le 2 décembre, j'avais adressé cette dépêche au Ministre d'Haïti à Washington :

Deux frégates partent de St.-Thomas aujourd'hui pour Port-au-Prince. Informez Ministre d'Etat et demandez si nous pouvons compter sur assistance des Etats-Unis, si le cas échet.

Mr J. N. Léger répondit par le télégramme suivant, que je reçus le 3 décembre au soir :

Allemagne assure Etats-Unis qu'elle fera une démonstration morale. Frégates ne sont que navires-écoles.
Assistance probable en cas d'intention de conquête.

En fait, M. Sherman, homme d'un âge fort avancé et qui sans doute aspirait déjà au repos, préparait l'application intégrale de la doctrine de Monroë à la question cubaine, et il ne se souciait pas d'aborder en même temps la solution d'une autre difficulté où le principe fondamental de la politique extérieure des États-Unis n'était pas encore directement en jeu. Aussi inclinait-il à nous laisser nous débrouiller avec l'Allemagne, tant que celle-ci ne prendrait pas possession d'un point de l'île d'Haïti. Et même dans cette dernière hypothèse, il poussait la prudence jusqu'à s'abstenir de nous donner une assurance sans réserve, pour ne pas s'exposer à l'accusation d'avoir encouragé nos résistances.

Seulement, le Gouvernement fédéral ne dissimulait pas sa surprise de la hâte des allemands à se rendre devant Port-au-Prince, et il faisait partir immédiatement le *Marblehead*.

La presse américaine continuait à se montrer très favorable à notre cause et appuyait de la sorte aussi fortement que possible les « sympathies de M. Mac Kinley pour un État américain ». Un journal de Philadelphie publia cet entrefilet qui indiquait bien la note dominante aux États-Unis : « L'Allemagne est disposée à prendre en mauvaise part l'intervention américaine en faveur de la petite République d'Haïti, au cas où le Gouvernement voudrait exiger par la force le paiement de sa réclamation. Tant que le Gouvernement allemand fait une demande exagérée à l'encontre de la république noire, ce pays-ci ne peut intervenir, à moins que l'Allemagne ne se mette en tête de s'emparer du territoire haïtien. Mais l'Amérique ayant fait savoir à la Grande-Bretagne que la doctrine de Monroë doit être respectée, ne saurait manquer d'être aussi catégorique vis-à-vis du pays du Kaiser. La doctrine de Monroë est le fond de la politique américaine et les États-Unis doivent se tenir prêts à la défendre à tout moment et en toute circonstance. »

L'*Evening Star*, de Washington, disait également :

« La question haïtienne provoquera probablement une protestation aiguë de la part d'un certain groupe d'individus existant dans ce pays-ci. On ne se fera pas faute de découvrir aussitôt un nouveau cas d'ingérence intempestive. On alléguera assurément que cette affaire ne nous regarde à aucun point de vue ; que nous n'avons pas la garde d'Haïti, qui ne doit compter que sur elle-même ; que si elle aime mieux se mettre en antagonisme avec l'Allemagne ou toute autre grande puissance, c'est uniquement son affaire ; que les Etats-Unis n'ont pas les moyens de se faire le champion de tous les petits Etats de ce côté de l'eau, dans les difficultés qui peuvent s'élever avec des gouvernements situés de l'autre côté ; que nous n'avons point à nous ériger en matamore de l'hémisphère occidental ; que notre sollicitude doit s'attacher à nos seuls intérêts. Et ainsi de suite.

C'est là un sermon aisé et invariablement prêché d'après un exposé excessif et inexact de la question. Le Gouvernement des Etats-Unis n'a évidemment pas offert et n'a pas l'intention de prendre en main la querelle d'Haïti. Mais le bienveillant intérêt qu'il manifeste à ce propos est naturel et digne d'éloges. Cela vient également à temps. Comme antagoniste, l'Allemagne est passablement alerte (*pretty* « *fresh* »). Elle est prompte et impérieuse. S'il faut la rejoindre, on ne doit y mettre aucun retard. La Grande-Bretagne s'en est bien aperçue dans le récent brouhaha qui a eu lieu au Transwaal. L'empereur allemand a recouru au câble, à cette occasion, pour assurer les Boërs de sa sympathie. La Chine en ce moment même fait une pénible expérience dans cet ordre d'idées. L'Allemagne, pour une offense que la Chine n'a pas même eu le temps d'examiner, a fixé ses canons sur le territoire chinois et demande une réparation qui lui attribue des droits permanents sur le littoral occupé.

Pour mener à bien ses projets, elle déploie une grande célérité et très peu de façons.

C'est pourquoi le Gouvernement fédéral a fait un acte de prudence autant que de sagesse en s'occupant de l'attitude de l'Allemagne à l'égard d'Haïti. On ne peut permettre à l'Allemagne ni d'accabler cette république pour une faute légère, ni de prendre possession de l'île. Il est possible de le lui faire savoir avec une parfaite convenance, si sa démonstration contre Haïti doit comporter cette sévérité en laquelle elle se complaît si bien dans d'autres lieux. Et la meilleure époque pour lui notifier cet avertissement courtois est celle où, loin d'attendre le débarquement des canons allemands, comme en Chine, on peut prévenir cette extrémité. Une observation faite à propos, de même qu'un point d'aiguille à temps, épargne beaucoup d'ennuis.

La probabilité est qu'aucun canon allemand ne touchera le sol haïtien.

En résumé, nous étions autorisés à prévoir que l'Allemagne s'en tiendrait à un bombardement et qu'à un moment donné, une offre de bons offices plus pressante de la part de l'Angleterre ou des États-Unis ferait prévaloir les conseils de la raison et de la justice.

Ce matin du 6 décembre, pendant que nos regards interrogeaient anxieusement la mer, nous échangions d'amères réflexions au sujet de l'horrible conduite des allemands qui s'étaient si criminellement concertés pour attirer des maux incalculables sur le pays. Nous nous demandions comment les « anciens », ceux d'entre eux qui avaient en quelque sorte pris racine parmi nous par des alliances ou par des relations d'amitié dont nous n'eussions jamais pensé à suspecter la franchise, avaient pu oublier tant de liens, tant de souvenirs, tant de marques de sympathie, pour signer une pétition calomnieuse et pleine d'atroces incitations, avec un ensemble auquel n'étaient restés étrangers que deux ou trois hommes consciencieux. (I)

Déjà depuis la veille, la plupart s'étaient retirés. Le

(I) M. F. Ludecke, oncle de M. Emile Luders, fut un de ces rares dissidents. Il devait, en effet, savoir à quoi s'en tenir sur le tempérament de son neveu d'Amérique.

correspondant particulier de l'*Ami de l'Ordre* notait ce fait dans un bulletin envoyé à ce journal :

DIMANCHE 5. — . . . . Cet après-midi, presque tous les allemands qui vivent de notre hospitalité se sont embarqués sur deux navires marchands de leur nationalité. Les plus empressés ont été — naturellement — ceux qui ont du sang haïtien dans les veines.

Ils avaient emporté avec eux leurs titres et effets les plus précieux et, de plus, des inventaires fantaisistes, dressés en prévision des indemnités à venir, car ces « sacs d'argent » songeaient dès lors à mettre le bombardement prochain en actions.

Vers les sept heures et demie, on vit poindre dans le canal sud une double fumée. Il n'y avait pas à en douter : c'étaient les deux navires de guerre allemands qui arrivaient.

Ils avançaient rapidement, à peu de distance l'un de l'autre, et cette allure précipitée marquait, non la fière résolution de ceux qui viennent au devant du danger, mais la certitude de n'être ni attaqué, ni arrêté, ni entravé à l'entrée de la rade.

Des optimistes ne voulaient pas entièrement se faire à l'idée d'une hostilité systématique et étalée au premier abord. Et tandis que les opinions erraient sur le plus ou moins de probabilité des saluts à échanger avec la terre, ces frégates prirent tout-à-fait corps, et le branle-bas de combat qu'ils faisaient autant que leurs sabords ouverts dirent suffisamment leurs intentions.

Il y avait à peine un quart d'heure que j'étais rentré à la maison qu'un Aide-de-camp du Président de la République vint en toute hâte me chercher, en m'annonçant que le chef des mouvements du port avait apporté au Palais National deux plis de la part du commandant des forces navales allemandes. Je me séparai de ma famille avec la pensée que ce serait peut-être pour toujours.

Lorsque j'entrai dans la salle des délibérations du Conseil, je trouvai mes collègues déjà réunis auprès du Général SAM. Je pris connaissance de la lettre suivante, dont je donnai en même temps lecture au Conseil :

A bord du navire de guerre Impérial d'Allemagne « Charlotte », le 6 décembre 1897.

Monsieur le Secrétaire d'État,

Vous ne m'avez pas donné une réponse suffisante à ma note du 20 novembre dernier, qui contenait les demandes définitives du Gouvernement Impérial d'Allemagne.

J'ai l'honneur de notifier au Gouvernement de la République d'Haïti que nos relations sont interrompues jusqu'à ce que l'Ultimatum du commandant des forces navales d'Allemagne dans les eaux haïtiennes, Monsieur le Capitaine de vaisseau Thiele, soit réglé.

Veuillez agréer, Monsieur le Secrétaire d'Etat, l'assurance de ma haute considération.

Comte SCHWERIN.

Le Chargé d'Affaires d'Allemagne avait pris son temps pour déclarer qu'il n'était pas satisfait de ma réponse à sa lettre du 20 novembre. Il s'était abstenu de fournir aucune justification de ses « demandes définitives », et nous ignorions toujours quels étaient les griefs officiellement énoncés par le Gouvernement impérial, le mémoire remis à M. Edouard Pouget ne nous étant pas encore parvenu et les renseignements reçus par voie télégraphique étant forcément incomplets. Mais le prussien Heffter pensait probablement aux procédés habituels de ses compatriotes en écrivant ces lignes : « Le dernier moyen de se faire justice par soi-même sans ou avant la guerre consiste dans l'ouverture d'une opération hostile avec sommation de faire ce qu'on exige ou de choisir la guerre. C'est la justice brutale envers le faible. Nous ne citons pas d'exemples. Il y en a de fort déplorables. »

Le plus déplorable de tous est sans doute celui qui montrait une grande puissance, inexorable et réfractaire à toute pensée de discussion, adressant à la République d'Haïti un ultimatum brutal, grossier, monstrueux. Je regrette infiniment de n'avoir pu obtenir une copie de ce document rédigé en un style ignoble et nauséabond. Sa publication eût mis décidément à nu la bête fauve qu'est l'allemand. On eût vu de près ce porte-étendard de la civilisation, l'être « poli » par l'éducation, par les humanités, par l' « évangile de la personne sacrée de l'empereur », et le cœur se fût soulevé de dégoût et d'horreur.

Peut-être, après tout, a-t-on bien fait de couvrir la honteuse crudité de ce langage officiel, et peut-être est-il juste d'en épargner l'humiliante reproduction à des caractères d'imprimerie.

L'ultimatum, adressé au Président de la République, indiquait les conditions suivantes :

1° Une indemnité de vingt mille dollars pour M. Emile Luders ;

2° La promesse que M. Emile Luders pourra retourner ici en toute liberté et séjourner ici sans aucun danger ;

3° Une lettre « à diriger (sic) à la Légation Impériale d'Allemagne, à bord de la *Charlotte*, lettre dans laquelle le Gouvernement haïtien aurait à exprimer ses excuses pour la conduite observée dans cette affaire par le Gouvernement d'Haïti envers celui de Sa Majesté l'Empereur d'Allemagne » ;

4° Un salut de vingt et un coups de canon à adresser au pavillon allemand par le navire-amiral de la flottille haïtienne, qui aurait à amener son pavillon ;

5° Après l'accomplissement de ces formalités, une réception gracieuse du Chargé d'Affaires d'Allemagne par le Président d'Haïti.

Un délai de *quatre heures* était accordé au Gouvernement haïtien pour qu'il fît parvenir sa réponse à bord de la *Charlotte*. A midi et demi, un coup de canon serait tiré « à blanc » en guise d'avertissement. A une heure précise, si le

Gouvernement haïtien n'avait pas cédé, la *Charlotte* et le *Stein* commenceraient les « mesures coërcitives » et bombarderaient les navires haïtiens, les fortifications de Port-au-Prince, le Palais National, les édifices publics, et le bombardement se poursuivrait jusqu'à ce que le Gouvernement manifestât, en arborant le drapeau blanc sur un point visible, son acquiescement aux conditions de l'ultimatum.

Si, avant l'expiration du délai, un des navires haïtiens faisait le moindre mouvement, le commandant des forces navales d'Allemagne ouvrirait le feu contre lui.

Enfin la République serait responsable de tous les dommages causés par les « mesures coërcitives » ou autrement.

Telles étaient les « demandes légitimes et modérées » auxquelles M. de Bülow, le même jour, faisait allusion au Reichstag, et tels étaient les moyens d'arriver à ses « justes » fins. Le Ministre des Affaires Étrangères était, n'est-ce pas ? certainement en droit de s'écrier dans cette séance, en se découvrant et en montrant le prince de Hohenlohe, Chancelier de l'empire : « Avons-nous l'air d'être des aventuriers ? »

Il importait avant tout d'avoir un plus long délai. Quatre heures ! Ce n'était suffisant ni pour négocier, ni pour faire évacuer la ville par les femmes et les enfants. Il est vrai que le Corps diplomatique s'était flatté d'obtenir au moins quatre jours pour mettre en lieu sûr les personnes de nationalité étrangère. A cet effet, je fis demander à M. Powell de vouloir bien le convoquer pour dix heures du matin.

Sur ces entrefaites, on annonça M. le Ministre de France. Je suivis le Général Sam dans le salon des réceptions diplomatiques. M. Théodore Meyer, pâle et nerveux, tenait à la main une lettre de notification du capitaine de vaisseau Thiele, dont M. J. J. Audain, Chargé d'Affaires et Consul Général de la République de Libéria, avait eu l'obligeance de me communiquer, à mon entrée au Palais, l'exemplaire qu'il avait reçu. Elle était ainsi conçue :

KOMMANDO

S. M. S. « CHARLOTTE ».

G. Bf. No 167. Port-au-Prince, den 6 Décembre 1897.

Monsieur,

J'ai l'honneur de vous informer, que si le Gouvernement Haïtien n'a pas cédé jusqu'à aujourd'hui une heure aux demandes que je lui ai posées au nom de Sa Majesté l'Empereur d'Allemagne, je commencerai les mesures coercitives.

Dans ce cas les personnes et les biens des neutrales se trouveront en danger à cause de la situation des fortifications etc. et je vous prie d'en avertir vos protégés et les personnes appartenant à des nations amies.

Il est à conseiller de hisser les drapeaux aussi visiblement que possible et suis-je prêt à donner asyl aux sujets des nations amies autant que l'état de guerre de vaisseaux allemands le permet. Une demie heure avant le commencement des mesures coercitives je ferai tirer un coup de canon non chargé.

Le Commandant des forces navales d'Allemagne dans les eaux haïtiennes,

gez. AUGUST THIELE,

Capitaine de vaisseau.

Le Ministre de France s'écria en brandissant fiévreusement le papier : « Il n'y a pas de temps à perdre. Il reste à peine trois heures et demie. Quelle dérision ! Un si court délai pour embarquer ses ressortissants ! Mais c'est matériellement impossible ! Des centaines de français à faire monter à bord d'ici à une heure ! C'est absurde ! C'est horrible ! Oh ! cette *prepotenzia* ! Le Corps diplomatique ira auprès de ce commandant. Nous protesterons, nous demanderons un sursis, nous ferons différer le bombardement jusqu'à ce que tous les étrangers soient à l'abri. »

Le Président de la République dit : « C'est justement un plus long délai qu'il y aurait lieu d'obtenir. Il nous faut avoir assez de temps pour examiner et discuter les divers points de l'ultimatum, pour consulter les Chambres, pour entrer en pourparlers et proposer probablement un moyen terme. »

M. Meyer reprit : « Monsieur le Président, on m'a dit qu'il y a ici un ancien Ministre des Relations Extérieures connu pour son grand esprit de conciliation. Il paraît qu'il est très bien vu de la colonie étrangère. . . »

— Qui donc? interrompit le Général SAM. Est-ce M. Faine?

— Non. C'est un plus ancien que M. Faine, je crois. C'est celui qui est retiré à Pétionville. Monsieur . . . Saint-Victor Brutus, si je ne me trompe. Il serait bien qualifié, je pense, pour aller à bord de la *Charlotte* traiter, « radoucir », faire une cote mal taillée, que sais-je ?

— Le Secrétaire d'État des Relations Extérieures fera le nécessaire, répondit le Président.

J'annonçai au Ministre de France que j'irais chez M. Powell à dix heures, afin de faire connaître au Corps diplomatique les vues du Gouvernement.

La séance du Conseil des Secrétaires d'État ayant été reprise après le départ du Représentant de la République française, nous fûmes unanimement d'avis de demander aux Agents diplomatiques étrangers de pressentir le Capitaine de vaisseau Thiele sur la possibilité de réduire les exigences de l'Allemagne à la seule question d'indemnité.

Quand je sortis pour me rendre à la Légation des États-Unis d'Amérique, je vis devant les portes du Palais une affluence extraordinaire de notabilités accourues pour se mettre à la disposition du Président de la République.

Dans les rues, il y avait une grande animation, mais pas de cris d'ensemble. On se portait plutôt vers la rue du Quai, sans tumulte, sans inquiétude, pour assister à l'embarquement des allemands retardataires et d'autres étrangers. Aux abords de la Place Geffrard, des petits groupes se formaient, questionnant, racontant, discutant. Et un peu plus loin, entre les bureaux de l'Administration des Finances et la Banque Nationale d'Haïti, les employés des divers services publics, mobilisés et répartis en plusieurs compagnies, présentaient une attitude résolue.

La Légation américaine contenait à mon arrivée un grand nombre de personnes. Les uns, citoyens de l'Union, y avaient cherché un refuge ; les autres, venus aux informations, entraient et sortaient. Les Représentants des Puissances étrangères et quelques membres du Corps consulaire ne tardèrent pas à s'assembler dans le salon de M. Powell. Au nombre de ces derniers figurait M. Eugène Lespinasse, Consul de Bolivie : ce ci-devant haïtien, naturalisé français et beau-père d'un allemand, devait éprouver un remords de l'œuvre à laquelle il avait si puissamment contribué avec le Comte Schwerin et d'autres, à la suite de l'insuccès de la proposition de retrait partiel mise en avant par lui au nom du « Groupe de commerçants ».

Pendant que le Ministre des États-Unis recevait les arrivants, M. Théodore Meyer ne se tenait pas en place. Il s'asseyait, se levait, arpentait la pièce, tirait et tirait sa montre. Les minutes s'écoulaient vite, trop vite. Déjà onze heures ! Et le bombardement qui va commencer à une heure !

Il était un peu désappointé. Quelques jours auparavant, il m'avait dit que des personnes, fort au courant de la politique haïtienne, l'avaient assuré que si on lançait un ultimatum comportant un délai jusqu'au lendemain à huit heures du matin, le lendemain à huit heures moins cinq minutes, toute satisfaction serait fournie, mais qu'on m'avait « fait l'honneur » d'ajouter que ce ne serait pas moi qui y prêterais la main. Et il s'étonnait sans doute de voir que sa recommandation de tout à l'heure n'avait pas été accueillie avec empressement par le Général Sam. Comme il supposait que j'étais le principal obstacle à l'acceptation des demandes de l'Allemagne, il s'arrêta devant moi dans un de ses voyages autour du salon et me dit à mi-voix : « Si j'étais à votre place, je donnerais ma démission pour faciliter le règlement du conflit. »

C'était le vœu des Allemands depuis plusieurs mois, et l'exaspération de son inquiétude pour ses ressortissants portait le Ministre de France à le partager.

Je lui répondis sur le même ton : « Je ne prendrai aujourd'hui aucune résolution qui puisse être interprétée comme un acte de désertion. Seulement, si ma retraite du Ministère pouvait être la condition de la renonciation de l'Allemagne aux quatre autres points de l'ultimatum, je n'hésiterais pas une minute. Je vous prie même de sonder le Commandant des forces navales à ce sujet. »

Ensuite, je lui demandai si la protestation qu'il avait préparée contre le bombardement de Port-au-Prince allait être remise aux allemands par le Corps diplomatique.

— Non, répliqua-t-il. Une grande puissance, qui n'est pas la France, a télégraphié à son représentant pour lui recommander de ne pas la signer. Comme l'unanimité n'existe plus, il faut bien renoncer à cet acte.

Il paraît, d'après les renseignements que j'ai eus postérieurement, que cette grande puissance est l'Angleterre. Cette abstention signifiait-elle que lord Salisbury, après l'insuccès de son offre de bons offices, s'était délibérément retiré sous sa tente et poussait jusqu'à ce point la politique du « splendide isolement »? Ou bien le Cabinet de St-James tenait-il à se ménager les bonnes grâces et l'appui de l'Allemagne en cas de conflit avec la France sur la question du Niger? Je ne sais. Toujours est-il que le retrait de ce projet d'une si belle venue fut pour nous une surprise désagréable, en ce qu'il nous enlevait un de nos meilleurs atouts, c'est-à-dire cette impression favorable sur laquelle nous comptions pour l'allégement moral et peut-être la prompte terminaison de nos épreuves.

Cette déception de la dernière heure ne me laissa plus que la ressource d'exhorter le Corps diplomatique à insister sur une prolongation du délai, aussi nécessaire pour l'embarquement de tous les étrangers que pour la manifestation opportune des dernières résolutions du Gouvernement.

En remontant au Palais national, j'eus lieu de constater que l'animation discrète du premier moment, faite de mâle résignation autant que de curiosité, avait pris un caractère plus mouvementé et plus bruyant. Une indéfinissable agitation s'épandait. Des citoyens armés circulaient à cheval, dévisageant d'autres citoyens, et la brusque rencontre des regards montrait que tous les yeux n'entendaient pas rester tournés vers la mer.

Lorsque je passai devant le Sénat, quelque chose comme un murmure s'éleva d'un groupe de sénateurs. Qu'était-ce à dire? Et soudain une communication confidentielle que m'avait faite l'avant-veille un des membres du « Grand Corps » me revint à l'esprit.

Au Palais, il n'y avait plus autant de monde. Le Président de la République avait ordonné de faire évacuer la place, et la plupart de ceux qui étaient venus offrir leurs services avaient été à l'Arrondissement ou ailleurs, ou bien étaient rentrés chez eux. Il ne restait guère que des Aides-de-camp, des officiers en activité de service, des employés du Cabinet du Président, quelques députés ou sénateurs, des familiers de la Présidence. C'était assez pour produire une vaste rumeur, où se perdaient des chuchotements dispersés çà et là. Les plus calmes étaient les Aides-de-camp et les employés. Les autres ajoutaient une gesticulation excessive à leurs discours tumultueux. Des hommes d'âge, qui s'étaient abstenus jusque-là d'exprimer des sentiments autres que ceux de tout le monde, intervenaient en ce jour pour faire goûter — *in extremis* — le fruit plutôt amer de leur expérience discordante. Celui-ci disait : « Ne serait-ce pas une folie de résister à l'Allemagne alors qu'on n'est pas uni, alors que chacun conserve devant l'ennemi ses passions, ses animosités personnelles, ses haines de parti? Pour cette immense tâche il faudrait une immense abnégation, une entente générale. Si l'on se méfie l'un de l'autre, si on s'observe du coin de l'œil, si, tandis que les obus allemands pleuvront sur la ville, on doit songer à se garer des coups de feu tirés par derrière, la lutte est insensée, est impossible, est criminelle. C'est la déroute immédiate, c'est l'anarchie certaine. Ne voyez-vous pas déjà des signes de division? Des journaux eux-mêmes s'en mêlent. N'avez-vous pas lu cet article de *l'Impartial?* Ecoutez :

Qu'est-ce qu'elle devra être? Comment sera-t-elle organisée, dirigée, conduite? — Les autorités militaires et le Gouvernement se guideront naturellement sur le bons sens et le sentiment de l'opportunité unis à un courage et à une énergie suprêmes, à ceux qui conviennent à une pareille situation !

Mais qu'on pense à une chose. Il s'agit d'un péril national, d'un danger commun, d'une atteinte aux droits de la nation, peut-être à l'intégrité du sol de la patrie : bien que l'action doive avoir une direction commune, *chaque citoyen cependant a le droit de demander à avoir confiance, et confiance pleine et entière, dans les chefs qu'il aura paru convenable au général Sam de placer en tête de nos colonnes de résistance.* Car il ne s'agit pas ici de troubles intérieurs : dans ce dernier cas, c'est le Gouvernement qui se défend d'une poignée de révoltés et alors il se trouve seul juge du courage et de la fidélité de ses agents auxquels tient d'ailleurs le sort de sa propre stabilité.

Quand, au contraire, un peuple se trouve dans les conjonctures que nous traversons actuellement, chaque citoyen, nous le répétons, se sentant personnellemnt exposé dans sa personne, sa famille, ses biens, est prompt à courir à la défense commune, dans la pensée non pas seulement d'exercer un devoir, mais aussi et surtout de peser sur le résultat à obtenir.

Or, il est évident que, dans ce cas, c'est moins le Gouvernement qui inspire aux citoyens le sentiment du devoir que les citoyens eux-mêmes qui exercent un ascendant irrésistible sur le Gouvernement et déterminent autant ses actes que les tendances et les dispositions qui doivent l'animer.

Il en sera ainsi sur tous les points de la République. *Mais nous avons de sérieuses raisons pour faire ces réflexions sur la conduite de Port-au-Prince et sur les dispositons de ceux qui sont placés à la tête de ses circonscriptions militaires.* Il ne suffit pas de s'en rapporter à un courage et à une intrépidité qui peuvent être après tout problématiques : il faut surtout que l'on ait soi-même la conscience de l'ascendant qu'on peut exercer sur des défenseurs déterminés et que ces défenseurs eux-mêmes en soient persuadés.

Il importe donc que tout le monde se mette à la hauteur du danger et que l'âme de chacun s'élève en proportion de la part qui doit lui revenir dans l'action commune : le chef ayant le sens de ce qu'il faudra faire et du moment opportun pour chaque chose, et le soldat et le citoyen fidèles et entraînés à cause de leur *confiance.*

Hors de là point de résultat, par conséquent point de salut.

Mais comme cependant il faudra que le peuple se défende et que le pays soit défendu; *comme, à ce moment-là, — moment décisif et suprême — tous les titres honorifiques et toutes les dignités devront être mesurés à leur vraie valeur et justifiés; comme, en un mot, nous serons tous égaux et que le mérite de chacun ne résidera plus que dans sa valeur particulière; il sera permis aux soldats et aux citoyens, qui savent bien distinguer le vrai courage du faux, de s'inspirer aussi de la nécessité commune et de défendre sous l'autorité la plus digne,* la patrie dont la destinée est remise en toute confiance au Général Sam !

Dieu sauve le pays !

« N'est-ce pas prêcher l'indiscipline et l'anarchie ? Et, pour joindre l'exemple au précepte, ne voilà-t-il pas que le Directeur de ce journal est arrivé ici avec un habit rouge qu'il n'avait pas le droit de porter et que le Président a dû lui enjoindre d'aller retirer ? Alors si des citoyens n'avaient pas confiance dans les chefs, c'est sous le feu de l'ennemi qu'on discuterait les mérites et les démérites, qu'on déciderait les changements, qu'on élirait de nouveaux chefs ! Mais ce serait la débâcle honteuse et irrémédiable !

« On ne doit pas s'exposer à un aussi déplorable dénouement »

Celui-là approuvait fortement ces observations peut-être exagérées, et il ajoutait avec une grande chaleur : « Le Général Salomon avait bien raison. Lui aussi, il avait voulu, en 1886, résister aux Anglais à propos de l'affaire Maunder. Mais il s'était bientôt convaincu que tout le monde n'était pas d'accord, et il avait cédé en s'écriant : « Nous ne sommes pas encore une nation. » — Depuis lors, il fut d'avis que toutes les difficultés internationales fussent réglées coûte que coûte à l'amiable. »

Dans un autre groupe, on s'indignait de la constante modération du Gouvernement : « Quelle misère de se laisser ainsi surprendre ! Il faut qu'une porte soit ouverte ou fermée ! Qu'auraient fait nos pères, du jour où ils se seraient assurés qu'on voulait de parti-pris humilier ce pays ? Ils auraient saisi et gardé comme ôtages tous ceux qui se fussent avisés de dénoncer la justice haïtienne à leur Gouvernement, à supposer un instant que ceux-ci eussent eu une telle audace ! Loin de là, n'a-t-on pas vu hier le peuple lui-même descendre vers le port pour assister à l'embarquement des pétitionnaires allemands, sans colère, sans cris, comme si c'eût été un spectacle sortant un peu de l'ordinaire. Ils se sont tous envolés et ils vont éclater de rire à chaque coup de canon, à chaque explosion, à chaque navire haïtien coulé, à chaque maison prenant feu ! N'est-ce pas là une des beautés du droit international ? Ce droit permet, paraît-il, au Comte Schwerin de venir ici menacer le Général Tirésias, le Président d'Haïti, et permet à l'Allemagne d'exiger une indemnité pour un mauvais sujet, et la rentrée de ce mauvais sujet, et des excuses et des salves d'artillerie pour elle-même. Et le même droit nous interdit, bien entendu, de nous faire écouter, de nous préparer ostensiblement à la défense, de laisser bouger nos navires de guerre et d'ouvrir le feu nous-mêmes, car il faut attendre que les allemands aient tiré les premiers. Autrement nous aurions tort et nous serions blâmés et condamnés par « l'univers qui nous regarde ». Donc, à une heure précise, notre flottille sera broyée par des vaisseaux supérieurs en tonnage, en armements, en tout, et qui ont à loisir braqué leurs canons sur elle. Quand on nous traite en sauvages, nous persistons à agir en civilisés. C'est un métier de dupe. La partie n'est pas égale. Puisqu'on reste dans cette voie, nous sommes perdus. Ce n'est donc pas la peine de se mesurer avec une puissance qui, sur ce terrain-là, nous écrasera infailliblement. »

Plus loin, tout-à-fait dans un coin, quelques-uns s'exclamaient à la lecture d'un document qu'un sénateur venait de tirer de sa poche. C'était une copie de la lettre que le Comte Schwerin m'avait adressée le 23 septembre. Elle était de l'écriture d'un employé de la Légation allemande, comme toutes celles qui avaient été remises à des sénateurs par les soins de l'ancien « premier garçon » du *Restaurant de la Maison-Dorée*, M. Katsch, devenu le beau-frère d'un précédent Secrétaire d'État des Relations Extérieures. Il était question dans cette lettre — reproduite plus haut — de l'acte d'appel de M. Luders et de la « qualité suspensive » que lui attribuait le Chargé d'Affaires d'Allemagne sur la foi de Me Edmond Lespinasse. Le Comte Schwerin, après y avoir déclaré que c'était « absolument contre les lois du pays que M. Luders n'avait pas encore été mis en liberté », me priait de m' « *occuper* de l'affaire, non seulement par courtoisie vers la légation allemande, *mais aussi par respect pour les lois* » haïtiennes ; et il concluait ainsi : « Je crois donc que votre Gouvernement a l'intérêt le plus vif de veiller sur l'observance de vos lois. — En espérant que M. Luders soit mis en liberté *immédiatement*, je vous répète, M. le Secrétaire d'État, l'assurance de ma haute considération. »

Là-dessus, le sénateur bondissait en disant : « Comment ! le « Consul » allemand a demandé au Ministre Ménos la grâce de Luders, et le Ministre Ménos n'a pas même répondu au « Consul » allemand ! Voilà l'origine de l'affaire ! C'est le Ministre Ménos qui nous vaut tout ce qui nous arrive aujourd'hui ! »

Un avocat, placé près du sénateur, faisait l'office de consultant. Tout en partageant le sentiment de « l'orateur », il essayait de rectifier — à sa manière : « Oui, c'est bien cela. Le « Ministre » allemand a demandé au Secrétaire d'État des Relations Extérieures la mise en liberté *provisoire* d'Émile Luders, et l'on n'a pas répondu — à son attente. La mise en liberté provisoire *sous caution*, « ça » est toujours accordé. »

Les auditeurs répétaient en chœur, en prenant un air entendu : « C'est vrai ! On ne refuse jamais la mise en liberté provisoire sous caution. »

Et le sénateur reprenait : « Ce pauvre Président n'en savait rien du tout. Le Ministre Ménos lui a caché cette lettre du « Consul » allemand et beaucoup d'autres pièces, je vous assure ! »

Cette manœuvre de la dernière heure pour rendre la résistance sans objet et rejeter sur moi la responsabilité d'une capitulation, ne manquait ni d'imprévu, ni d'habileté. Elle avait été concertée depuis le vendredi 3 décembre, et, en dehors d'une amicale indiscrétion — à mots couverts — qui m'en avait instruit incomplètement le lendemain matin, le secret avait été bien gardé à ce sujet. J'avoue que je n'y avais pas de prime abord attaché une grande importance, un peu à cause de l'énorme besogne que j'avais en perspective ce samedi et qui ne me permettrait pas de penser à autre chose, de toute la journée, et surtout parce que je ne pouvais pas concevoir qu'il y eût dans cette interprétation si stupéfiante de la lettre du Comte Schwerin matière à une conjuration où la haine vouée à un Membre du Gouvernement haïtien, plus forte que l'amour de la Patrie, voudrait tirer parti contre lui d'un conflit effroyable avec l'Allemagne, en adoptant un ancien réfractaire allemand comme l'entremetteur d'une intrigue monstrueuse entre la Légation impériale et des sénateurs de la République. Je m'étais contenté de lire au visiteur bienveillant l'original de la lettre en question et la réponse que j'y avais faite à la même date, et je l'avais prié de « rassurer » ses collègues. Il était d'ailleurs impossible d'enrayer une tentative ou plutôt un dessein conçu en catimini et qui, simplement chuchoté en petit comité, était encore insaisissable. Par malheur, quand il prit corps le lundi, la propagande agit comme une traînée de poudre au milieu d'un peuple que la plus néfaste des prédications politiques prédispose à d'injustes suspicions, et les imprécations commencèrent bientôt contre le Secrétaire d'État que des voix intéressées dénonçaient.

Des avis me furent donnés de plusieurs côtés, et je fus exhorté à prendre des précautions pour ma personne et même pour ma famille. Et je compris enfin, à mon retour au Palais, pourquoi, lorsque j'allais à la Légation des États-Unis, mon collègue le Secrétaire d'État de l'Intérieur et de la Police Générale avait recommandé à son escorte officielle de m'accompagner. Il y avait de l'allemand là-dessous, et ce n'était nullement extraordinaire. Le pis était qu'il y avait aussi du sénateur. Rien de plus horrible que cet alliage.

Maintenant, comme par hasard, un exemplaire de l'*Ami de l'Ordre* apparaissait dans cet émoi général. Un article de fond était lu avidement et commenté en sens divers.

Il disait notamment :

Quelle attitude le Gouvernement va-t-il prendre et garder ? Nous l'ignorons. Encore une fois, la dignité de la nation doit être sauvegardée. Il est nécessaire que chacun le comprenne, mais de la manière — nous le répétons — que le bon sens et la sagesse le conseillent, afin de nous épargner les humiliations de la force brutale.

Prendre les allures du chauvinisme : vaine fanfaronnade, position ridicule pour un petit peuple et capable, cependant, de le conduire aux pires aventures.

Le calme et la modération ne sont point exclusifs de courage et de dignité.

Qu'on se le dise : le patriotisme autant que la vertu et la vie de nos mères, de nos femmes, de nos filles, veut que nous résistions aux entraînements irréfléchis.

Si jamais l'heure sonnait pour nous de faire notre devoir, nous ne saurions pas moins le faire ; mais nous agirions, alors, avec le sérieux et la conviction que donnent le droit et la justice d'une cause.

Qui donc, après tout, a qualité d'endosser les responsabilités qui découleront, à l'heure actuelle, de la plus légère étincelle ? Une conflagration politique et sociale n'est-elle pas à craindre au cours d'une bagarre internationale ? Cela mérite quelque examen et tant soit peu de réflexion.

Il était bien tard pour lancer cette définition si contestable de la dignité nationale.

Pour nous, il nous semblait que notre devoir actuel était d'agir « avec le sérieux et la conviction que donnent le droit et la justice d'une cause », et qu'à cet effet, un chef actif et valeureux, qui connaissait bien les positions stratégiques, les défilés, les replis d'un pays qu'il avait parcouru en tous sens durant une longue guerre civile, hélas ! pourrait imprimer de sa main puissante une direction immuable à un large mouvement patriotique, en faisant tomber les appréhensions réciproques et fusionner les antagonismes. S'il n'en était pas ainsi, si la méfiance et l'indiscipline devaient être à l'ordre du jour, il n'y avait rien à tenter. Les temps héroïques étaient passés et les temps patriotiques n'étaient pas encore venus. Et le Général SALOMON avait une fois de plus raison.

Mais ces craintes de troubles intérieurs étaient-elles fondées ? Et ces indices de division n'étaient-ils pas exagérés dans leur principe ou dans leur étendue par des discoureurs improvisés ? Il n'entrait pas dans mes attributions de le constater et je devais m'en rapporter à ceux qui pouvaient répondre avec l'assurance et l'autorité qu'ils tenaient de la nature de leurs fonctions.

Seulement quelque chose d'inattendu était dans l'air. Je ne pouvais me refuser à le pressentir. J'avais appris successivement que les canons du *Toussaint-Louverture* n'avaient pas été débarqués, que les travaux du Fort-National n'étaient pas achevés et que l'appropriation d'un souterrain dans la cour de la Garde n'avait guère avancé. Les motifs que des individus soi-disant bien informés donnaient de l'arrêt des travaux étaient puérils et ne méritaient pas d'être retenus. Il devait y en avoir de plus plausibles, que nous ne pouvions manquer de connaître avant longtemps.

Dans le salon des délibérations du Conseil des Secrétaires d'État, je trouvai les Bureaux des deux Chambres, convoqués par le Président de la République. Je rendis compte de mon entrevue avec les Membres du Corps diplomatique et des intentions manifestées par ces honorables représentants des Puissances étrangères. Puis, le Secrétaire du Conseil donna de nouveau lecture de l'ultimatum.

Le Président du Sénat et celui de la Chambre des Communes, consultés par le Général SAM sur ce qu'il conviendrait de faire au cas que le refus d'un plus long délai aurait pour effet d'écarter toute négociation, se récusèrent en alléguant qu'ils ne pouvaient parler au nom du Corps Législatif. Ce n'était pas ce qu'on leur demandait et il est certain que les subtilités parlementaires, qui n'étaient pas de mise en la circonstance, n'empêchaient pas les Bureaux des deux Assemblées de donner un avis sur une situation aussi critique, à défaut d'une consultation plus générale, dont l'impossibilité se démontrait d'elle-même. C'est ce que le Président de la République fit observer.

— Il y a, dis-je ensuite, un point sur lequel on est d'opinion de céder à la force brutale.

— Oui, fit Mr F. L. Cauvin, Secrétaire d'État de l'Intérieur et de la Police Générale, c'est relativement à l'indemnité. Mais j'estime que c'est la seule concession à faire. Le pays ne comprendrait pas qu'on fît tant de préparatifs de défense pour battre en retraite de cette façon.

Alors le Général SAM parla de certains faits qui lui avaient donné la conviction que des germes de discorde imminente existaient entre les citoyens. Il déclara que cette constatation si regrettable avait provoqué en lui de bien tristes réflexions et le mettait dans la pénible obligation d'admettre qu'une résistance paralysée par des complications intérieures qui ne lui paraissaient plus douteuses, prendrait le caractère d'une désastreuse aventure, que l'intérêt du pays lui commandait de ne pas tenter.

Si j'eusse été d'humeur à profiter de l'occasion pour jouer un rôle avantageux, je n'eusse eu qu'à garder un silence obstiné. Mais le Président de la République, qui, aux termes de l'art. 99 de la Constitution, « commande et dirige les forces de terre et de mer » et, d'après l'art. 102, « pourvoit à la sûreté intérieure et extérieure de l'État », jugeait que la défense était rendue tout-à-fait aléatoire par des mésintelligences dont il affirmait avoir eu des preuves récentes. Cela devait suffire. Si on pouvait ne pas être d'accord sur la signification véritable ou la portée de telle ou telle circonstance relevée comme un indice de désunion, il était toutefois difficile de n'être pas édifié par ce qu'on voyait, ou entendait, ou devinait depuis le matin. Dans ces conditions nouvelles, il était permis de croire qu'une lutte qui ne réunirait pas tous les haïtiens en un même effort contre l'étranger serait absolument inefficace et que le spectacle de nos dissensions intestines durant cette période aiguë pourrait nous exposer à une telle « disqualification » ou à un anéantissement si rapide que les États-Unis seraient capables de n'intervenir que pour leur propre compte.

Au surplus, il était indéniable que la décision prise inopinément par le Corps diplomatique de ne plus protester contre le bombardement, et l'absence de tout navire de guerre neutre nous laissaient l'impression d'un isolement complet, qui empirait notre détresse.

Pour ma part, ayant eu de la bouche de mes collègues de la Guerre et des Travaux Publics la confirmation de l'inachèvement des ouvrages entrepris en plusieurs endroits pour abriter d'énormes masses de munitions, je conclus que, du moment que la défense était devenue impossible, ce serait en pure perte qu'on laisserait un bombardement produire par des explosions répétées cet effet moral, qui n'était qu'un effet d'intimidation, et que l'on avait voulu éviter. Si on avait encore quatre jours devant soi, comme les Représentants des Puissances étrangères l'avaient donné à penser, on aurait le temps d'enlever ou d'isoler définitivement les poudres et les engins dont on n'aurait pas un besoin immédiat, d'observer les tendances des uns et des autres, et de se prononcer après avoir pesé toutes les raisons pour ou contre la résistance. Mais quatre heures seulement, quand on n'était pas prêt et qu'on appréhendait la guerre civile ! A quoi bon, s'il en était ainsi, fournir aux allemands le loisir de faire sauter le Fort National, de faire sauter les dépôts du Palais et, par là, de déterminer parmi les femmes et les enfants une panique certaine, tout en nous privant d'approvisionnements de guerre difficiles à renouveler ? . . . . .

— Assurément, dit le Secrétaire d'État des Travaux Publics, le Gouvernement ne pourra pas rester au Palais pendant le bombardement, et les choses sont à ce point que dès que les grilles auront été franchies, la mêlée commencera.

— Il est clair, dit M. Dartiguenave, premier secrétaire de la Chambre des Communes, que des gens n'attendent que cela pour descendre dans la rue.

M. S. Archer, second secrétaire du Sénat, fut aussi d'avis qu'il y avait de fortes raisons pour que le Gouvernement ne suivît pas sa première idée.

M. Vilbrun Guillaume, Président de la Chambre, desserra les lèvres et prononça une phrase à peu près dans le même sens.

Le Président du Sénat lui-même, toujours avare de paroles, fit des signes de tête qu'on était autorisé à interpréter comme un mode d'assentiment.

Bref, après la déclaration du Président de la République, les personnes présentes, Membres du Gouvernement ou Membres du Corps législatif, admirent en principe que si la démarche des Agents diplomatiques ou consulaires n'aboutissait pas à un sursis, il y aurait lieu de prévenir la « conflagration générale » en cédant à la force.

Bientôt les Représentants des Puissances étrangères arrivèrent au Palais et furent immédiatement reçus par le Président, entouré des Secrétaires d'État. Ils avaient l'air sombre, et tout démontrait qu'ils étaient, selon l'expression du *New-York Herald*, « indignés des procédés hautains et discourtois du commandant allemand à leur égard ». Ils avaient, paraît-il, dû grimper à bord de la *Charlotte* par une échelle de corde, et là, il leur avait été donné d'essuyer les refus les plus péremptoires. Ils avaient demandé un délai plus en rapport avec l'importance des intérêts des neutres : quatre jours, puis trois jours, puis quarante-huit heures, puis vingt-quatre heures. « Non ! non ! Non ! Non ! leur avait-il été répondu à chaque tentative. Pas une heure, pas une seconde de plus ! Nous ne sommes pas des diplomates, nous sommes des marins venus pour exécuter les ordres de S. M. l'Empereur d'Allemagne. A une heure, le bombardement commencera. » Un télégramme adressé au même journal américain rapporte ainsi le fait : « Le commandant allemand refusa en termes très brusques d'accorder une minute de plus que le délai marqué par l'ultimatum ; il offrit cependant un des navires allemands comme refuge aux sujets américains. M. Powell déclara qu'il les recueillerait à la légation, où il saurait les faire respecter. »

Le Ministre des États-Unis avait ajouté que si le bombardement causait un dommage quelconque à ses ressortissants, son gouvernement en rendrait l'Allemagne responsable.

Le Consul Général de Sa Majesté Britannique, ayant insisté au nom de l'humanité, avait reçu cette riposte narquoise : « Eh quoi ! vous parlez d'humanité après Alexandrie ! » (I)

Au fond, ce n'était pas répondre, car ce n'est pas du tout parce que les Anglais auraient, seize ans auparavant, contrevenu aux lois de l'humanité, que les allemands devaient se

(I) Le Capitaine de vaisseau August Thiele, en faisant cette réponse, prouvait, en même temps que sa grossièreté, son ignorance absolue de l'histoire du bombardement d'Alexandrie. Voici en substance ce qui eut lieu :

Déjà depuis le massacre du 11 juin 1882, on s'attendait à de nouvelles complications par suite de la présence des flottes anglaise et française. C'est toutefois le 6 juillet 1882 que l'amiral Seymour, ayant appris que « deux nouveaux canons avaient été montés dans les batteries défendant la mer, et que d'autres préparatifs du même genre, menaçant l'escadre sous ses ordres, avaient lieu du côté nord d'Alexandrie », notifia à Tulba-pacha, commandant militaire de la ville, que « si ces travaux n'étaient pas sur-le-champ discontinués ou si, ayant cessé, on les renouvelait, il serait de son devoir d'ouvrir le feu sur les œuvres en cours de construction ». Le 7 juillet, dans une lettre adressée aux Agents et Consuls Généraux, il assurait qu'il serait, « en tout cas, accordé *un délai de vingt-quatre heures* ». Le 10 juillet, de grand matin, l'amiral anglais annonça à Tulba-pacha qu'en raison de la continuation des « préparatifs hostiles », il mettrait à exécution les intentions exprimées dans sa lettre du 6, le lendemain 11, au lever du soleil, à moins qu'avant ce terme, on ne lui eût temporairement livré certaines batteries pour les désarmer. En effet, il commença le bombardement des forts d'Alexandrie le 11 juillet, à 7 heures du matin. Au moins un délai de plus de vingt-quatre heures avait été concédé.

« Si le droit international, dit M. Arthur Desjardins dans une étude publiée par la « Revue des Deux Mondes » le 1er juin 1898, ne proscrit pas le bombardement d'une ville protégée par des forts, il atténue l'horreur de cette pratique en imposant la formalité d'un avertissement. Cette règle fut observée par la France aux sièges d'Anvers, de Rome (en 1849), de Sébastopol. Il est vrai que l'armée allemande crut devoir bombarder à l'improviste, pendant la guerre de 1870-1871,

croire fondés à se prévaloir de ce précédent pour les violer également.

Concluons avec M. de Quatrefages que « la civilisation, avec son cortège de lumières et de connaissances en tout genre, est un fait exceptionnel au milieu même des populations les plus privilégiées, et que celles-ci ont eu et ont encore sur leur propre territoire leurs représentants sauvages ».

Cette conclusion était incontestablement dans l'esprit des Membres du Corps diplomatique à la suite d'une entrevue mortelle pour leurs illusions et pour leur amour-propre. Le Ministre de France exhala son dépit et son irritation en des phrases hachées d'exclamations et sillonnées de gestes incisifs et saisissants. C'était vraiment par trop fort ! Et

---

la Fère et Paris. Le Corps diplomatique fit remettre, on le sait, une protestation collective à M. de Bismarck par M. de Kern, ministre de Suisse (13 janvier 1871). Le chancelier répondit, sans doute, que la dénonciation préalable n'était point « exigée d'après les principes du droit des gens, ni reconnue obligatoire par les usages militaires » (17 janvier). Mais le Corps diplomatique n'accepta pas cette réponse et réitéra sa protestation (23 janvier). Pendant la guerre de 1894, l'amirauté japonaise, à la demande de l'amiral anglais, sir R. Freemantle, promit de ne pas bombarder Weï-Haï-Weï ni Che-fou sans une déclaration préalable faite *deux jours à l'avance*. En 1896, quand, après la mort de Hamid-Seyid, sultan de Zanzibar, Saïd-Khaled se fut brusquement emparé du trône, les Anglais intimèrent à l'usurpateur, dans la soirée du 26 août, l'ordre de baisser le lendemain avant neuf heures son pavillon hissé sur le Palais, sans quoi le bombardement commencerait. Encore le feu ne fut-il ouvert qu'après un second ultimatum, adressé le 27 à sept heures et demie du matin. . . . . . En tout cas, il faut laisser le temps d'abriter les femmes, les enfants, les malades et les blessés. »

Malheureusement l'éminent membre de l'Académie des Sciences morales ne s'est pas souvenu de l'ultimatum du 6 décembre 1897 en écrivant ceci : « Le *consensus gentium* est donc établi sur ce point, et nous nous figurons que, si le jeune empereur d'Allemagne avait à se prononcer, l'Allemagne prendrait aujourd'hui le parti le plus conforme aux intérêts de l'humanité. »

C'était faire trop d'honneur au sire qui semble avoir été à l'école des bavarois et autres uhlans incendiaires de Bazeilles et de Châteaudun, et aujourd'hui plus que jamais cette protestation du général Faidherbe contre les procédés des prussiens a toute son application : « Moi, je les accuse de manquer aux usages, aux ménagements pour les populations, que les peuples civilisés gardaient dans leurs guerres, à une convention tacite, si elle n'est pas écrite. C'est donc leur loyauté que j'incrimine. . . . . »

c'était indigne de « terroriser » ainsi des représentants de grandes puissances !

Dans une harangue heurtée et torrentueuse, où il flottait visiblement entre l'abondance naturelle de sa parole et la préoccupation de l'heure fatale, il entreprit la relation de la démarche faite à bord de la *Charlotte* et de l'échec dont elle avait été l'objet. Il dit que le Commandant des forces navales d'Allemagne avait déclaré qu'il ne retarderait pas le bombardement d'une minute et qu'il devait exécuter les instructions qu'il avait reçues. C'était ce qu'il fallait retenir de ce récit, et personne ne s'y méprenait. A la vérité, M. Meyer ajouta que, s'étant adressé au Capitaine Thiele en allemand, « langue qu'il parle aussi bien — ou aussi mal (*sic*) — que le français », il avait cru s'apercevoir que le ton de son interlocuteur était devenu un peu moins rogue, et il en inférait que si j'allais auprès de lui avec un autre Secrétaire d'État, nous obtiendrions *peut-être*, d'une part, que M. Luders ne rentrât pas, « car il était de l'intérêt de ce dernier de ne pas retourner ici », et d'autre part, que la lettre que le Gouvernement haïtien aurait à envoyer à la Légation allemande exprimât ses « regrets », au lieu des « excuses », pour sa conduite dans toute cette affaire, ce qui nous « sauverait la face ». Mais c'eût été plus que les Allemands n'avaient espéré. Il était midi un quart, et quarante-cinq minutes seulement nous séparaient de l'instant où les « mesures coërcitives » devaient commencer ; l'exécuteur des hautes œuvres de l'Empereur Guillaume II avait déclaré qu'il n'accorderait aucun sursis ; et pourtant, après cela, deux Membres du Cabinet iraient supplier le Commandant allemand et de prendre en considération « l'intérêt de M. Luders » et de substituer dans la formule de l'ultimatum le mot *regrets* au mot *excuses* ! Et ce serait pour ce résultat si insuffisant et d'autant plus douteux qu'un répit, même d'une heure, avait été formellement refusé, que l'on se présenterait au-devant des ricanements tudesques en se confondant en sollicitations qui n'entraîneraient pas l'obligation de différer ou de suspendre les hostilités et qui impliqueraient la reconnaissance volontaire des « torts » du Gouvernement! Nous ne pouvions plus compter sur rien, pas même sur le hasard. Le Ministre plénipotentiaire des États-Unis était aussi désolé que nous. Il me prit à part et me dit combien il regrettait que le *Marblehead* ne fût pas encore arrivé. Je ne doutais pas, en effet, que la présence de ce croiseur américain entre la ville et les navires-écoles de l'Empire d'Allemagne n'eût eu pour effet d'amener cette surséance demandée en vain par le Corps diplomatique et qui nous eût été également profitable. Aussi, devant cette déplorable contrariété, M. Powell s'abstint-il de nous conseiller dans un sens quelconque. Et puisque la fatalité de multiples circonstances provenant tant de l'intérieur que du dehors nous fermait toute issue, il n'y avait pas à essayer de jouer sur les mots, et force nous était de nous incliner en protestant.

Le Président de la République répondit au commandant des forces navales d'Allemagne qu'il avait décidé de prévenir, par l'acceptation des conditions de l'ultimatum, les malheurs qu'un bombardement attirerait sur les femmes, les enfants et les étrangers auxquels il n'avait pas même été accordé un délai suffisant pour se mettre à l'abri. (I)

La dépêche du Général Sam fut transmise par le commandant de l'Arrondissement de Port-au-Prince au Chef des mouvements du Port, qui s'embarqua immédiatement dans un canot portant le pavillon parlementaire et se dirigea vers la *Charlotte*.

Cependant le Ministre plénipotentiaire de la République Française conçut une nouvelle alarme : soit qu'il n'eût au fond aucune incertitude sur le parti-pris du capitaine de vaisseau Thiele, soit que les pronostics pessimistes de ses ressortissants eussent fait sur lui une trop vive impression, il se mit brusquement à demander au Président de la République d'arborer au Palais un drapeau blanc. Il expliquait qu'il allait être midi et demi et que le coup de canon d'aver-

(I) Je n'ai pas sous les yeux le texte de cette réponse, mais il ne s'éloigne pas de beaucoup du sens que j'indique.

tissement qui serait tiré à ce moment-là serait le signal du pillage, de l'incendie, du massacre des étrangers. Le Général SAM avait beau lui affirmer que tout cela n'était pas à craindre, il insistait, devenait de plus en plus pressant, se multipliait. Une fois il tourna de mon côté l'effarement de ses périodes haletantes, mais je lui répliquai que c'était une précaution superflue et que, d'ailleurs, ce n'était pas à moi à rien décider, et je me retirai dans la salle du Conseil des Secrétaires d'État. Je l'entendis quelque temps encore, puis sa voix s'éteignit. . . . .

Le drapeau blanc avait été arboré au Palais National. Evidemment il est impossible de douter de la sincérité des intentions de M. Théodore Meyer. La fréquente manifestation de ses dispositions amicales à l'égard du Gouvernement haïtien le met au-dessus de tout soupçon de malice. Pour lui — et il l'avait déclaré à plusieurs reprises — le drapeau blanc n'était que le drapeau parlementaire et non pas le drapeau de la soumission. Mais le peuple, dont les impressions sont primesautières et qui était, en outre, énervé par une attente qu'avait rendue plus angoissante l'absence absolue de mouvements militaires, ne reconnut dans ce drapeau que le signe de la capitulation. En réalité, on avait capitulé, et on ne pouvait laisser ignorer ce fait aux citoyens. Seulement, si la nouvelle avait été répandue insensiblement et accompagnée d'explications, l'effet eût été bien moindre que devant ce drapeau visible de tous les points de la ville et éclatant dans la même minute à tous les regards.

Bien que M. Meyer m'eût un jour conté avec quelle philosophique sérénité il assista, lors des incidents d'Aigues-Mortes, à une manifestation hostile de la populace gênoise devant son propre Consulat, il est assez constant que son instinct s'égara complètement dans cette journée lamentable du 6 décembre, car si ses prédictions relatives aux tendances du peuple de Port-au-Prince eussent eu quelque fondement, elles se fussent réalisées à la vue de ce carré de toile que la plupart voulurent considérer comme un morceau du suaire de la Patrie.

Lorsque le Corps diplomatique se fut retiré, les membres du Gouvernement se livrèrent sans contrainte aux plus douloureuses réflexions. Ils connurent alors en toute son horreur cette suprême torture de l'homme dompté par un concours de forces irrésistibles et anéanti dans l'inexprimable dépression de sa personnalité. N'était-ce pas une chose affreuse que nous en fussions là après quatre-vingt-quatorze années d'indépendance et que la présomption de bouleversements intérieurs, s'ajoutant à la menace de l'étranger, vînt au moment décisif jeter le désarroi dans les préparatifs de défense et paralyser les énergies les plus notoires ? Et cette humiliation qui courbait les têtes et nous tenait accablés dans une irrémissible prostration, n'était-elle pas la peine de tant de guerres civiles d'où le pays est chaque fois sorti encore plus épuisé? Toute faute se paie, et la nation payait sans doute le long crime des générations successives qui, presque sans interruption, tournent contre elles-mêmes des forces instituées pour la sauvegarde des droits de la République. Comme notre attitude eût été différente en face de l'Allemand, si, sur ce territoire où resplendissait naguères une prodigieuse floraison d'âmes fières et insoucieuses du péril, l'ardeur patriotique avait bouillonné dans tous les cœurs, et si la réminiscence des luttes anciennes autant que l'âpreté des compétitions actuelles n'avaient rompu la solidarité entre les Haïtiens et frappé de stérilité l'effort tenté pour la défense de l'honneur national ! Mais on eût dit qu'un vent de mutuelle méfiance, soufflant dans les esprits, flétrissait les intentions et les initiatives.

Le Général Sam, rompant au bout d'un certain temps le silence dans lequel nous étions retombés, signala l'injustice qui poursuivait le Secrétaire d'État des Relations Extérieures à propos de la lettre du Comte Schwerin en date du 23 septembre. Quelqu'un était venu lui dire que le Chargé d'Affaires d'Allemagne avait demandé la grâce de M. Luders et qu'aucune réponse ne lui avait été faite. Mais une copie qu'on lui avait apportée de la lettre en question l'avait immédiatement convaincu qu'il ne s'agissait pas du tout de cela. Et le Président, tirant le document de sa poche, voulut bien le lire à haute voix en soulignant d'une intonation particulière les passages qui ne laissaient aucune incertitude sur la pensée du Comte Schwerin. Cette lecture terminée et après avoir entendu la réponse qui porte la même date, il conclut avec amertume : « Il y a vraiment trop de mauvaise foi dans la politique. »

Dans la circonstance, cette mauvaise foi était d'autant plus criminelle que c'était aux allemands mêmes qu'elle empruntait une arme empoisonnée contre un Secrétaire d'État des Relations Extérieures qui avait le malheur d'être également Secrétaire d'État des Finances.

Vers les trois heures de l'après-midi, on apporta une nouvelle communication du commandant allemand. Le capitaine Thiele accusait réception de la réponse du Président, qui, « au lieu de reconnaître ses torts », invoquait des motifs qu'on n'avait pas à apprécier, et il ajoutait que si, à quatre heures, l'indemnité n'avait pas été versée ni la lettre d'excuses envoyée à bord de la *Charlotte*, il prendrait possession de la *Crête-à-Pierrot* et du *Capois-la-Mort* à titre de garantie et remettrait ces navires dans le même état, après l'exécution des conditions de l'ultimatum.

Il fallait donc, puisqu'il avait été jugé nécessaire de céder, consommer le sacrifice et jeter au plus vite leur horrible pâture à ces allemands qui, loin de nous faire remise d'une humiliation, brûlaient du désir d'ajouter à la hideuse série notifiée le matin au Président de la République. M. J. de La Myre, Directeur de la Banque Nationale d'Haïti, voulut bien accompagner le chef des mouvements du Port avec les vingt mille dollars destinés à M. Luders. Et pendant que M. Otto Bein, de la maison G. Keitel et Cie, comptait cette somme, pièce par pièce, la lettre réclamée arriva à l'adresse du Comte Schwerin. Je l'avais signée moi-même, quoique j'eusse pu m'en abstenir en excipant de la rupture des relations diplomatiques entre les deux pays. J'estimais, en effet, que, dans le naufrage de la dignité nationale, il n'appartenait à personne de se cramponner à une considération spéciale pour sauver son nom de l'injure commune.

Comme je ne suis disposé en aucun temps ni sous aucun prétexte à me faire illusion sur l'énormité de l'affront infligé à la République d'Haïti et à son Gouvernement et que, je ne puis avoir un intérêt quelconque à dissimuler aucun détail de ce monstrueux abus de la force, je n'hésite pas à donner ici le texte de la lettre écrite au Chargé d'Affaires d'Allemagne :

Port-au-Prince, le 6 décembre 1897.

Monsieur le Comte,

Pour déférer à l'une des conditions de l'ultimatum que M. le capitaine de vaisseau August Thiele, commandant des forces navales d'Allemagne dans les eaux haïtiennes, a adressé ce matin à S. E. le Président de la République, je viens présenter les excuses demandées « pour la conduite observée dans l'affaire Luders par le Gouvernement d'Haïti envers celui de S. M. l'Empereur d'Allemagne. » (I)

Veuillez agréer etc.

Solon MÉNOS.

Lorsque M. Otto Bein, réquisitionné pour une si haute besogne, eut fini de compter l'argent, un reçu fut délivré au chef des mouvements du Port. Il était, si je ne me trompe, rédigé en ces termes :

Reçu du Président de la République d'Haïti la somme de vingt mille dollars pour Monsieur Emile Luders.

Le Commandant des forces navales d'Allemagne dans les eaux haïtiennes,

August THIELE
Capitaine de vaisseau.

Puis, cette horde, remplie de bière et enveloppée de ce que Henri Heine appelle une puante fumée de canastre, se mit à plaisanter, adressant d'une voix pâteuse d'ironiques con-

(I) Les mots guillemétés étaient tirés de l'ultimatum.

seils à l'officier qui remplissait la plus affligeante des missions : « Pourquoi Haïti reste-t-elle en république? C'est la cause de tous ses malheurs. Elle serait bien plus avancée si elle était constituée en empire. . . . . »

C'étaient ces gens que Guillaume II avait chargés de nous « apprendre les bonnes manières ».

Il faisait déjà nuit quand la *Crête-à-Pierrot* exécuta le salut de vingt et un coups de canon, qui fut rendu par la *Charlotte*.

L'Empereur d'Allemagne pouvait dorénavant exulter. Ce souverain, célèbre par la déconcertante fugacité de ses attitudes et qui porte, pour se divertir, un costume de hussard noir parsemé de têtes de mort, avait eu une idée fixe, celle d'humilier avec le plus d'éclat possible la République « libre et indépendante » d'Haïti. Un manque d'unité morale nous ayant mis à la discrétion de ses navires de guerre, son chant de triomphe ne pouvait être qu'un outrage de plus. Il tenait vraiment à justifier ce portrait que Pierre de Lano a fait de sa complexe personnalité : « Étant de droit divin, il a le pouvoir et le devoir même, en son intime pensée, d'agir comme il le fait, pour la seule satisfaction de son esprit, ou pour le seul affermissement de son autorité — pour son plaisir ou au nom de la raison d'État. Dans cette vision des choses, il s'inquiète peu des conséquences de ses paroles ou de ses actes, et il ne se demande jamais, en un examen de conscience, s'il a été juste ou criminel. Si, en marchant, son pied pousse le mal devant lui — ou plutôt ce que les hommes ordinaires nomment le mal — c'est que son destin de roi le mène à faire souffrir et pleurer, et c'est affaire, en cela, entre lui et Dieu, dont il relève uniquement. Les larmes et les douleurs ne peuvent le toucher ; il ne les voit pas. C'est un hystérique du mystère, du divin, de l'absolu dans la puissance, dans la majesté royale, et l'Histoire, un jour, recueillera son égarement intellectuel comme l'excuse de ses crimes. »

CHAPITRE IX.

La dernière Station.

Dans l'après-midi du 6 décembre, M. Stéphen Lafontant, alors Administrateur principal des Finances de l'Arrondissement de Port-au-Prince et Colonel de la garde nationale administrative, pénétra dans la salle du Conseil des Secrétaires d'État et dit au Président de la République que tous les hommes sensés avaient accueilli avec faveur la détermination à laquelle le Gouvernement s'était arrêté et qu'une appréciation divergente n'avait été manifestée que par de rares jeunes gens.

Ce rapport sommaire ne concordait pas tout-à-fait avec les « apparences », et il était aisé de deviner que les esprits n'étaient pas aussi satisfaits ni même aussi résignés que le croyait l'important personnage qui allait bientôt entrer en scène.

L'extrait suivant de la correspondance particulière de *l'Ami de l'Ordre* donne, semble-t-il, une idée plus exacte de l'impression des divers groupes :

Midi et demi. — Le drapeau blanc est arboré au Palais. Le gouvernement a accepté, tout en protestant contre la violence qui lui est faite.

La population accueille cette solution avec des sentiments variés. Dans les familles, on reste attristé de l'humiliation subie, mais on respire plus à l'aise, malgré les propos menaçants qui continuent à être débités. Les mères et les grand'mères se demandent pourquoi le gouvernement, sa décision étant inévitable, a tant tardé à la faire connaître. — La jeunesse est sombre, la jeunesse d'autant plus sévère pour le présent qu'elle vibre plus volontiers aux souvenirs glorieux du passé. — Dans le monde des politiciens, une préoccupation exclusive : le Cabinet va-t-il tomber ?

A quoi les parlementaires répondent avec assurance : le Cabinet ne peut plus rester. —

Parmi les badauds, c'est à qui se piquera d'avoir pleuré en voyant le drapeau blanc au grand mât du Palais. Plus d'un bon bourgeois qui, hier, qualifiait d'insensée toute velléité de résistance, ne peut se consoler de n'avoir pas été quelque peu bombardé.

« Tel que vous me voyez, Monsieur, me dit l'un d'entre eux, je venais mourir! »

Le type de Monsieur Cardinal est de tous les pays.

Il est avéré qu'il y eut un mouvement de stupéfaction dans le peuple lorsqu'il ne put douter plus longtemps de la résolution prise par le Gouvernement. Des patriotes très sincères stigmatisèrent cet acte qui, d'après eux, n'était qu'une marque de pusillanimité. Peut-être leur avis se fût-il modifié immédiatement s'ils eussent connu de prime abord les raisons qui avaient édifié le Président de la République sur l'impossibilité de maintenir l'union et la discipline parmi les haïtiens en face de l'agression allemande. Mais l'apparition soudaine du linge fatal à la place du drapeau bicolore ne montra qu'un seul aspect des choses et fut regardée comme un symbole de honte. Cette signification renouvelée du moyen-âge fut sur-le-champ exploitée par des agitateurs impatients de faire dévier l'instinctif sentiment populaire. Les bars et les cafés furent envahis par eux avec une extrême intrépidité, et ces héros qui ne connaissaient pas d'obstacles entreprirent une tournée on ne peut plus belliqueuse, où leur indignation s'arrosait aisément de larmes et de liqueurs fortes. Par un phénomène d'exosmose fort compréhensible, plus ils vidaient de verres, plus ils versaient de pleurs. Dans leurs transports frénétiques, où ils haussaient le coude autant que la voix, ils donnèrent à plusieurs reprises de furieux assauts aux bouteilles et aux Ministres, si bien que, déjà dans la soirée du 6 décembre, le Cabinet était par terre et un certain nombre de « patriotes », sous les tables.

Leur désespoir, glorieusement cuvé, se reprit à fermenter le lendemain, et, ce jour encore, les Ministres et les bouteilles ne trouvèrent pas grâce devant ces intenses boutefeux, altérés de rhum et de carnage. Ils vouèrent particulièrement à l'exécration le Secrétaire d'État des Relations Extérieures. Quelle bonne aubaine s'ils pouvaient être débarrassés de lui, grâce à cette affaire Luders! Pour impressionner le peuple et l'exciter et le lancer peut-être contre cet importun, n'est-il pas de bonne guerre de donner une forme plus pittoresque à la légende de la lettre restée sans réponse, de raconter, par exemple, que c'est l'Empereur d'Allemagne lui-même qui « avait pris une plume et une feuille de papier » et écrit plusieurs pages à M. Ménos pour lui demander la grâce de ce brave garçon si injustement condamné ? Pendant qu'on y est, il ne coûte rien d'affirmer que, M. Ménos ayant gardé le silence sur cette instante sollicitation, l'Empereur d'Allemagne avait insisté en lui adressant cette fois un long télégramme, auquel on n'accorda pas plus d'attention, et que c'est ce « manque d'égards » qui a irrité un monarque aussi puissant. De sorte que le vrai et le seul coupable, ce n'est pas S. M. Guillaume II, c'est M. Ménos. Si cette accusation est fausse et même infâme, la faute en est encore au Secrétaire d'État des Relations Extérieures. Pourquoi, en effet, s'est-il permis d'être en même temps Secrétaire d'État des Finances, ou, étant Secrétaire d'État des Finances, de ne pas comprendre qu'il devait, par des moyens connus et infaillibles, empêcher de crier les Chevaliers du favoritisme ? Il n'est pas haïtien, puisqu'il ignore que l'opinion publique réside dans les cafés et veut être « amadouée ».

Aussi ce Chargé d'Affaires d'Allemagne est-il un maître homme : il a rendu aux colonnes de la politique et aux piliers d'estaminets l'immense service de « démonétiser » le Ministre en humiliant le pays. (I)

Tous ces malins qui étaient privés de leurs avantages ordinaires depuis un an et avaient, par conséquent, d'excellentes raisons pour désirer autant que les usuriers allemands la fin du « nouveau système », se ruèrent avec une apparente fureur dans une active propagande contre celui qui avait « amené les navires de guerre de l'Empire devant Port-au-Prince ». Ils avaient pour chacun une version spéciale, appropriée à son tempérament ou à ses dispositions d'esprit. A celui qui regrettait et s'indignait qu'on eût cédé

(I) « Il y a, dit le correspondant particulier de *l'Ami de l'Ordre*, des haïtiens qui, par haine du Ministre des relations extérieures, soutiennent très sérieusement que M. de Schwerin se connaît en matière de formes diplomatiques. »

à la force, ils confiaient en toute discrétion que c'était moi qui avais été d'avis que l'on acceptât l'affront. « Que voulez-vous ? L'amour des jouissances. . . Un boulet allemand aurait pu l'arracher à tout cela. »

La minute d'après, ils avouaient avec un interlocuteur d'humeur plus pacifique que j'aurais dû arranger cette affaire, payer une indemnité, décider le Président de la République à recevoir « gracieusement » le Comte Schwerin. « Quelle prétention que de croire que les petits États ont les mêmes droits que les grands, et que la République d'Haïti pouvait un seul instant songer à résister à l'Empire d'Allemagne ! Ne voyez-vous pas que ce ministre avait son idée et voulait donner ce pays aux Allemands? On disait qu'il était devenu leur ennemi et que, depuis l'incident, il avait juré que, lorsqu'il reprendrait l'exercice de sa profession d'avocat, il ne plaiderait jamais pour aucun des signataires de la pétition au Sénat de Hambourg. Mais c'était pour mieux cacher son jeu. Sûrement il tenait à nous faire perdre notre indépendance ! En tout cas, voilà ce que c'est que de *lire dans les livres*, d'apprendre le droit international, comme si on avait besoin de cela ici ! »

Et les récriminations se poursuivaient en sens divers, soutenues d'arguments contradictoires. Il y en avait pour tous les goûts, et l'imagination de ces démolisseurs se montrait de plus en plus inventive.

Les clameurs prirent une telle consistance et montèrent à un diapason si élevé qu'elles finirent par convaincre des naïfs. Ces hommes de bonne foi ne réfléchirent pas que les suppôts habituels des ministres concussionnaires n'avaient jamais été aussi empressés de mettre leur patriotisme au vent et pouvaient bien être animés d'une passion personnelle et poussés par des considérations autres que celle de la « dignité nationale ». Ils ne se demandèrent pas pourquoi c'était un renégat qui brillait au premier rang des vengeurs du nom haïtien, ni pourquoi de farouches orateurs s'arrêtaient parfois brusquement dans leurs élans et faisaient un mouvement de « conversion » pour aller dans les endroits écartés donner une discrète poignée de main à des banquiers allemands fraîchement débarqués des bateaux où ils s'étaient réfugiés. Ils ne songèrent pas qu'il était absolument invraisemblable que, dans ce pays de pouvoir personnel, le Secrétaire d'État des Relations Extérieures eût la faculté de tout faire et défaire contre le gré du Président de la République et des autres Membres du Gouvernement. Assurément la parole des meneurs était entraînante au possible, et les hommes de bonne foi ne se méfiaient pas assez de cette éloquence contagieuse.

Il y eut jusqu'à des amis de M. Firmin qui s'emparèrent de cette triste occasion pour triompher bruyamment : « Ah ! si Firmin était resté au Département des Relations Extérieures, nous n'aurions jamais subi cette avanie ! C'est un diplomate au moins ! Et son habileté nous eût toujours tirés d'affaires ! »

Et ces amis fraternisaient avec ceux qui avaient été les adversaires les plus acharnés de M. Firmin :

> Beau ménage touchant des vautours et des oies !

comme dit le poète des *Châtiments*.

Cependant les oies, en raison de la petitesse de leurs yeux, ne s'apercevaient pas que les vautours ne désiraient nullement un retour « offensif » de M. Firmin et que, pour le prévenir, ils faisaient, malgré l'action commune, des tentatives de dénigrement d'une psychologie fort curieuse. C'est ainsi qu'on commença à insinuer que mon prédécesseur pouvait bien avoir sa part de responsabilité dans le changement d'attitude de l'Allemagne. On lui imputa à crime d'avoir demandé au Président de la République la révocation de M. Delorme, d'ailleurs approuvée par le Conseil des Secrétaires d'État, et l'on s'efforça de démontrer que, sans cette circonstance, l'incident n'aurait pas eu des suites aussi déplorables. De même, on raconta que M. Firmin ayant, un jour, fait attendre le Chargé d'Affaires d'Espagne, venu chez lui pour une communication, se serait excusé en lui disant qu'il croyait que c'était le Chargé d'Affaires d'Allemagne, et que ce propos serait parvenu aux oreilles de celui-ci. Et, pour couronner la campagne, on exhuma un article publié le 29 mai 1897 dans la *Revue-Express* et l'on en cita, avec des commentaires perfides, le passage qui suit :

La politique extérieure, cette pierre d'achoppement de la diplomatie haïtienne, n'est pas mieux conduite que la politique financière. Malgré la promesse faite au pays dans le programme du 4 janvier, il semble que le prestige national ne soit pas appelé de sitôt à se relever. Tout récemment, en effet, un journal qui se publie en cette ville parlait en termes peu rassurants de la question dominicaine. On rapporte, d'autre part, qu'un des premiers soins de M. Firmin à son arrivée aux affaires a été d'entreprendre des démarches auprès de la Légation des Etats-Unis d'Amérique, à l'effet de la porter à revenir sur des affaires définitivement réglées par son prédécesseur ; et, comme cela était à prévoir, M. Firmin est allé se heurter à un grave et humiliant échec. Enfin il se dit dans certains cercles que M. le Comte de Luxbourg, Ministre de l'Empire d'Allemagne auprès du gouvernement de la République, ayant à reprocher à M. Firmin des procédés dilatoires et des manquements aux convenances diplomatiques, aurait laissé le pays sans prendre le congé d'usage. Il ne se dégage rien de bon de tout cela. Car s'il n'y a pas matière à une rupture partielle de nos relations internationales, il est tout au moins permis de supposer que nos rapports diplomatiques avec l'Allemagne et les États-Unis en seront affectés et que nous aurons tôt ou tard à nous ressentir de la maladresse de notre diplomatie. Rien n'empêchait pourtant M. Firmin, qui est préparé comme pas un en Haïti, de mettre toute la correction désirable et toute la souplesse nécessaire dans nos relations avec l'Etranger. Rien n'empêchait M. Firmin, qui doit connaître le prix de la bonne harmonie entre des Etats qui se trouvent en rapports quotidiens, d'éviter des froissements de nature à porter atteinte au prestige du pays et à compromettre la dignité nationale. Mais il paraît que quand on est fait de *granit* (?) on n'a pas l'élasticité que réclament certains rôles. . . .

Toutes ces manœuvres étaient ineptes, mais celles que les mêmes stratèges pratiquaient contre moi ne l'étaient pas moins, et pourtant quelques-uns des admirateurs de

M. Firmin s'étaient fait les colporteurs les plus infatigables des atroces accusations dont les politiciens en rupture de mandats de paiement essayaient de m'accabler. Qu'un courtier marron, embauché à cet effet par la Légation allemande, laissât entendre par d'hypocrites réticences que le Comte Schwerin avait une fois téléphoné pour savoir si j'étais visible et que, tout en restant devant l'appareil téléphonique, j'avais recommandé à haute voix de répondre que je n'étais pas encore rentré, aussitôt les propagateurs innocents de la foi germanique se jetaient avidement sur cette billevesée et la remâchaient avec conviction à l'usage des cénacles ébahis. Leurs rancunes les aveuglaient au point de les empêcher de voir qu'ils faisaient simplement le jeu de ceux qui eussent tout autant crié contre M. Firmin, s'il eût encore été Secrétaire d'État des Relations Extérieures — et des Finances. En somme, ils ne se rappelaient pas assez que, pour les jouisseurs qui ne pouvaient se consoler du départ des folles dépenses, l'ennemi, c'était le Programme du 4 janvier 1897, et c'était toute personne disposée à en poursuivre l'exécution.

Quoi qu'il en soit, cette alliance éphémère entre des éléments hétérogènes produisit le résultat espéré : le Secrétaire d'État des Relations Extérieures fut pendant quelques jours chargé de toutes les responsabilités. Quelques zélateurs de la justice avaient bien soutenu qu'un seul homme n'avait pu cumuler les fonctions d'agent de police, de juge de paix, de Commissaire du Gouvernement, de Tribunal d'appel, de Secrétaire d'État de la Guerre et de la Marine, de Secrétaire d'État de l'Intérieur et de la Police Générale, de Secrétaire d'État des Travaux Publics, de Secrétaire d'État des Finances, du Commerce et des Relations Extérieures, et avoir par dessus le marché l'autorité du Président de la République. Mais la passion, qui ne raisonnait pas plus alors qu'à aucune autre époque, se plaisait à me reprocher, avec un grand art d'invention, des fautes énormes que j'aurais commises à ces divers titres. Donc, j'avais porté durant sept semaines la paix et la guerre dans la poche intérieure de ma redingote, et, tout plein d'une aisance criminelle, je n'avais daigné consulter personne sur le choix à faire. Aussi n'était-ce pas à tort que l'on me jugeait passible de toutes les peines et digne de toutes les malédictions, comme partisan à la fois de la paix à tout prix et de la guerre à outrance. Les arguments les plus contondants étaient tenus en réserve pour une lapidation victorieuse, si seulement je m'avisais de contester l'existence simultanée de ces deux opinions antipathiques. Et il eût été réellement étonnant que des raisonneurs d'une logique aussi rigoureuse, devenus des justiciers tranchants, ne fussent pas amenés à penser et peut-être à espérer que leur verdict de condamnation — sans appel — devait me jeter dans une stupeur voisine de la démence. Néanmoins, contrairement au secret désir de ces bons apôtres, ce n'était pas pour cette fois. Bien que je n'aie pas encore atteint la quarantaine, j'ai assez vécu pour ne plus m'étonner de beaucoup de choses. Je n'étais pas plus surpris de cette poussée de colère morbide ou de mauvaise foi exacerbée, que je ne l'avais été de la brusque solution qui l'avait déterminée. Cette exaspération plus ou moins truquée me fournissait plusieurs « observations », et si l'esprit de parti y trouvait son compte, la sociologie n'y était pas moins bien partagée. Il était possible de sonder cet esprit de parti lui-même, c'est-à-dire ce que le duc de Broglie a défini « une crédulité aveugle qui admet les soupçons les moins fondés dès qu'il en peut tirer profit, et conteste l'évidence même dès qu'elle le gêne ». Les grimaces patriotiques des dilapidateurs, qui empochèrent toujours les fonds affectés à la défense du territoire, arrêtaient à juste titre mon attention, et l'intimité des liens existant — pour l'exploitation de la « situation » — entre d'anciens ennemis, tenants de groupements politiques extrêmes, comportait une leçon fort instructive, cependant qu'une portion du peuple, fermant les yeux à cette duplicité en action — et en partie double — continuait à prêter l'oreille au boniment des marchands de préjugés de couleur.

Toutefois, je ne puis oublier que des marques spontanées de sympathie me furent prodiguées au milieu de cette exaltation feinte ou inconsciente. La plupart des membres du Corps diplomatique, émus de tout ce qui se disait, voulurent bien m'apporter le témoignage de leur estime personnelle. Messieurs W. F. Powell, Envoyé Extraordinaire et Ministre Plénipotentiaire des États-Unis d'Amérique, A. M. Tudela, Chargé d'Affaires d'Espagne, et Poù, Chargé d'Affaires de la République Dominicaine, donnèrent même à la manifestation respective de leurs sentiments un caractère d'affectueuse sollicitude qui me toucha extrêmement.

Quant à M. Théodore Meyer, il ne me pardonnait pas son excessive nervosité des jours précédents et il était occupé à faire chorus avec les paladins qui me reprochaient d'avoir voulu perdre le pays. A ce trait si opportunément lancé, je reconnus le sémite qui s'était réveillé en lui.

A la faveur de la diversion opérée à mon détriment par des commissionnaires en fausses nouvelles, les derniers allemands avaient débarqué. Déjà dans la matinée, le Comte Schwerin était revenu à la Légation allemande avec sa femme et deux officiers de la marine impériale. Ils étaient « allègres, souriants », dit le correspondant de journal que j'ai plusieurs fois cité. Le Chargé d'Affaires d'Allemagne n'avait, en effet, d'autre conscience que celle de son avancement probable, et il ne voyait dans le crucifiment du peuple haïtien que l'occasion de gagner la croix de l'Aigle Rouge. Il était digne, à n'en pas douter, de cet « Ordre de la Sincérité », et la devise *Sincere et constanter* lui seyait à merveille. La franchise de ses Rapports sur l'incident n'avait pas eu d'égale et la constance de sa correction diplomatique avait fait l'admiration de tous.

Ce diplomate satisfait m'adressa la lettre ci-après :

Port-au-Prince, le 7 décembre 1897.

Monsieur le Secrétaire d'État,

Le Gouvernement haïtien a cédé à toutes les demandes de l'Ultimatum du Commandant des forces navales d'Allemagne dans les eaux haïtiennes, Monsieur le Capitaine de vaisseau Thiele, j'ai donc l'honneur d'informer Votre Gouvernement que je rentre avec lui en relations diplomatiques.

Je Vous prie, Monsieur le Secrétaire d'Etat, de me faire savoir quand Son Excellence Monsieur le Président de la République d'Haïti voudra me recevoir en audience.

De même j'ai l'honneur de Vous faire savoir que les navires de guerre Impérials d'Allemagne « Charlotte » et « Stein » séjourneront encore pour quelques jours sur la rade de Port-au-Prince et si Son Excellence Monsieur le Président voudrait recevoir les commandants Messieurs les Capitaines de vaisseau Thiele et Oelrichs en audience, il n'aura qu'à nommer le jour et l'heure. Pour donner plus de solennité à cette audience Messieurs les Commandants se feront accompagner par une suite d'officiers et par une escorte militaire. Si Monsieur le Président a l'intention de visiter en réponse les navires de guerre « Charlotte » et « Stein » il y sera reçu avec toutes les honneurs qui sont dues au Premier Magistrat d'une République ce qui ferait ressortir le rétablissement des relations amicales entre l'Empire d'Allemagne et la République d'Haïti. Pour pouvoir avertir Messieurs les Commandants je Vous prie, Monsieur le Secrétaire d'Etat, de me faire savoir les intentions de Son Excellence au sujet de l'audience quelques jours d'avance.

Veuillez agréer, Monsieur le Secrétaire d'Etat, l'assurance de ma haute considération

Comte SCHWERIN.

Cette communication était imprégnée du plus pur esprit allemand. Ces hommes généreux, étant contents de nous avoir imposé des conditions horribles, estimaient que notre bonheur devait être aussi complet que le leur. A leurs yeux, l'affront qu'ils nous avaient fait subir était le meilleur ciment de ces bonnes relations dont ils célébraient le rétablissement. Ils ne voulaient plus débarquer que musique en tête, pour faire éclater leur allégresse, qu'ils brûlaient de mêler à la joie des Haïtiens. Et si le Président de la République consentait à monter à bord, les canons braqués la veille sur le Palais partiraient tout seuls en son honneur. Jamais on ne vit un plus bel exemple de magnanimité et jamais ne fut poussé aussi loin l'oubli des injures faites à autrui.

Était-ce une dérision ou bien de l'inconscience? Qui pourrait le dire? Mais, quelle que fût l'intention de la lettre, nous autres ne pouvions être que d'accord sur la réponse à faire.

J'adressai au Comte Schwerin cette première dépêche, qui opérait une disjonction délibérée entre sa réception et celle des officiers :

Port-au-Prince, le 7 décembre 1897.

Monsieur le Chargé d'Affaires,

J'ai l'honneur de vous accuser réception de votre dépêche de ce jour.

Son Excellence le Président de la République, auquel j'ai soumis votre demande d'audience, me charge de vous faire savoir qu'il vous recevra demain mercredi à 10 heures du matin.

Je ne manquerai pas de vous faire savoir ultérieurement la décision du Président de la République relativement aux différents autres points de votre susdite dépêche.

Veuillez agréer, etc.

SOLON MÉNOS.

Le 8 décembre, à l'heure fixée, le Chargé d'Affaires d'Allemagne se présenta au Palais National et fut introduit dans le salon des réceptions diplomatiques. Le Président de la République parut bientôt avec les Secrétaires d'État et invita le Comte Schwerin à s'asseoir. Deux phrases furent échangées. Comme d'habitude, des verres de champagne furent apportés. Le diplomate allemand but à la santé du Président de la République, et le Général SAM but, à mi-verre, à la santé de l'Empereur d'Allemagne.

Puis, le Comte Schwerin m'ayant demandé un entretien au sujet de la réception des officiers de la *Charlotte* et du *Stein*, j'eus beaucoup de peine à lui faire comprendre l'inconvénient qu'il y aurait à aviver l'excitation publique en laissant descendre une « escorte militaire » ainsi qu'un corps de musique allemand, et j'ajoutai que le Président de la République ne jugeait pas convenable pour le moment d'accepter les honneurs d'une réception sollennelle à bord d'un navire de guerre étranger.

Après le départ du Chargé d'Affaires d'Allemagne, le Général Sam fit publier la proclamation suivante dans tous les quartiers de la Capitale :

TIRÉSIAS AUGUSTIN SIMON SAM,
Président d'Haïti.

Haïtiens,

Par les pièces qui ont été publiées dans le Journal Officiel, vous connaissez déjà la première phase du différend survenu entre l'Empire d'Allemagne et la République, à propos du sieur Emile Luders.

La grâce du condamné, que personne n'avait sollicitée avant le Ministre Plénipotentiaire des Etats-Unis d'Amérique, semblait avoir mis fin à ce différend. Pourtant le Chargé d'Affaires d'Allemagne ne tarda pas à y revenir et à proposer que la discussion eût lieu à Berlin entre le Représentant de la République et le Cabinet Allemand. Cette proposition, acceptée par nous, ratifiée par le Gouvernement d'Allemagne, fut bientôt implicitement rétractée. — Il était naturel de croire qu'il serait laissé à la diplomatie le soin de trouver une solution de nature à ne point altérer les bonnes relations des deux pays. Mais, avant-hier matin, deux frégates allemandes se présentèrent dans la rade de Port-au-Prince pour appuyer par la force un ultimatum auquel il fallait répondre dans le court espace de quatre heures.

La première pensée du Gouvernement était de résister par les armes et de laisser le Commandant Allemand exécuter ses menaces. — Mais la République ayant été, au dernier moment, livrée à ses seules ressources, malgré l'espérance d'un puissant appui moral, il parut plus sage d'épargner à la nation, aux femmes, aux enfants, les calamités qui résulteraient d'une agression violente.

La force a donc encore primé le droit !

Haïtiens,

Depuis 1872, voilà deux fois que le pays, à cause de sa faiblesse et des circonstances du moment, est obligé de subir les exigences du Gouvernement d'Allemagne. N'en tirerons-nous aucun enseignement ? Faudra-t-il que, par nos stériles divisions, nos luttes intestines, nos fautes répétées, nous continuions à nous affaiblir de plus en plus, oubliant que la raison et le bon droit ne servent de rien aux peuples faibles ? Sachons tirer profit de nos douloureuses épreuves. — N'oublions pas que l'union fait la force, que la paix intérieure est nécessaire à la marche en avant du pays et mettons toute l'ardeur de notre patriotisme indigné à le réorganiser, à le reconstituer, à en préparer la prospérité et la puissance.

Donné au Palais National de Port-au-Prince, le 8 décembre 1897, an 94e de l'Indépendance.

T. A. S. SAM.

Par le Président :

Le Secrétaire d'État de l'Intérieur et de la Police Générale,

F. L. CAUVIN.

Le Secrétaire d'État de la Guerre et de la Marine,

S. MARIUS.

Le Secrétaire d'État des Finances, du Commerce et des Relations Extérieures,

SOLON MÉNOS.

Le Secrétaire d'État des Travaux publics et de l'Agriculture,

ARTEAUD.

Le Secrétaire d'État de l'Instruction publique,

J. J. CHANCY.

Le Secrétaire d'État de la Justice et des Cultes,

A. DYER.

Le même jour, je répondis en ces termes à la seconde partie de la lettre du Comte Schwerin :

Port-au-Prince, le 8 décembre 1897.

Monsieur le Comte,

Me référant à ma dépêche en date d'hier, N° 116, j'ai l'honneur de vous informer que Son Excellence le Président de la République recevra Messieurs les Capitaines de vaisseau Thiele et Oelrichs avec leurs officiers, samedi à 10 heures du matin, au Palais National.

Son Excellence, regrettant de ne pouvoir rendre la visite, se fera représenter à bord dimanche à 11 heures du matin.

Veuillez agréer etc.

SOLON MÉNOS.

La réception des officiers des deux navires-écoles ne dura guère plus longtemps que celle du Chargé d'Affaires d'Allemagne. Elle ne se distingua que par l'énorme aplomb avec lequel le Capitaine Thiele, muni d'un discours écrit et non communiqué à l'avance, distribua des félicitations à droite et à gauche et, s'enthousiasmant au sujet de la verdure et des richesses de ce pays, lança le couplet final sur le « resserrement » des liens d'amitié entre les deux États. Il loua particulièrement le vice-amiral Killick et les équipages placés sous les ordres de celui-ci de la résolution qu'ils avaient montrée de mourir à leur poste « en opposant les petits canons haïtiens aux gros canons allemands ». Et, pour comble d'audace ou d'ironie, il complimenta le Président de la République d'avoir « reconnu LA FORCE DU DROIT ALLEMAND ». (I)

Ensuite, une nouvelle allusion fut faite au plaisir qu'il aurait de recevoir le Général SAM ; mais les dispositions du Président étaient restées les mêmes.

Finalement, le Comte Schwerin me parla de l'intention que le commandant allemand avait de faire jouer de la musique sur la Place Geffrard. Je lui fis voir qu'il serait probablement impossible au Gouvernement d'empêcher à ce propos des manifestations, même isolées, susceptibles d'entraver l'exécution du concert. « Epargne-moi même ton bon vouloir, dit Gœthe; voici le moment de se taire et de souffrir. »

Pour les allemands établis à Port-au-Prince, ils manifes-

(I) Ce brave marin, en débitant une aussi extravagante bouffonnerie, dut se contenir plus que de raison pour garder son sérieux. Cette imprudente contrainte lui fut fatale, car on rapporte que, quelque temps après, assistant à une soirée au Hâvre, il fut pris d'un fou rire qui dure encore.

tèrent leur contentement sans la moindre discrétion, et naturellement ils ne se firent pas faute d'envoyer en Allemagne des bulletins de victoire où l'hyperbole battait son plein. Une fois de plus, M. Katsch adressa à la *Post*, de Berlin, une lettre (anonyme) qui relatait ainsi le plus enviable des triomphes tudesques :

TRADUCTION.

— —

Le Comte Schwerin quitta subitement Haïti avec sa femme par un steamer de la ligne hambourgeoise, pour se rendre à St-Thomas, où nos navires-écoles étaient à l'ancre. L'excitation avait atteint ici son point culminant, et les journaux agitaient et poussaient le peuple au moyen des clameurs les plus extravagantes. Lorsque, le samedi 4 décembre de l'année passée, le bruit se répandit que nos navires de guerre étaient en vue, tous les habitants de la ville s'enfuirent dans les mornes ou se cachèrent dans leurs maisons.

Le même jour, notre légation recevait une dépêche du comte Schwerin, annonçant qu'il arriverait au Port-au-Prince le lundi, à 6 heures précises du matin. De St-Thomas on avait pris des dispositions pour faire arriver dans le port d'ici, le dimanche 5 Décembre au matin, deux navires de la ligne hambourgeoise *Slavonia* et *Galicia*, afin de recueillir à bord les nombreux allemands et leurs familles. Le dimanche dans l'après-midi, sur un ordre de la légation, le plus grand nombre des allemands s'étaient déjà embarqués. L'excitation dans la ville était terrible. Chaque citoyen courait par les rues, armé jusqu'aux dents; nous autres allemands, nous ne pouvions pas songer à sortir. Le samedi, le Gouvernement avait adressé au peuple une proclamation regorgeant de bravoure et de liberté, et dans laquelle il était dit, pour finir, qu'à l'arrivée des navires de guerre allemands, le Gouvernement ne serait responsable que des ressortissants des puissances neutres. Nous autres allemands, nous étions donc mis hors la loi.

Le lundi, à 6 heures précises, apparurent, complètement prêts au combat, mâts enlevés et sabords ouverts, la *Charlotte* et le *Stein*; et ils entrèrent lentement dans le port, à une distance toujours égale. C'était une vue superbe, et des milliers d'Haïtiens contemplaient ce spectacle en silence. Arrivés au milieu du port, ils prirent mouillage.

Les quatre navires de guerre haïtiens, dont deux avaient été complètement abandonnés, s'étaient mis dans un coin du fort qui se trouve dans la rade, l'îlot appelé Fort-Islet.

La vie était mouvementée à bord de ces petites canonnières.

Vers neuf heures, quatre canots se détachèrent de la *Charlotte*, ayant chacun un canon Maxim, à l'avant un pavillon blanc, à l'arrière le pavillon de guerre allemand. Les canots glissaient sur l'eau comme des flèches. A leur arrivée au port, un officier sortit du premier canot avec quelques soldats. On porta devant le drapeau parlementaire; puis vinrent l'officier et les matelots, bayonnette au canon. L'officier portait un grand pli qu'il remit au commandant du port avec ces mots dits en français : « Voilà l'ultimatum pour le remettre tout de suite au Président d'Haïti. Donnez-moi un reçu, Monsieur! Vous avez du temps jusqu'à une heure. J'ai maintenant neuf heures! » (I)

Ce style lapidaire renversa le commandant du port tout à plat, et celui-ci, en bégayant, pria l'officier de vouloir bien l'accompagner auprès du Président. « Ce n'est pas nécessaire », répondit l'officier. Il dit et tourna le dos. Les canots regagnèrent de suite la rade.

En même temps, des lettres contenant l'ultimatum étaient adressées à tous les consulats de la ville, avec la remarque que les navires marchands allemands étaient prêts à recevoir tous les étrangers à bord et la recommandation de hisser les drapeaux des consulats aussi haut que possible.

Le steamer français de la compagnie transatlantique, demandé par dépêche et arrivé ce jour de bonne heure, reçut une lettre du commandant Thiele, de la *Charlotte*, dont voici les termes :

« Monsieur le Capitaine,

« A une heure, je coule la flotte haïtienne. Je vous prie de mettre « votre steamer aussi loin que possible de la ligne de tir.

THIELE

Commandant des forces allemandes dans les eaux haïtiennes. »

Dans l'intervalle, il y avait bien deux douzaines de petits canots

(I) La traduction allemande que le correspondant a donnée de ces paroles contient une double divergence. Elle dit, d'une part : « *Voici un* ultimatum » et, d'autre part : « Vous avez *une heure de* temps. . . »

allemands qui sillonnaient la rade dans tous les sens, pour s'amuser, ainsi que le pensaient les Haïtiens. En attendant, ces canots exploraient toute la rade. Plus tard, j'ai compté personnellement plus de trente-quatre petites bouées qui devaient indiquer le passage aux grands navires. Elles consistaient en une petite croix en baguettes de bambou, retenue au fond par du plomb et portant un petit drapeau à la surface.

L'« amiral » haïtien pris de malepeur devant ce déploiement d'activité, qu'il ne comprit seulement que dans l'après-midi, et devant toute l'attitude si déterminée des navires allemands, s'était totalement soûlé.

L'ultimatum fut connu dans la ville en une heure, et je jugeai alors qu'il était nécessaire pour moi de m'embarquer. La rade était entièrement libre, la *Charlotte* et le *Stein* s'étaient approchés tout près de la ville; et, pleine de menaces, brillait sur la ville la rangée des canons de flanc. Les deux steamers de la ligne hambourgeoise et le vapeur français mouillaient tout au large. Sur le paquebot français se trouvaient environ 900 personnes de toute nationalité; nous autres allemands, nous étions sur le steamer *Slavonia* et *Galicia,* avec quelques Haïtiens et environ cent Italiens.

Haïti avait quatre heures pour réfléchir. A midi et demi, le premier coup de canon à blanc devait être tiré pour les consulats; à une heure, au besoin, devait commencer le bombardement. Je me trouvais sur le *Slavonia*. Les Américains, dont le navire de guerre le *Marblehead* n'était pas arrivé à temps, s'étaient réunis chez le ministre américain.

Vers 10 heures, tous les ministres étrangers et les consuls se rendirent à bord de la *Charlotte* pour protester contre le court délai de l'ultimatum. Le français demandait 48 heures, l'anglais aussi, l'américain même 4 jours etc.

« Messieurs, répondit le commandant, je suis ici aux ordres de « S. M. l'Empereur d'Allemagne. J'ai l'ordre, en cas que l'ultima« tum ne soit pas accepté, de bombarder à une heure. Je dois et « veux le faire. »

Sur ce, ces Messieurs furent congédiés.

Dans l'intervalle, toute la ville était en armes. La population ne voulait pas céder, elle voulait la guerre. Ce délire n'était pourtant pas de la bravoure, mais l'effet de la croyance des Haïtiens que tout est plaisanterie que l'on ne doit pas prendre au sérieux.

Vers 11 heures, le commandant du port se rendit à bord de la *Charlotte* avec la réponse. Ils consentaient volontiers à payer, mais ils ne pouvaient pas accepter les autres conditions. Quand ce général vit à bord les préparatifs de guerre, il dut se sentir pris de peur et d'épouvante. Il tomba presque sur les obus et l'ardeur guerrière qu'il voyait bien luire sur le visage des allemands dut tout-à-fait le convaincre que de ce côté-ci les choses seraient prises au sérieux.

A midi, la *Charlotte* et le *Stein* manœuvrèrent en changeant de position et en se mettant à une distance qui n'était même pas à une demi-lieue de la ville. La *Charlotte* avait pour mission de détruire la flotte haïtienne, ce qui serait arrivé à la première bordée, tandis que le *Stein* dirigeait ses canons sur le Fort-National et le Palais du Président.

A bord, nous tremblions d'émotion, chacun armé de jumelles ou d'une longue-vue, observant le moindre mouvement sur terre et sur mer.

La *Charlotte* s'était placée de façon à n'être sous le feu que d'un seul des navires de guerre haïtiens, tandis que le *Stein* pouvait décharger toute sa batterie de côté sur les deux canonnières ennemies. C'était une manœuvre grandiose, due uniquement au sondage de la mer, car les passes pour les gros navires sont peu nombreuses.

La *Charlotte* n'était pas distancée de 300 pieds des navires de guerre haïtiens et elle avait pointé sur eux plus de 20 canons.

A midi, le service divin eut lieu à bord des deux navires-écoles. Le prêtre attira sollennellement l'attention sur la gravité de la situation et termina la silencieuse et imposante cérémonie par un *Pater*, et alors retentit le commandement : *A vos pièces !*

Il était midi et demi quand le coup à blanc résonna sur la mer; notre agitation grandit de minute en minute, et chacun, montre en main, comptait les secondes.

Il régnait un silence effrayant. Les rues de la ville étaient comme mortes, le Port seulement fourmillait de soldats. Il était exactement midi 56 minutes lorsque le drapeau blanc fut hissé sur le Palais du Président.

Un tonnerre de hourras s'éleva du *Slavonia*, auquel répondit le *Galicia*.

La *Charlotte* et le *Stein* échangèrent des signaux, et, cinq minutes après, un canot portant pavillon blanc se détacha du wharf avec le commandant du port.

Celui-ci apporta la réponse du Président que l'on acceptait tout, mais que, dans ce court espace de temps, l'argent n'avait pas été réuni et que l'on n'avait pas encore fini d'écrire les lettres.

Le capitaine Thiele accorda un délai jusqu'à trois heures, mais exigea à titre de garantie la livraison de la flotte haïtienne.

Le commandant du port donna aussi un reçu de cette nouvelle communication.

Lorsque celui-ci eut quitté la *Charlotte*, le capitaine Thiele envoya un canot à la flotte haïtienne avec l'ordre d'annoncer qu'à 4 heures il occuperait les navires, ce qui fit perdre toute contenance à l'amiral déjà ivre.

Immédiatement après, on fit partir cinq canots occupés chacun par 40 hommes pour l'abordage de la flotte haïtienne.

A 3 heures, les vingt mille dollars étaient à bord ; à trois heures et demie, la lettre d'excuses et l'annulation du jugement contre Luders étaient entre les mains du Comte de Schwerin, qui se trouvait à bord de la *Charlotte* avec sa femme.

A 4 heures, le capitaine Thiele envoya un officier à l'amiral haïtien avec ces mots : « Je vous ordonne maintenant de saluer de 21 coups de canon. » Ce qui fut fait. La *Charlotte* répondit, et l'incident était clos.

Si j'avais souhaité — et tous les allemands partageaient ce souhait — que Haïti reçût pour sa conduite de quoi se souvenir à tout jamais, je me réjouis pourtant bien plus de notre succès moral. L'effusion de sang, en cas d'hostilités, n'aurait pas pu être évitée, et il eût été infiniment triste que même un seul allemand fût tombé victime. (I)

Le 8 décembre, le Comte Schwerin fut reçu par le Président. Celui-ci but à la santé de l'Empereur d'Allemagne, et celui-là à celle du Président. Il y aura demain à 10 heures grande réception de tous les officiers allemands.

Le Président va aussi à bord de la *Charlotte*.

Le 9 décembre, arriva enfin le *Marblehead*, le navire de guerre américain si longtemps attendu, et, une demi-heure plus tard, mouilla

(I) Ce ne serait certainement pas ce foudre de guerre, qui ne signe pas sa correspondance et qui, bien que tout-à-fait au large sur le *Slavonia* et protégé, en outre, par la *Charlotte* et le *Stein*, tremblait à la seconde, montre en main.

aussi un navire de guerre français. Nous attendons aujourd'hui un navire de guerre italien et deux navires anglais.

Ils arrivent tous trop tard.

L'Allemagne a, une fois de plus, agi promptement, afin de fermer la voie à toute objection éventuelle.

La fureur du peuple se déchaîne maintenant contre le Gouvernement, et presque chaque nuit des attaques sont dirigées contre le Palais et la troupe.

Les coups de fusil ne cessent pas une minute. Nous sommes très contents de voir nos navires rester ici et d'apprendre que le *Geier* arrivera vers la fin de décembre pour un séjour de quelques mois.

Je ne m'attacherai pas à faire ressortir les impostures et les vantardises de ce correspondant divorcé — *en second lieu* — avec la vérité. (I)

La Gazette de Francfort, ne voulant pas rester en arrière, servit à ses lecteurs le morceau épistolaire suivant, qui, commençant par la divulgation d'une fausse rumeur, devait finir par une réclame :

On assure que Ménos (Ministre des Relations Extérieures dans ce moment-là) avait reçu du diplomate américain Powell la promesse de tout faire pour lui éviter une lettre d'excuses, en même temps que la garantie qu'aucun coup de canon ne serait tiré. En cela, on comptait avec assurance sur la prochaine arrivée de navires de guerre américains. C'était principalement ce qui avait rendu Monsieur Ménos si tenace.

M. Powell avait demandé au Comte Schwerin officiellement si des navires de guerre étaient attendus, quand et combien ; question maladroite à laquelle le Comte Schwerin avait répondu avec raison que les nouvelles et les ordres du Gouvernement allemand n'étaient destinés qu'à la légation allemande.

Après cela, les diplomates se réunirent, et l'Angleterre, les États-Unis et la France furent priés d'envoyer des navires de guerre. Ils sont aussi heureusement arrivés, mais quelques jours trop tard,

(I) C'est également le journal la *Post* qui a donné publicité à une infâme calomnie à propos de la mort du Chargé d'Affaires de la République Dominicaine, « empoisonné, a osé dire cet organe de dénigrement systématique, par un toxique destiné au Comte Schwerin, son voisin de table » ! . . . .

après que l'Allemagne avait tout réglé seule, et de la plus belle façon. Ces gens se voient maintenant parfaitement inutiles, et cela les vexe. . .

Pierre Frédérique, le rédacteur du journal chauvin l'*Impartial*, qui plus particulièrement avait lancé les accusations les plus malveillantes et les plus vulgaires injures contre le Comte Schwerin et la colonie allemande, a été arrêté mercredi et, sous l'escorte de la police, a été conduit à bord d'un navire de guerre haïtien, d'où, sans de longs débats, il devait directement passer en contrebande de cette vallée de misères dans un monde meilleur. Mais, comme il a beaucoup de parents et d'amis, lorsque son arrestation fut connue, il se produisit une vraie panique, un *couri*, comme on l'appelle (parce que tout court, fuit, se sauve), et l'on craignait très-sérieusement l'explosion d'une révolution. — Alors, dans la soirée du même jour, le Comte Schwerin se rendit lui-même en voiture auprès du Président et le pria de ne pas punir l'homme à cause de lui ou de la colonie allemande. Et Frédérique était sauvé. Du tout petit fil auquel sa vie était supendue renaîtra le vigoureux et impertinent garnement d'antan.

Cet acte du Comte Schwerin a fait impression sur les vrais nègres qui rêvent encore loyalement l'honneur et la dignité de la nation, et qui, s'élevant contre les trucs des mulâtres, témoignent aux blancs au moins un peu de sympathie. Le nègre se dit maintenant à la fin de toutes ces affaires : « Le premier coup, le coup brutal que la force nous a porté, devait être supporté à cause de nos foyers et de nos familles, car la force prime le droit. Mais il est dur et amer qu'après cela, un second coup, un coup d'ordre moral, dût se produire et qu'un gentilhomme allemand dût montrer ce que c'est que civilisation et sentiments élevés. »

L'Empire d'Allemagne devrait nous laisser ici un homme comme le Comte Schwerin, ou au moins envoyer un successeur de même condition que lui.

L'auteur de cette lettre est le même qui soupirait. quelques mois auparavant, après l'envoi à Port-au-Prince d'agents diplomatiques du genre des Leist, des Wehlanan et des Peters. Il paraît que la brillante « performance » du Comte Schwerin l'avait définitivement séduit, et son enthousiame, accru par la perspective de l'appui que lui avait promis le Chargé d'Affaires pour une réclamation relative à des effets publics en souffrance, lui montrait ce diplomate selon son cœur — et ses appétits — comme un parangon de générosité chevaleresque. Mais on n'a pas un grand effort d'esprit à faire pour deviner que l'éloge de l'intérimaire avait été écrit sous sa propre dictée et n'était de sa part qu'une amorce assez grossière à laquelle son désir de paraître et d'avancer cherchait à prendre la badauderie germanique.

Il ne s'illusionnait pas — ni son compère — jusqu'à croire qu'il avait sauvé de la mort le Directeur de l'*Impartial* par une démarche imaginaire auprès du Président de la République. Seulement il voulait donner le change sur sa valeur, son caractère, son attitude, et il en imposait au public allemand dans l'espoir de s'imposer à l'attention de son Gouvernement.

Mais il faut en rabattre beaucoup, car voici exactement comment les choses se sont passées :

M. Pierre Frédérique avait été arrêté dans la matinée du 8 décembre. La nouvelle de son arrestation ne m'était parvenue que lorsque je m'étais rendu au Palais national pour assister à la réception du Comte Schwerin.

Le Président de la République avait lui-même commencé à en entretenir les Secrétaires d'État; mais on annonça bientôt l'arrivée du Chargé d'Affaires. Plus tard, d'autres soins absorbèrent notre attention et nous nous retirâmes sans qu'on fût revenu sur la question, qui était surtout du ressort des autorités préposées au maintien de la sécurité publique.

J'étais retourné le soir au Palais, et il était environ neuf heures et demie quand je fus appelé au téléphone. C'était un voisin, M. Georges Duncombe, qui m'annonçait que le Comte Schwerin était venu avec le Dr Hayward pour me faire une communication très importante, et que, l'officier commandant le poste placé devant la maison ayant déclaré que personne ne s'y trouvait, ces visiteurs s'étaient présentés chez lui et me demandaient par son organe s'ils pouvaient avoir une entrevue avec moi. Je le priai de leur faire part de l'impossibilité qu'il y avait à les introduire à cette heure au Palais, dont l'accès était à peu près impraticable par suite de précautions exceptionnelles contre toute attaque, et j'ajoutai que, le lendemain matin, l'entretien demandé pourrait avoir lieu à la maison. Cependant, comme on parla d'urgence extrême, je donnai un rendez-vous aux deux personnages chez des parents dont la demeure était plus rapprochée, ce qui me permettait, à défaut d'une voiture immédiatement disponible, de diminuer de moitié la fatigue d'une longue marche.

Le Général SAM, informé de cette détermination, ordonna spontanément à quatre de ses Aides-de-camp de m'accompagner.

A mon arrivée au lieu du rendez-vous, je trouvai le Comte Schwerin et le Dr Hayward, qui, étant venus en buggy, m'avaient précédé de quelques minutes. Le Dr Hayward, prenant la parole le premier, me dit que le père du Directeur de l'*Impartial* ainsi que plusieurs amis de M. Pierre Frédérique avaient insisté auprès de lui pour qu'il fît des démarches en faveur du prisonnier, dont l'exécution, lui avaient-ils affirmé, était fixée au lendemain, à la pointe du jour; qu'il croyait pouvoir intervenir avec d'autant plus de raison que la colonie étrangère, spécialement la colonie allemande, était émue du motif de cette mesure, car on prétendait que c'était à cause de ses articles contre les étrangers que M. Pierre Frédérique allait être exécuté. Et il déclara que les étrangers ne demandaient pas du tout cette satisfaction, et que le Chargé d'Affaires d'Allemagne, qui ne la désirait pas davantage, avait bien voulu l'accompagner pour me donner toute assurance sur ce point.

Le Comte Schwerin, à son tour, fit savoir qu'il n'avait en aucune façon le dessein de s'immiscer dans les affaires du pays et qu'il n'était venu qu'à la demande du Dr Hayward et que pour corroborer ses paroles, son Gouvernement étant, au surplus, entièrement satisfait et n'attendant rien de plus.

C'était pour entendre de telles déclarations que je m'étais hâté, vers les dix heures du soir, à une conférence « qui ne pouvait être ajournée ». Elles avaient au fond quelque chose

24

de si désobligeant pour le Gouvernement haïtien que je fus vivement surpris et mortifié de l'aisance avec laquelle elles étaient proférées. Sans me départir de mon sang-froid, je répondis que j'ignorais absolument les raisons qui avaient déterminé l'arrestation du Directeur de l'*Impartial*, mais que j'étais d'avance persuadé qu'elle ne pouvait avoir qu'une cause autre que celle qu'on supposait; que la colonie étrangère n'avait qu'à se rassurer, car il était impossible que personne eût jamais eu l'intention d'amplifier les exigences imposées, en sacrifiant d'office un haïtien à l'Empire d'Allemagne; que, quelle que fût la violence ou la portée des articles de M. Pierre Frédérique touchant le conflit, c'était une chose passée et il n'y avait pas à y revenir; qu'en tout état de cause, la connaissance du caractère politique du Président d'Haïti permettait à chacun de comprendre que le transport du prisonnier à bord de la *Crête-à-Pierrot* était une très forte présomption et même la meilleure assurance que ses jours n'étaient nullement menacés.

Le Dr Hayward, très courtoisement, me remercia de ce qu'il voulut bien appeler mon obligeance et emporta, si je ne m'abuse, un ferme espoir, qu'il dut s'empresser de communiquer au père de M. Pierre Frédérique.

Ce que la politesse m'avait interdit de lui dévoiler en présence du Comte Schwerin, c'était mon horreur de l'indigne comédie que jouaient les allemands dont il avait la bonté de se faire l'interprète. Pour qui se souvenait de la hâte que chacun d'eux avait mise, après avoir été en personne acheter un ou plusieurs exemplaires de l'*Impartial* et du *Ralliement*, à en faire l'expédition en Allemagne avec des commentaires démontrant le grand péril dont ils étaient tous environnés et la nécessité de les en tirer par le prompt envoi de navires de guerre, la sollicitude qu'ils affichaient après coup envers un journaliste turbulent était une détestable et outrageuse hypocrisie. Espéraient-ils, par là, faire oublier l'insinuation à laquelle ils s'étaient livrés dans les premiers jours du mois de décembre et qui consistait à laisser entendre que le châtiment sommaire de M. Pierre

Frédérique serait sans doute le point de départ d'un « arrangement convenable » ? Les bruits qu'ils avaient propagés dans ce sens avaient pris une telle intensité que le Ministre des États-Unis lui-même s'en était préoccupé, comme l'atteste la lettre ci-après :

Port-au-Prince, Haïti. Déc. 4, 97.

Honorable SOLON MÉNOS,
Secretary of State etc.
Port-au-Prince, Haïti.

Sir,

I have just heard that it is His Excellency's intention to execute the editor of the *Impartial*, will you be kind enough to see the President for me, and express to him my request to spare this man's life. He has been a friend of his country, he has defended her to the best of his ability, though it may have been crudely, and should not be executed by those whom he has defended. I believe he has been a friend of the Government. Let the Government execute vengeance upon its foes — but not its friends. I do not know the man, have never seen him, therefore my interest in him is simply in the cause of humanity, and for his fearlessness in defending his country.

I write this in haste to you.
Accept my thanks.
Your obedient servant,

W. F. POWELL.

Port-au-Prince, le 4 Décembre 97.

Honorable SOLON MÉNOS,
Secrétaire d'État etc.
Port-au-Prince (Haïti).

Monsieur,

Je viens d'entendre dire que Son Excellence a le dessein de faire exécuter le Rédacteur en chef de l'*Impartial*. Voulez-vous être assez aimable pour voir le Président de ma part et lui exprimer la prière que je lui fais d'épargner la vie de cet homme ? Il a été un ami de son pays, qu'il a défendu de son mieux, quoique peut-être trop crûment, et il ne devrait pas être mis à mort par ceux qu'il a défendus. Je crois qu'il a été un ami du Gouvernement. Que le Gouvernement tire vengeance de ses ennemis — et non de ses amis ! Je ne connais pas cet homme et ne l'ai jamais vu : aussi l'intérêt qu'il m'inspire réside-t-il simplement dans la cause de l'humanité et dans la considération de son intrépidité à défendre son pays.

Je vous écris ceci en hâte.

Agréez mes remerciements.
Votre obéissant serviteur,
W. F. POWELL.

M. Alexander Battiste, Consul-suppléant des États-Unis, chargé d'accompagner la remise de cette lettre de quelques explications verbales, m'avait dit que M. Powell me faisait une pareille communication en toute diligence, parce qu'on l'avait informé qu'un diplomate alarmé outre mesure paraissait se complaire à l'idée d'immoler M. Pierre Frédérique aux rancunes allemandes.

Évidemment cette mesure n'était nullement dans l'intention du Président de la République. Et si le Conseil des Secrétaires d'État, toujours confiant dans le triomphe de la justice, avait décidé de réprimer sévèrement toute manifestation qui pourrait entraver une nouvelle tentative de négociations à l'arrivée des navires allemands, rien n'autorisait à interpréter cette résolution comme étant dirigée contre une personne déterminée, et encore moins comme l'arrêt de mort du Directeur de l'*Impartial*.

Je n'avais donc pas hésité à déclarer à M. Alexander Battiste que la rumeur due à l'imagination malsaine des allemands était controuvée de tous points ; et, le soir même du 4 décembre, en quittant le Président, à qui je n'avais parlé que pour mémoire de l'objet de la lettre de M. Powell et qui s'était fort étonné de la circulation d'une nouvelle aussi inqualifiable, j'avais été à la Légation américaine renouveler cette assurance au Ministre des États-Unis.

Pour revenir à la démarche faite en faveur de M. Pierre Frédérique par le Dr Hayward en compagnie du Comte Schwerin, je dois ajouter que le Général Sam, à qui j'en rendis compte à mon retour au Palais, protesta avec véhémence contre le dessein qu'on lui prêtait si gratuitement. C'est alors qu'il me parla de la saisie d'un appel séditieux rédigé par le Directeur de l'*Impartial* et me donna à lire un autre document révélé par les perquisitions. C'était une lettre de faire-part où l'on était « prié d'assister aux funérailles de la République d'Haïti, morte dans toute sa jeunesse, dans toute sa verdeur », le convoi devant « partir du Palais National pour se rendre à la Cour de Berlin ».

Le journaliste voulait, en effet, ignorer que, si une injustifiable humiliation attristait et exaspérait les haïtiens, les membres du Gouvernement, plus directement éclaboussés, devaient la ressentir doublement. Et lui-même, n'avait-il encouru aucun reproche ? Avait-il cru sincèrement que des conseils d'indiscipline étaient la meilleure préparation à la résistance ? Et s'était-il figuré, après le 6 décembre, qu'une commotion politique en présence des « forces navales allemandes » eût été le moyen le plus digne de laver la honte de l'affront ? Il a eu, depuis lors, le loisir de méditer sur ces questions, et peut-être a-t-il dû parfois se demander si son action fut bonne en ces temps où toutes les passions injustes ou inavouables se coalisèrent contre un Cabinet progressiste.

Cette détention de M. Frédérique sur la *Crête-à-Pierrot* — à laquelle le Président de la République paraissait s'être arrêté dans l'intérêt même du prisonnier et de ceux qui eussent été tentés de le délivrer — allait avoir au moins l'avantage inappréciable de joindre en une amitié peu commune le vice-amiral Killick et son insulteur de la veille, guéri apparemment des jugements téméraires.

Le Directeur de l'*Impartial* pourra, en conséquence, se tranquilliser : il ne doit pas son salut au Comte Schwerin, dont la participation à la démarche superflue du Dr Hayward se réduisait, au demeurant, à très peu de chose. Et le correspondant de la *Gazette de Francfort* en sera quitte pour déplorer l'insuccès de la légende qu'il a cherché à créer au profit d'un « gentilhomme » qui n'a assurément manifesté dans l'affaire Luders aucun « sentiment élevé ».

Il ne sera probablement pas plus heureux dans ses insinuations fondées sur une absurde distinction de nuances. Cette tactique, toujours pratiquée par les exploiteurs du pays, est trop grossière dans la circonstance pour égarer personne, car c'est pitié d'entendre les mêmes machinateurs qui déclaraient le peuple haïtien prêt à massacrer les blancs, parler de la sympathie que « le plus grand nombre » leur témoigne. N'en doutons point, il faut bien qu'elle s'évanouisse définitivement, cette incroyable stupidité des hommes d'une même race butés à des méfiances énervantes, pour la plus grande satisfaction des « civilisés d'extraction supérieure », très disposés *après tout* à les coudre dans le même sac, à destination de la mer des Antilles. N'est-ce pas que, selon une expression de Montaigne, nous avons assez longtemps troublé l'eau pour d'autres pêcheurs?

Au surplus, le déchaînement de l'opinion européenne contre nous suffirait à nous éclairer sur la nécessité d'une entente loyale et permanente. Chose triste à dire, des journaux français étaient les premiers à applaudir à l'impitoyable rigueur de l'Allemagne. A leur sens, c'était un juste châtiment qui nous avait été infligé.

Le *Temps* se signala tout particulièrement par un article intitulé : *Double capitulation : Chine, Haïti*, et dont le passage suivant est de nature très édifiante :

Deux succès en un seul jour, deux victoires morales remportées à la fois dans des parages aussi éloignés l'un de l'autre que Port-au-Prince et Pékin, voilà un bilan qui peut satisfaire le plus robuste appétit. La journée du 7 décembre a été marquée pour l'Empire d'Allemagne par cette heureuse coïncidence. Il a suffi de déployer un peu d'énergie ou plutôt de manifester l'intention d'en faire preuve, pour obtenir à bref délai les plus larges satisfactions.

A Haïti, la République noire a compris qu'elle avait fait fausse route. Au tort initial de maltraiter un sujet allemand elle avait ajouté le tort, plus grave encore, d'opposer une résistance passive aux légitimes exigences de la diplomatie impériale.

C'est au fond qu'elle croyait pouvoir compter sur l'appui, tout au moins moral, du gouvernement de Washington. Le président Tirésias Sam et ses conseillers s'étaient imaginé que la doctrine de Monroë, ce principe si élastique et si commode du droit des gens américain, trouverait son application à leur cas. Embusqués derrière la grande république du nouveau monde, leur sœur aînée, ils se flattaient de jeter impunément le défi au César allemand et à ses légions.

Ce petit calcul s'est trouvé faux. Les Etats-Unis se soucient peu, d'ordinaire, d'afficher ou d'étendre leur solidarité avec des Etats nègres : il reste assez, chez leurs politiciens et dans les masses, du préjugé de couleur, né de l'institution servile, pour les rendre fort tièdes à l'endroit de cette clientèle d'ébène.

D'autre part, le dernier reproche que l'on puisse faire à la politique du cabinet de Washington, c'est de ne pas tenir compte des forces relatives. Il se soucie fort peu - avec quelque raison — de se faire une mauvaise affaire avec l'Allemagne — c'est-à-dire non seulement avec un grand empire militaire, mais avec la mère-patrie de tant de citoyens américains — et cela pour les beaux yeux d'une république noire.

Nous nous disions avec Monsieur Lavisse : « La France est rationaliste et sensible. Elle croit à l'existence des âmes de peuples. Elle a compati douloureusement aux souffrances des victimes de la force. » Mais l'opportunisme a fait de tels ravages dans les milieux politiques parisiens et perverti à ce point le sens moral de certains « intellectuels » français, qu'ils en arrivent à prendre parti pour l'Allemagne contre des États faibles et à parler, à ce propos, de capitulation avec un plaisir qui dénote un trop coupable oubli des lugubres anniversaires de ce propre mois de décembre. (I)

M. Francis Charmes figure naturellement au nombre des publicistes qui semblent ne voir dans l'alliance franco-russe qu'un emplâtre à poser sur la trouée des Vosges, cette affreuse plaie toujours béante, afin que la France puisse passer à des exercices d'expansion coloniale. Ce pontife de l'européanisme n'hésita pas, dans la chronique politique de la *Revue des Deux Mondes*, à consacrer le commentaire ci-dessous à l'agression allemande :

A mesure que les intérêts de l'Allemagne se développent à travers le monde, l'Empereur a voulu montrer qu'il était prêt à les défendre, et qu'il en était capable.

Les deux incidents qui s'étaient produits en Haïti et en Chine y sont malheureusement assez ordinaires. A Port-au-Prince, un ressortissant allemand, — ou soi-disant tel, car sa qualité n'a pas été

(I) « Pourtant — comme l'a rappelé en une autre circonstance mon distingué confrère Me Is. Vieux, dans une conférence faite le 17 janvier 1894 sur l'esclavage à travers le monde — en 1870, nous nous sommes attiré la vengeance des allemands parce que nous pleurions la France mutilée. »

bien prouvée, — avait été l'objet de vexations. Tous les gouvernements européens qui ont des nationaux à Port-au-Prince sont habitués à des faits de ce genre et ont le tort de les traiter avec une patience excessive. Ils entament des négociations interminables. La médiocrité de ces affaires, le peu d'importance des intérêts en cause, la disproportion entre l'effort à déployer pour atteindre un résultat et ce résultat lui-même, prédisposent l'Europe à la longanimité. Le gouvernement haïtien a pris l'habitude d'y compter : aussi se montre-t-il volontiers rétif devant les demandes qu'on lui adresse, et temporisateur au-delà de toute mesure. L'Allemagne a pris le contre-pied des précédents.

Elle a fait des menaces sérieuses, des menaces réelles, en même temps qu'elle énonçait ses griefs et en exigeait la réparation. Elle a envoyé plusieurs navires devant Port-au-Prince, et de ces navires est sorti un ultimatum qui laissait au président de la République quelques heures pour se déterminer. Dans ces conditions, la résistance a paru impossible ; le gouvernement haïtien s'est soumis : il a accordé tout ce qu'on voulait, en déclarant qu'il ne cédait qu'à la force. On s'en doutait bien ; il n'a pas l'habitude de céder à autre chose. Toutes les réparations exigées ont été consenties envers le ressortissant allemand ; tous les coups de canon demandés ont été tirés pour saluer le drapeau de l'Empire. En somme, c'est une bonne leçon donnée à la petite république nègre, et personne n'aura à la regretter, si l'affaire s'arrête là.

On assure, il est vrai, que l'Allemagne ira plus loin, et qu'elle demande encore l'emplacement nécessaire à un dépôt de charbon. Le gouvernement haïtien consentira à tout, car ils se sent abandonné. S'il se montre d'ordinaire rebelle aux plus légitimes exigences de l'Europe, c'est qu'il compte sur le concours des Etats-Unis. Les applications récentes de la doctrine de Monroë ont fait du gouvernement de Washington le patron et comme le défenseur-né de tous les Etats de l'Amérique du Nord et du Sud, depuis les plus grands jusqu'aux plus petits. Ces derniers se sentent grands à leur tour, lorsqu'ils ont les Etats-Unis derrière eux. Haïti ne les a pas, pour cette fois. Ils ne se sont point émus de l'exécution sommaire dont Port-au-Prince a été menacé, et l'ont livré à son malheureux sort. Peut-être le temps matériel leur a-t-il manqué pour prendre une autre attitude. Peut-être le très grand nombre d'Allemands émigrés aux Etats-Unis oblige-t-il le cabinet de Washington à plus de ménagements envers la patrie d'origine de tant d'Américains de fraîche date.

Peut-être aussi ses desseins encore à demi voilés à l'égard de Cuba et de l'Espagne l'amènent-ils, en ce moment, à une modération plus grande envers les autres puissances de l'Europe. Quoi qu'il en soit, les Etats-Unis n'ont pas bougé, et la doctrine de Monroë, hier encore si intransigeante et arrogante, s'est montrée tout d'un coup de plus facile composition.

Si l'on songe que M. Francis Charmes a été Directeur des Affaires politiques et du contentieux au Ministère des Affaires Étrangères et Conseiller d'État en service extraordinaire, qu'il a obtenu le titre de Ministre plénipotentiaire et qu'il était député au moment où il écrivait les lignes qui précèdent, on ne peut plus conserver aucune illusion sur l'opinion presque générale du monde officiel français à l'égard de la République d'Haïti, et il ne reste plus qu'à s'émerveiller du sens et de la portée inattendus attribués à la doctrine de Monroë par un personnage aussi compétent.

Le *Figaro*, toujours hanté par le spectre américain, et que préoccupait à l'excès la « question » du yankee, saisit également cette nouvelle occasion pour chercher la main de l'Union dans la conduite du Gouvernement haïtien. Son admirable sagacité l'amena à « prendre en flagrant délit de propagande belliqueuse les politiciens des États-Unis », et l'idée fixe qui lui tenait lieu de clairvoyance découvrit dans une déclaration « méritant mieux que l'indifférence des Européens », et sans doute aussi dans notre attitude, « devenue très humble après avoir été plus qu'arrogante, une relation tout-à-fait étroite entre l'action de la diplomatie américaine à Haïti, contre l'Allemagne, et l'action militaire des flibustiers à Cuba, contre l'Espagne. » Après cela, il ne s'agissait pour le journal croisé en faveur des bons principes, que de savoir « si l'Europe ne produirait pas contre la doctrine Monroë des protestations virilement conçues et sérieusement appuyées ».

La réponse ne se sera pas fait trop longtemps attendre, et il aura été constaté une fois de plus que « l'Europe » est plus à l'aise vis-à-vis d'un petit État que d'une grande Puissance.

Il est juste d'ajouter que, trois ou quatre semaines plus tard, M. Jean Hess, le remarquable auteur de *L'Ame nègre*, publia dans le *Figaro* des détails sur le conflit, ainsi que le texte de la proclamation du Général SAM, et dit à ce propos : « Il ne nous appartient pas de les commenter. On nous permettra cependant de rappeler que la République nègre d'Haïti a reçu directement de la France et son esprit et ses lois. C'est notre influence qui domine là-bas. C'est en s'inspirant de nous que les Haïtiens désirent vivre et progresser librement. Cela, croyons-nous, leur donne quelque droit à nos sympathies. »

Ces réflexions étaient d'autant plus judicieuses que les Allemands n'avaient pas cessé de voir en nous des « français » à maltraiter. La *Post* l'avait déclaré en termes exprès, et tout démontre que ce qui nous rend si « méprisable » aux yeux de l'Empereur d'Allemagne, c'est surtout cette « civilisation *française* » dont nous sommes « légèrement teintés ».

Si des journaux et Revues de France, partisans avisés des « États-Unis d'Europe » par opposition aux États-Unis d'Amérique, exaltèrent à l'envi le nouveau succès des vainqueurs de 1870, ils ne firent, bien entendu, que renforcer le concert des voix de l'autre côté du Rhin — si différentes des voix d'Alsace ! Une dépêche de Berlin en date du 11 décembre annonça que « la nouvelle du réglement des troubles à Haïti a été accueillie avec satisfaction par toute la nation et par la presse entière ». Cette joie débordante s'augmentait du sentiment d'un échec éprouvé par la diplomatie du Gouvernement fédéral. Aussi l'Allemagne, mise en appétit, ne repoussait-elle pas sur l'heure la pensée de gourmander et de menacer la République nord-américaine, car la dépêche continuait ainsi : « Toutefois, les journaux chauvins et agrariens ont de nouveau profité de l'occasion pour faire ressortir la nécessité de faire un réglement avec les États-Unis. — La *Gazette allemande*, après avoir parlé de la persistance des États-Unis à vouloir intervenir dans les affaires d'Haïti, dit qu'elle espère que M. de Bülow tirera de ce fait des conclusions appropriées pour sa politique future à l'égard des États-Unis, dont l'insolente intervention a besoin d'être écrasée. »

Guillaume II lui-même, qui n'est vraiment pas *le Taciturne*, — bien qu'il semble avoir pris à la Hollande la devise : « Je maintiendrai ! » — ne manqua pas de placer son mot dans une conversation où l'Union était infailliblement pulvérisée : « Cette intervention importune des États-Unis doit cesser, se serait-il écrié ; sinon, nous serons obligés de montrer à ceux-ci le moyen de s'occuper de ce qui les regarde. »

Il ne pouvait réellement pas prévoir que ce serait à lui que l'amiral américain Dewey montrerait un moyen analogue.

Comme de raison, la brusque tournure de l'incident et son dénouement précipité comportaient une certaine mortification pour les États-Unis. On avait l'impression que le Gouvernement fédéral avait été trompé par l'Allemagne et se trouvait dans une posture un peu équivoque.

La presse américaine exhala son amertume et nous prodigua ses consolations.

Les grands journaux, tels que le *World*, le *New-York Herald*, le *New-York Journal*, l'*Evening Star*, *etc.*, revinrent sur l'incident à plusieurs reprises et dans des termes invariablement sympathiques.

Le *Times*, de Washington, publia cet article qui reflétait bien le sentiment général :

LA LEÇON HAITÏENNE.

C'est une fort désagréable leçon que l'Allemagne nous a donnée par son action à Port-au-Prince. Ainsi qu'on l'a rapporté, le Kaiser a dit que les navires-écoles, quoique montés par des élèves de marine et de tous jeunes novices, étaient parfaitement capables d'enseigner les bonnes manières à Haïti. Leur façon d'inculquer la politesse a révélé un mépris aussi complet pour le premier des Etats de l'hémisphère occidental que pour Haïti, et c'est là une chose que les Américains n'envisagent pas de gaieté de cœur.

Il n'était pas bon de laisser les navires-écoles allemands devancer une escadre américaine dans la rade de Port-au-Prince. Si nous avions envoyé là des vaisseaux, il n'est pas probable que le commandant allemand eût repoussé la requête du Corps diplomatique concluant à un délai de vingt-quatre heures pour mettre en lieu sûr les ressortissants étrangers. Ce que des hommes comme l'amiral Walker, ou le capitaine Evans, ou le commandant Buckingham auraient fait dans de telles circonstances est trop aisé à concevoir pour exiger aucun commentaire. Au point où en étaient les choses, les Américains résidant à Port-au-Prince ont été obligés de s'entasser à la légation américaine sous la protection de leur Ministre, et là, ils sont restés dans l'attente du bombardement de la ville, bombardement qui eût pu facilement aboutir à la perte de leurs existences.

Quand le Ministre américain alla à bord du vaisseau portant le pavillon du commandant allemand, il fut traité avec dédain. C'était très-fâcheux, mais il fallait s'y attendre. Rien n'est plus certain, relativement à l'incident haïtien, que l'intention de Guillaume d'afficher son mépris pour nous non moins que pour la République noire en adressant au Gouvernement haïtien un ultimatum qui ne lui laissait que quatre heures pour acquiescer aux demandes de l'Allemagne, sous peine de bombardement. C'est pourquoi il est humiliant que nous n'ayons pas eu de forces navales à Port-au-Prince au moment de la démonstration.

Il est difficile d'éviter le soupçon que cette absence de forces était préméditée. Il se peut qu'on dise en faveur du Département de la Marine qu'il a pris quelque temps afin de mettre le *Marblehead* en état de partir pour Haïti. Le fait évident est qu'il a pris assez de temps pour que le *Marblehead* arrivât après que toutes les difficultés avaient disparu. Mais nous sommes forcés d'objecter qu'on aurait pu emprunter pendant quelques jours un, deux ou trois de nos vaisseaux qui croisent à la hauteur de nos côtes ou dans les eaux cubaines pour le service de l'Espagne, et les envoyer à Port-au-Prince dans le but de protéger les intérêts américains et de modérer les transports du commandant des forces navales d'Allemagne.

L'*Inter-ocean*, de Chicago, exprima la même opinion sous cette forme plus vive : « Une partie de la presse anglaise est en train de faire des gorges chaudes à propos de ce qu'elle considère comme un bon tour de l'Empereur d'Allemagne, qui, après avoir donné l'assurance à l'Ambassadeur américain à Berlin qu'il ne se proposait pas d'envoyer dans les eaux haïtiennes un vaisseau de ligne, mais rien qu'un navire-école, a observé la lettre, tout en violant l'esprit de sa promesse. L'affaire n'est pas très sérieuse, puisqu'on n'a point tenté de saisir ou d'envahir le territoire haïtien, mais elle doit convaincre certains idéologues américains que les empereurs, aussi bien que les porte-balle, méritent d'être surveillés de près. Si un bâtiment de guerre américain avait été en croisière dans les parages de Port-au-Prince, le croiseur ou le navire-école allemand aurait économisé la poudre qu'il a brûlée pour une « démonstration » inutile et passablement insultante. »

Le *Telegram*, de Providence, apprécia en ces termes la « glorieuse victoire allemande ».

Le petit incident survenu en Haïti et qui est actuellement clos ne réfléchit aucun honneur sur l'Allemagne ni aucun opprobre sur Haïti. Un millier de petits Etats comme Haïti ne suffiraient pas contre l'empire d'Allemagne.

Il est bon de noter que le Gouvernement allemand a refusé l'arbitrage. Il n'avait cure du montant de la réclamation Luders, qui était injuste, au dire de chacun. La gloire a été l'unique pensée de l'empereur d'Allemagne et il n'a vu dans cette réclamation qu'une occasion de réclame pour sa marine en appelant l'attention sur les grandes chances d'utilité qu'un monarque de son espèce peut lui procurer dans toutes les parties du monde. Que si ses officiers de marine ont été insolents et hautains et s'ils ont humilié une petite république qui n'y pouvait rien, cela ne modifiera pas ses sentiments, et il aurait lui-même ordonné de faire exactement ce qu'ils ont fait.

Il est plus que probable que le Kaiser était assez curieux de voir si ce pays allait intervenir en faveur des Haïtiens. Beaucoup de gens ont une idée très inexacte de ce que la doctrine de Monroë signifie au juste et s'imaginent qu'elle peut être étendue de façon à couvrir à peu près toute chose. C'est là une grave erreur. Elle n'était pas plus applicable au cas dont il s'agit qu'elle ne l'avait été à la guerre gréco-turque. Si l'Allemagne avait essayé de saisir un territoire dans les Indes Occidentales, cela aurait été différent. Aussi longtemps que nous conserverons notre position actuelle, il ne sera permis à aucune puissance européenne d'acquérir de nouvelles possessions dans l'Amérique du Nord.

Néanmoins l'Empereur Guillaume a acculé une poignée de personnes au réglement immédiat d'une réclamation contestée et il est heureux. Il a prouvé son droit divin de gouverner, comme il ne l'avait jamais fait auparavant.

Le *Sun*, de New-York, opposa aux procédés allemands la conduite modérée des États-Unis eu égard à une réclamation faite depuis plusieurs années au profit d'un citoyen américain, Bernard Campbell. « Nous avons, dit-il, une occasion de montrer comment de telles questions doivent être réglées quand on a affaire à un État sans appui. Quels que soient les mérites de la réclamation, nous avons été manifestement très patient et très circonspect à ce sujet, si bien que, même à présent, prétend-on, notre Gouvernement est enclin à accepter l'arbitrage, parce que, de son côté, Haïti invoque quelques moyens relativement à certains faits ainsi qu'au montant de l'indemnité, s'il en est dû aucune.

« Assurément nous n'irons pas sans retard bombarder ou menacer Port-au-Prince d'un bombardement. Il s'écoulera beaucoup de temps avant qu'un semblable agissement paraisse juste aux Américains. Port-au-Prince serait une cible facile pour nos canons, mais quelque tranchants qu'on nous suppose ou que nous puissions être dans nos différends avec les superbes et les forts, nous n'ambitionnons point un renom d'arrogance dans nos rapports avec les faibles. »

S'il m'est permis d'apporter ici mon témoignage, je dirai que, durant mon passage au Département des Relations Extérieures, la constante fermeté avec laquelle j'ai combattu cette réclamation Campbell, comme plusieurs autres qui avaient été présentées par la Légation des États-Unis, n'a pas un seul instant altéré la très réelle cordialité existant entre les deux Gouvernements. Et cette remarque prouve que ce qu'il faut regretter, c'est l'absence d'esprit de suite dans la politique extérieure d'Haïti, c'est surtout le procédé de défaillances systématiques qui rend une méthode plus soutenue si intolérable aux puissances déjà mal disposées.

Il est vrai que les autorités fédérales, n'ayant pas des manières d'empereur, ne trouvaient pas à redire aux nôtres.

Quant à l'urbanité impériale, elle ne fut peut-être pas prisée à sa juste valeur par le *New-York Times*, qui ne sembla pas reconnaître le dernier mot du bon ton dans la boutade suivante de Guillaume II à l'adresse des Haïtiens : « C'est une méprisable bande de nègres, légèrement teintés de civilisation française. Mes navires-écoles, bien que montés seulement par de jeunes garçons, leur apprendront les bonnes manières. »

« Nous ne pensons pas ainsi, déclara le journal américain après avoir reproduit ce langage de cour. L'Empereur et ses « jeunes garçons » ont forcé la République d'Haïti à faire des excuses et à payer une rançon, et à cette fin ils n'ont pas été médiocrement brutaux. Il n'y a rien à dire là-dessus. C'est la coutume en de telles circonstances.

« L'Empereur et ses Ministres n'ont pas jugé indigne d'eux de recourir à cet insignifiant tapage comme à un moyen d'enflammer les esprits en Allemagne et d'obtenir un gros crédit pour la Marine. Il n'y a encore rien à dire là-dessus, puisque cette manœuvre est du domaine de la politique intérieure.

« Mais l'Allemagne a exigé que le Président d'Haïti « reçût gracieusement » son Chargé d'Affaires, le Comte Schwerin, qui insulta le Président Sam et n'est pas une personne agréable à la République haïtienne. C'était là une demande outrageante et contraire aux règles et pratiques internationales.

« L'Empereur d'Allemagne a humilié les Haïtiens et leur a donné une cruelle leçon. Pourtant ces noirs peuvent lui enseigner les bonnes manières. Et l'avantage moral restera de leur côté tant qu'il continuera à leur imposer un Chargé d'Affaires qui a tout l'air d'un matamore et d'un drôle. »

Cependant cet avis n'était nullement partagé par les

« parlementaires » haïtiens, qui aimaient mieux penser que le Comte Schwerin était le prince des diplomates et que les torts ne pouvaient être qu'à la charge du Gouvernement de la République. Dans l'incident du 17 octobre au Palais National, plusieurs se refusèrent à voir le côté absolument insolite et impertinent de la démarche de ce Chargé d'Affaires et ne voulurent retenir que la réponse du Président de la République. Même la plupart trouvèrent l'occasion unique pour prendre contre le Cabinet leur revanche de l'interpellation du 4 juin 1897 et spécialement de la déclaration ministérielle opposée au vote de blâme. Les prétextes ne manquèrent pas. Ceux qui avaient attendu l'ouverture des hostilités en limant leurs ongles, démontrèrent qu'on aurait dû, avant de céder, laisser un ou deux boulets passer sur la ville, comme si, dans l'impossibilté d'une résistance extrême, il eût été plus digne de paraître s'assurer de la nature de la charge des canons allemands !

A côté des aimables casuistes qui eussent déclaré l'honneur satisfait à la première bordée des navires-écoles, il y avait les sages de la dernière heure, aux yeux desquels il eût été plus convenable de n'essayer même pas de discuter, et d'aller au-devant des désirs de l'Allemagne pour les satisfaire sur-le-champ. Ceux-là n'eussent pour rien au monde opiné dans ce sens avant que tout se fût irrémédiablement décidé, — et ils l'eussent fait encore moins en public, car ils se réservaient la faculté d'insinuer, à l'inverse, que les Secrétaires d'État des Relations Extérieures qui se montrent prêts à toutes les concessions ont une part dans le montant des indemnités si bénévolement accordées.

Quelques-uns de ces honorables s'exaltaient surtout à la pensée que l'État eût donné vingt mille piastres à M. Lüders, alors que le Secrétaire d'État des Finances refusait d'écouter les porteurs d'effets publics arriérés. Ils grossissaient l'indemnité comme à plaisir, afin de mettre plus d'emphase à leurs récriminations et de frapper davantage les esprits. D'après eux, ce n'était plus la somme de vingt mille dollars qui avait été versée, mais bien celle de cent cinquante mille dollars. « La moitié d'un mois d'appointements—et autres! Ah! ces pauvres employés! » Car il était à remarquer que, lorsque ces hommes charitables n'étaient pas satisfaits, ils témoignaient une sollicitude « touchante » aux employés — qui ne se plaignaient pas, étant assez régulièrement payés.

En résumé, les uns et les autres, mettant en commun des sentiments contradictoires, s'associèrent pour « l'exécution capitale » du Ministère. Le chef de l'accusation était la grande trahison des Secrétaires d'État. Et cela prenait une tournure sérieuse et même une forme authentique, si je devais en croire le Message « dont la teneur suit » :

Port-au-Prince, le 10 Décembre 1897, an 94e de l'Indépendance.

CHAMBRE DES REPRÉSENTANTS.

MESSAGE

M. LE SECRÉTAIRE D'ETAT DES FINANCES, DU COMMERCE ET DES RELATIONS EXTÉRIEURES.

Monsieur le Secrétaire d'Etat,

La Chambre, dans sa séance de ce jour, sur la proposition d'un de ses membres, a décidé d'interpeller le Cabinet à sa séance de lundi prochain, 13 du courant, à onze heures du matin, à l'effet de s'expliquer sur la conduite qu'il a tenue à propos de l'incident haïtiano-allemand.

Elle vous remet ci-joint copie de ladite proposition, en vous renouvelant, Monsieur le Secrétaire d'Etat, l'assurance de sa haute considération.

Le président de la Chambre,

V. GUILLAUME

COPIE.

Les députés soussignés proposent à la Chambre des Représentants du peuple d'interpeller le Cabinet, le lundi 13 courant, à onze heures du matin, à l'effet de s'expliquer sur la conduite qu'il a tenue à propos de l'incident haïtiano-allemand.

Fait à la Chambre, le 10 Décembre 1897.

P. R. MONFISTON, A. H. DENIS, A. POUJOL, ULRICK DUVIVIER, DUCAS Pre-LOUIS, V. ANGLADE, N. C. LAGUERRE.

Pour copie conforme :

Le secrétaire-archiviste,

(Signé) A. VILMENAY.

Chacun de mes Collègues reçut une semblable communication et comprit immédiatement le mobile d'une résolution qui avait pris quatre jours pour se condenser sur une blanche feuille de papier glacé.

« Il y avait encore une sottise à commettre, dit le Correspondant particulier de *l'Ami de l'Ordre* : vous pensez bien que la Chambre ne s'en est pas fait faute. Ils viennent de voter pour lundi l'interpellation du Ministère sur l'incident germano-haïtien. — Ailleurs, quand on a une plaie qui saigne, on la recouvre de charpie : ici on la met à nu. »

Ce n'eût été qu'une sottise si les interpellateurs avaient agi de bonne foi ; mais, — et je n'en excepte qu'un seul, dont la sincérité ne faisait aucun doute pour moi et qui eut du reste le tort de se laisser embaucher par des habiles désireux de mettre dans leur jeu les éclats de son exubérante éloquence, — je suis porté à croire qu'ils obéissaient, les uns à un mot d'ordre, et les autres à des ressentiments personnels. Et c'étaient vraisemblablement les mêmes causes qui avaient déterminé quarante-cinq députés à signer d'avance un ordre du jour dont un ami voulut bien me communiquer le texte, ainsi conçu :

La Chambre, peu satisfaite des explications du Cabinet, déclare antipatriotique la conduite du Ministère et passe à l'ordre du jour.

La Chambre invite le Ministre de l'Intérieur à insérer ce vote en tête du *Moniteur*.

Je n'insiste pas sur les rancunes particulières qui n'étaient que trop visibles, étant au surplus inspirées par des motifs divers.

Mais qui donna le mot d'ordre ?

Il était impossible d'admettre que ce ne fût pas le Sénat. Cette Assemblée, où dominait un personnage dont l'influence s'était souverainement exercée jusqu'à l'élection présidentielle du 31 Mars 1896, s'était habituée à donner le branle aux actes les plus importants de la Chambre des Communes, sur laquelle son ascendant était si grand que cette dernière se bornait généralement à enregistrer ses résolutions. Cette situation prépondérante du « Grand Corps » ne s'affirmait pas toujours — ni souvent — dans l'intérêt de la chose publique, et j'ose dire que si la Chambre avait su se dégager de son action de plus en plus absorbante, elle eût peut-être été en mesure de fournir à la cause du Progrès l'appui d'une majorité réformatrice. Malheureusement le Sénat avait été derrière l'interpellation du 4 juin, et il était aussi derrière celle dont la discussion était fixée au 13 décembre. M. le Sénateur Paul-Émile Latortue, ancien Ministre-Résident de la République d'Haïti à Londres, se chargea de le démontrer avec une évidente netteté. En effet, le 10 décembre, jour où la demande d'interpellation devait être présentée à la Chambre des Communes, le Sénat était en séance depuis plus d'une heure et avait voté le projet de loi sur la consolidation des effets publics en souffrance et celui sur la conversion des titres de la Caisse d'Amortissement, lorsque l'ordre du jour amena la discussion du rapport sur le retrait du papier-monnaie et des pièces d'argent. Aussitôt le Sénateur Paul-Émile Latortue, qui jetait depuis quelques minutes des regards anxieux du côté de l'escalier, se leva et demanda à ses collègues de passer à huis-clos « pour une communication importante ». Il s'agissait de gagner du temps pour laisser parvenir la nouvelle du dépôt de la proposition d'interpellation et se dispenser de soutenir contre moi les modifications apportées par la Commission spéciale du Sénat au projet du Gouvernement, dont la Chambre des Communes avait précédemment adopté les principales dispositions. Et comme on vint annoncer que l'autre Assemblée n'avait pas atteint le quorum prescrit pour l'ouverture de sa séance, malgré le zèle des « whippers » plus ou moins extraordinaires et la patience du Bureau qui, pour la première fois, était encore dans l'attente à une heure et demie de l'après-midi, il fut jugé indispensable de faire partir un sénateur, « afin d'infirmer la majorité du Grand Corps ».

La connivence ou, si l'on aime mieux, le concert entre les deux branches du Corps Législatif était donc indéniable et, pour ainsi dire, tangible. Elles s'étaient entendues pour le renversement du Cabinet et apportaient à cette besogne une inégale activité, le Sénat étant encore plus que la Chambre des Communes impatient du retour au précédent système.

A la vérité, quelques sénateurs cherchèrent à donner le change en prétendant que l'interpellation avait été décidée dans une réunion de membres influents des deux Chambres convoqués au Palais National. Mais cette étrange version ne soutenait pas l'examen. D'abord, l'art. 98 de la Constitution n'accorde qu'au Président de la République le droit de nommer et de révoquer les Secrétaires d'État; et le Général Sam avait eu déjà l'occasion d'invoquer à juste titre cette disposition dans sa proclamation du 5 juin 1897 protestant contre l'ordre du jour voté la veille par la Chambre des Communes. C'était, par conséquent, lui faire injure que d'insinuer qu'il aurait voulu poursuivre par des intermédiaires un résultat qu'il lui était loisible à n'importe quel instant de provoquer directement.

En second lieu, le Président de la République, qui connaît ses prérogatives et n'eût pu en aucun cas prêter la main à leur amoindrissement, n'ignorait pas que nulle fiction constitutionnelle ne l'eût empêché d'être moralement atteint par un vote flétrissant la « conduite antipatriotique » du Ministère, dont les membres n'avaient pas même eu à contresigner la réponse faite à l'ultimatum. La responsabilité que nous avions encourue pour avoir écouté des considérations dignes d'être appréciées, n'était, en effet, ni unique, ni exclusive.

Et d'ailleurs, cette combinaison eût-elle été justifiée par le désir que le Cabinet aurait manifesté ou seulement éprouvé de rester aux affaires publiques ? En aucune façon. Dès le 6 décembre, au contraire, une observation avait été faite à cet égard par le Secrétaire d'État de l'Intérieur et de la Police Générale. Dans l'après-midi de ce jour funeste, il avait exprimé l'opinion que la logique des choses commandait la retraite d'un Ministère qui avait toujours été en faveur de la résistance.

C'était également mon avis, et j'en avais de suite fait part à mon Collègue. J'avais toutefois ajouté que l'intérêt de la paix intérieure exigeait l'ajournement momentané d'une décision que des esprits surexcités pourraient regarder comme une implicite protestation contre le dénouement survenu à l'improviste.

Au reste, le sentiment de Mr F. L. Cauvin n'était point que notre démission dût être donnée immédiatement, mais il croyait qu'il y aurait lieu d'y penser après l'accomplissement intégral des conditions imposées au Gouvernement.

Vers les six heures du soir, j'avais profité d'un moment où le Président de la République était seul au balcon de façade du Palais pour l'entretenir de la situation qui m'était faite personnellement par suite d'une solution dont la plupart semblaient me rendre responsable. Certes, l'animosité croissante qu'on me témoignait depuis le matin surtout était imméritée et inexplicable, car aucun des griefs énoncés contre moi n'était ni fondé, ni sérieux. Cependant le peuple, qui subit malaisément l'humiliation étrangère, — et il en est ainsi partout —, a une tendance naturelle à chercher une victime expiatoire. Si cela devait l'apaiser, je consentais à être cette victime expiatoire et j'étais aux ordres du Président pour donner, seul, ma démission à l'heure qui serait jugée convenable.

Le Général Sam m'avait répondu avec une généreuse spontanéité qu'il savait bien qu'on avait monté une forte cabale contre moi; que si l'affaire allemande en avait fourni le prétexte, on ne m'en voulait, au fond, que pour mon inflexibilité comme Secrétaire d'État des Finances; qu'il n'avait, lui, rien à me reprocher; qu'il fallait tenir tête à cet orage qui ne durerait pas; que dans huit ou quinze jours, toutes ces manœuvres tomberaient.

J'avais remercié le Président de la marque d'estime dont il voulait bien continuer à m'honorer. Tout en répétant que j'étais prêt à telle détermination qui pût contribuer au rétablissement du calme dans les esprits, je n'avais pas insisté plus longtemps pour éviter de laisser au Chef de l'État l'impression que j'eusse songé à abandonner dans un moment critique les fonctions qu'il m'avait confiées.

Seulement, le lendemain, j'avais fait une nouvelle allusion à l'éventualité d'une démission qui me paraissait d'autant plus opportune que, le maintien du Comte Schwerin ne manquant pas de probabilité, nos rapports ne pourraient plus qu'être dénués de toute sympathie.

Le même jour, j'avais eu à la maison une conversation avec F. L. Cauvin, et nous avions fini par convenir, pour que personne ne pût croire à une scission entre les membres du Gouvernement, que, tout de suite après la réception des officiers allemands, nous agiterions en Conseil des Secrétaires d'État la question d'une démission collective, chacun devant naturellement conserver sa liberté d'action, quelle que fût la décision de la majorité.

Le 8 décembre, j'avais également parlé à J. C. Arteaud, Secrétaire d'État des Travaux Publics et de l'Agriculture, de la nécessité de la retraite du Cabinet, sauf au Président à donner une nouvelle investiture aux Secrétaires d'État qu'il estimerai tutile de garder.

Aussi le projet d'interpellation n'eut-il pas la moindre influence sur la décision de F. L. Cauvin ni sur la mienne. Et l'empressement avec lequel mes autres Collègues accueillirent l'idée de résigner leurs fonctions prouva combien peu ils s'attachaient à leurs portefeuilles.

Et pourquoi donc aurions-nous tenu à poursuivre une

expérience toujours entravée et dont la coalition des hommes et des événements criait l'irrémédiable vanité ? Ce qu'avait été la lutte soûtenue pendant douze mois pour mettre un peu d'ordre dans le chaos administratif et financier légué par le régime antérieur, il était difficile de ne pas s'en souvenir et de n'en point garder une immense amertume. Toutes les âpretés de l'égoïsme, toutes les astuces de la mauvaise foi, tous les cynismes, toutes les envies et toutes les duplicités s'étaient donné rendez-vous pour un incessant assaut contre des hommes auxquels le Président de la République avait demandé d'unir leurs efforts afin de réaliser un programme de gouvernement préconisant la probité et l'abnégation. Le vice avait pris un masque et ceux qui avaient étonné et attristé le pays par l'étalage éhonté des plus cupides instincts, s'étaient métamorphosés en dragons d'intégrité, en gardiens de la loi et de la morale. Ils étaient sortis de leurs traditions de complaisances pour investir le Ministère d'un ensemble de mesures offensantes ou désorganisatrices, et le dépit de leur rapacité inassouvie les avait portés à d'odieuses pratiques de délation, à des attaques injustifiables, à des insinuations viles autant qu'absurdes Leurs langues s'étaient déliées pour des questions et des interpellations pleines du souci — jamais manifesté jusque-là — de la chose publique, considérée avec une jalouse attention . . . durant cent quatre-vingt dix-sept jours exclusivement. Pendant cette période, leurs yeux, fermés auparavant avec obstination au spectacle des dépenses sans cause et des prodigalités extra-budgétaires, s'étaient rouverts tout grands pour une investigation quotidienne, minutieuse, tatillonne, destructive de toute discipline administrative autant que du principe de la séparation des pouvoirs. Et voilà que cette « vigilance » intermittente — et promise à une fin prochaine — avait entravé à dessein et compromis d'urgentes réformes financières, destinées à diminuer les charges de l'État, à enrayer une crise déplorable, à préparer les voies pour la fondation d'Établissements de crédit industriel ou agricole.

Le peuple pouvait s'armer de patience, en attendant que des sénateurs mis à la diète fussent « suffisamment éclairés ». Tel était le caprice ou le calcul de leur « parlementarisme », et il était criminel d'en nier les beautés, et encore plus de trouver, suivant un mot cruellement juste, qu'il n'était qu'une « fatale drôlerie ». Que la platitude de beaucoup d'entre eux devant le Président de la République fût imaginée pour faire contre-poids à leur arrogance en face d'un Cabinet ami de la légalité, c'était là une précaution qui mettait à nu l'énorme mystification résultant du désaccord entre les mœurs publiques et les dispositions constitutionnelles.

Maintenant la contrefaçon du sentiment patriotique venait s'ajouter à l'exagération intéressée du contrôle ou plutôt à la méfiance la plus dissolvante. C'était une chance réellement inouie que « nos bons amis les ennemis », déjà si utiles quand ils inspiraient d'étranges amendements au projet de loi sur le retrait, eussent songé à faire de l'incident Luders une arme de guerre contre un Gouvernement qui ne favorisait pas assez leurs habitudes d'usure. Le moment semblait venu pour le Corps Législatif d'achever l'œuvre des Allemands en débitant à pleine bouche quelques périodes vibrantes sur la Patrie avilie, sur le drapeau bicolore, sur l'indépendance d'Haïti, sur les immortels héros de 1804, à la satisfaction et aux applaudissements d'une foule toujours émue de ce cliquetis de mots et que l'excès de la douleur égarait au point qu'elle n'eût pu deviner la tactique des alliés du Comte Schwerin et consorts.

C'en était bien assez, et aucun des Secrétaires d'État n'eût été disposé, je pense, — dans le désarroi de la conscience publique et la confusion des responsabilités comme des attributions —, à s'obstiner à un essai qui, par le fait du parlement, ne s'était pas montré loyal.

Pour moi, il ne m'en coûtait nullement de prendre une décision qui me souriait autant qu'à mes adversaires. J'ai le droit de l'affirmer sans crainte d'être contredit par personne, il m'est arrivé maintes fois de refuser des fonctions publiques, et celles que j'ai cru devoir accepter, je ne les ai jamais sollicitées ni même désirées. Ceux qui croient le contraire ne me connaissent point. Seulement, je ne suis pas plus qu'un ancien collègue un politicien de profession. Si, à plusieurs années d'intervalle, deux Chefs d'État m'ont fait l'honneur de m'appeler spontanément dans leurs Conseils, eux du moins peuvent me rendre cette justice que mon concours n'a eu à aucun moment ni pour principe, ni pour objectif un intérêt personnel d'une nature quelconque. « L'équité sur la terre n'habite que les tombeaux », dit Lamennais. J'en conclus qu'un jour, dans le recueillement des esprits apaisés, des voix devenues bienveillantes diront combien j'aimai mon pays.

Et je ne saurais compter sur une équité plus prochaine, car l'accomplissement du devoir lèse des intérêts, provoque des froissements, engendre des inimitiés. Des sympathies tombent, des malentendus s'élèvent, des amis se détachent, et une clameur monte, chaque jour plus intense, grossie de toutes les rancunes et de toutes les calomnies. Pourquoi ? Parce qu'un homme veut faire son devoir sans regarder en arrière non plus que de côté, ne voyant que l'affreuse détresse, matérielle et morale, d'une nation qu'il aurait désiré voir relevée, grandie, respectée. Chacun de ses pas sera marqué d'un outrage, chacune de ses intentions sera dénaturée, chacune de ses paroles sera prise à contre-sens. S'il s'avise de dire que, dans une société en formation, l'ordre est la première des nécessités politiques, aussitôt on s'écriera qu'il est partisan de l'arbitraire et des exécutions sommaires, et l'on feindra d'ignorer qu'il n'entend parler que de l'ordre fondé sur une règle générale, *obligeant tout le monde sans exception*, et qu'il ne pense pas autrement que Bagehot ou même Jules Simon. (I) S'il

(I) Bagehot dit dans ses *Lois scientifiques du développement des nations :* « La première chose à acquérir, c'est, si je puis m'exprimer ainsi, la fibre légale ; un gouvernement d'abord : quelle sorte de gouvernement ? peu importe ; une loi d'abord : quelle loi ? c'est une question secondaire. »

Jules Simon dit dans son livre *Le Devoir:* « La Société n'est pas faite pour reposer sur un principe simple : la liberté ne lui suffit pas ; car la liberté, quand elle est seule, est un dissolvant. »

croit que l'union de toutes les classes de la société haïtienne est la condition primordiale de l'avancement du pays, et si cette considération fut la raison essentielle du dévouement absolu qu'il consacra, il y a dix ans, à la défense de la cause d'un grand honnête homme que les passions politiques n'ont point épargné, on n'hésitera pourtant pas, en torturant le sens des mots, à mettre en doute ses sentiments d'Haïtien, comme si, dans le cas où il serait animé de l'esprit de cosmopolitisme, il se fût aliéné soit les chanoines d'une petite chapelle épicurienne, toujours à l'affût de grosses prébendes, soit les banquiers allemands, dont plusieurs avaient été ses clients, à commencer par M. Th. Luders. Si, — d'accord avec le Président de la République et tous ses collègues, qu'il met chaque jour au courant des moindres circonstances de l'affaire Luders, notamment de toutes les communications faites ou reçues à cet égard — il estime qu'il est dangereux pour l'honneur et l'avenir de la République de dissimuler les pires affronts sous des formules mensongères et susceptibles de bercer les haïtiens de l'illusion d'une amitié internationale qui n'existe plus, on l'accusera dans la même minute et de faire fi des droits de l'État d'Haïti et de ne pas tenir compte de sa faiblesse. Si, contre des projets propres à amener une graduelle amélioration des affaires, ceux-là mêmes qui compromirent ou aggravèrent la situation par le désordre de leur gestion ou l'intempérance de leur rapacité dressent des embûches sous couleur de précautions inconstitutionnelles, injurieuses pour une Administration honnête et inutiles au regard d'un gouvernement prévaricateur, des journalistes « débordants de principes » feront semblant de croire à la bonne foi de ces néophytes de la régularité et monteront avec eux à l'assaut d'un Cabinet « trop dur à la détente ».

Oui, cette lutte où, pour anéantir une politique de légalité et de prévoyance, surgissaient pêle-mêle les convoitises et les animosités, n'avait plus de raison d'être. « L'enfant malade » de l'Amérique n'avait sans doute pas encore assez souffert au gré des politiciens qui écartaient de ses lèvres tout remède salutaire ; et ceux que la pitié aurait gagnés et intéressés à son sort, n'étant pour la plupart capables que de vœux secrets et, par conséquent, stériles, aimaient mieux se cacher la tête à la mode des autruches, pour ne pas voir les chasseurs palpitants de désirs excessifs et insatiables.

Dès lors, le Gouvernement n'avait plus qu'à faire son *mea culpa*, car ses torts furent énormes, en vérité : il n'avait voulu être ni dupe ni complice des agioteurs ; il avait cru que l'attachement au sol natal n'était pas tout le patriotisme et n'était même rien d'estimable s'il n'impliquait pas la garantie du bien public et de la souveraineté d'Haïti ; il s'était enfin imaginé, à la vue d'un mouvement d'indignation et de résistance qui paraissait unanime, que nous étions autre chose que de la « poussière humaine ».

Ensuite, n'était-il pas rationnel que les « banquiers » signataires de la pétition au Sénat de Hambourg jouissent de leur victoire et que l'ère des emprunts se rouvrît à leur profit ? (I)

Le 11 décembre, aussitôt après la réception des officiers allemands, chacun de nous remit sa démission entre les mains du Président de la République. Ma lettre était libellée en ces termes :

Port-au-Prince, le 11 Décembre 1897.

Président,

Les difficultés sans cesse opposées par le Corps Législatif à toute tentative sérieuse de réforme dans l'administration publique me font l'obligation de me démettre de mes fonctions de Secrétaire d'Etat des Finances, du Commerce et des Relations Extérieures.

(I) Nous lisons dans l'*Ami de l'Ordre* (correspondance particulière du 31 décembre 1897) : « Pour pouvoir payer aux fonctionnaires deux mois d'appointements, à la veille de l'anniversaire de l'Indépendance nationale, le Ministre des Finances a été forcé de contracter un emprunt sur place. Dans la liste des banquiers souscripteurs de l'emprunt, la Maison Luders, s'il faut en croire le bruit public, est inscrite pour 50.000 gourdes ; — vous avez bien lu : la Maison Luders ! ! »

En rentrant dans la vie privée à la suite d'un inutile effort pour l'amélioration du pays, j'emporte le souvenir réconfortant du précieux appui que Votre Excellence a constamment accordé à ma bonne volonté.

Daignez agréer, Président, les nouvelles assurances de mon respectueux et invariable dévouement.

SOLON MÉNOS.

Le Général SAM nous exprima les regrets qu'il éprouvait de la retraite du Ministère et nous demanda de continuer l'expédition des affaires jusqu'à la nomination de nouveaux Secrétaires d'État.

Le 13, nous nous réunîmes une dernière fois au Palais National pour la réception des officiers du croiseur américain le *Marblehead*, arrivé — le 9 décembre. Les circonstances apportèrent à l'expression des sympathies mutuelles un cachet d'exceptionnelle gravité. Quand, à la suite d'un échange de paroles amicales entre le Président de la République et le Capitaine Mac-Calla, je fus présenté par le Ministre des États-Unis et que je fis à mon tour la présentation de mes Collègues, l'indication des titres que nous allions quitter dans un instant me fit songer involontairement à ce mot du pape Clément XIV : « Les dignités ne sont que quelques syllabes de plus pour une épitaphe. »

Rentré à la maison, je reçus bientôt la dépêche suivante :

LIBERTÉ — EGALITÉ — FRATERNITÉ

RÉPUBLIQUE D'HAITI.

Section Cpce. Minist. — Port-au-Prince, le 13 Décembre 1897, an 94e de l'Indépendance.

No 443.

TIRÉSIAS AUGUSTIN SIMON SAM,

Président d'Haïti.

A MONSIEUR SOLON MÉNOS, SECRÉTAIRE D'ETAT DES FINANCES, DU COMMERCE ET DES RELATIONS EXTÉRIEURES.

Monsieur le Secrétaire d'Etat,

En réponse à votre lettre du 11 décembre courant par laquelle vous m'offrez votre démission et vu les raisons dont vous avez appuyé votre résolution, j'ai le regret de vous informer que je l'accepte, bien persuadé d'ailleurs que votre sympathie pour le Gouvernement ne varie guère et que votre amitié pour moi demeure aussi la même.

Croyez, en retour, mon cher Concitoyen et ami, aux sentiments que je vous ai toujours témoignés et dont je vous renouvelle l'expression sincère en vous saluant cordialement.

T. A. S. SAM.

Le soir, par une curieuse coïncidence, les Allemands s'assemblèrent à la Légation impériale pour fêter leur succès. Cet acte d'insigne indélicatesse fut la digne clôture de l'affaire Luders; il provoqua de toutes parts des réflexions du genre de celles par lesquelles un journal de Paris, le *Nouveau Monde*, termina l'article ci-après :

A la suite des douloureux incidents qui ont mis la République d'Haïti dans la pénible obligation de faire droit aux réclamations allemandes, le ministère, qui avait jusqu'au bout défendu la dignité du pays en face des menaces de l'arrogante et brutale Allemagne, a cru devoir s'effacer et laisser à un autre cabinet la besogne tant soit peu répugnante de reprendre sur des bases normales les relations diplomatiques avec l'empire allemand . . . .

La tâche des nouveaux Secrétaires d'Etat est des plus délicates : le pays a profondément ressenti l'humiliation qui lui a été infligée, et c'est de tout cœur qu'il s'est associé à la véhémente protestation du président Sam, déclarant à ses concitoyens que pour la deuxième fois, malgré ses droits, Haïti s'est vue dans la nécessité de céder à la force employée par l'Allemagne.

Le ressentiment populaire s'est traduit par des agitations qui pouvaient faire craindre pour le maintien de la tranquillité publique, et il a fallu que le gouvernement déployât toute son énergie pour ramener le calme dans les esprits surexcités. D'après les télégrammes reçus de Port-au-Prince, ce but aurait été atteint. La nation, revenue de sa première et douloureuse impression, s'est rendu compte qu'il serait souverainement injuste de rendre le gouvernement responsable des épreuves qu'elle vient de subir et qu'une révolution n'aurait d'autre effet aux yeux des étrangers que de diminuer le prestige de la République.

Mais s'il convient de louer sans restriction la sagesse dont vient de faire preuve le peuple haïtien dans des circonstances où il y avait quelque mérite à conserver son sang-froid, il convient aussi, croyons-nous, de faire ressortir le manque de tact dont s'est rendu coupable le ministre d'Allemagne à Port-au-Prince, en donnant à danser dans sa légation, le lendemain même du jour où, grâce à l'appui des canons de la *Charlotte* et du *Stein*, il avait triomphé des résistances du gouvernement du président T. S. Sam. Alors que la plus élémentaire pudeur lui commandait une attitude pleine de réserve, le ministre d'Allemagne a cru devoir fêter aux sons des hymmes tudesques la *glorieuse* victoire remportée par sa diplomatie, et cela au milieu d'une ville où le sentiment populaire exaspéré pouvait se laisser entraîner aux pires emportements. Cette attitude de provocation — on ne peut la qualifier autrement — est, on nous permettra de le dire, d'un goût douteux, et il serait à désirer que le gouvernement allemand, instruit de la gaffe de son représentant à Haïti, l'envoyât faire un tour de valse un peu plus loin. C'est ce que souhaitent, non-seulement le gouvernement haïtien, mais tous les collègues du comte de Schwerin.

Au moins, S. M. Guillaume II, Empereur d'Allemagne et Roi de Prusse, avait droit aux honneurs de l'apothéose. Son triomphe étant sans précédents, sa joie fut sans mélange.

Peut-être sera-t-il un jour fondé à dire comme Mortimer dans l'*Edouard II* de Marlowe : « Vile Fortune, je vois maintenant qu'il y a un point dans ta roue auquel les hommes ne s'élèvent que pour rouler en bas la tête la première. Ce point, je l'ai touché ! »

FIN.

TABLE DES MATIÈRES.

FIN DE LA TABLE.

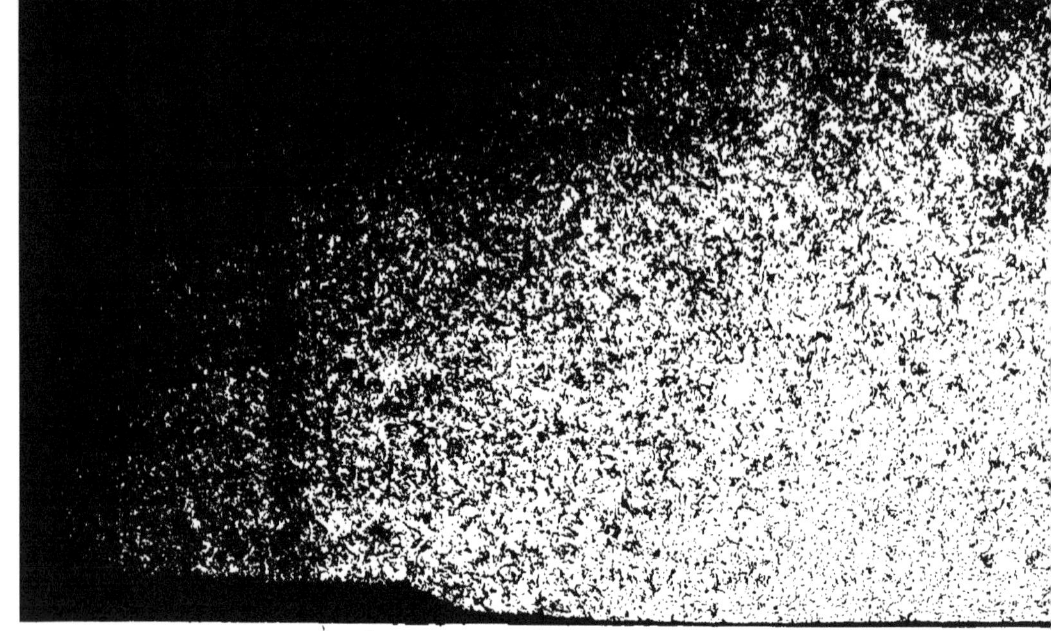

ERRATA.

PAG.	LIG.	AU LIEU DE :	LISEZ :
92	14	vous livre	nous livre
179	22	Le Chargé d'Haïti	Le Chargé d'Affaires d'Haïti
197	18	On n'en revenait	On n'en revenait pas
320			en tête de l'article de l'*Impartial* le titre « La Défense »
347	8	A. M. Tudela	A. M. de Tudela
349	10	Monsieur le Chargé d'Affaires	Monsieur le Comte

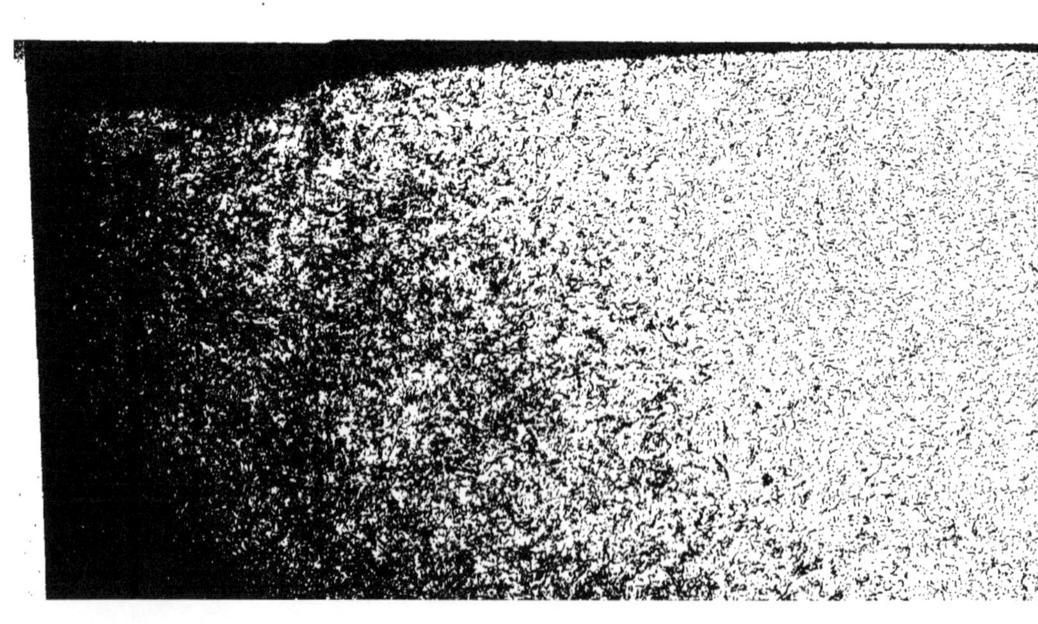

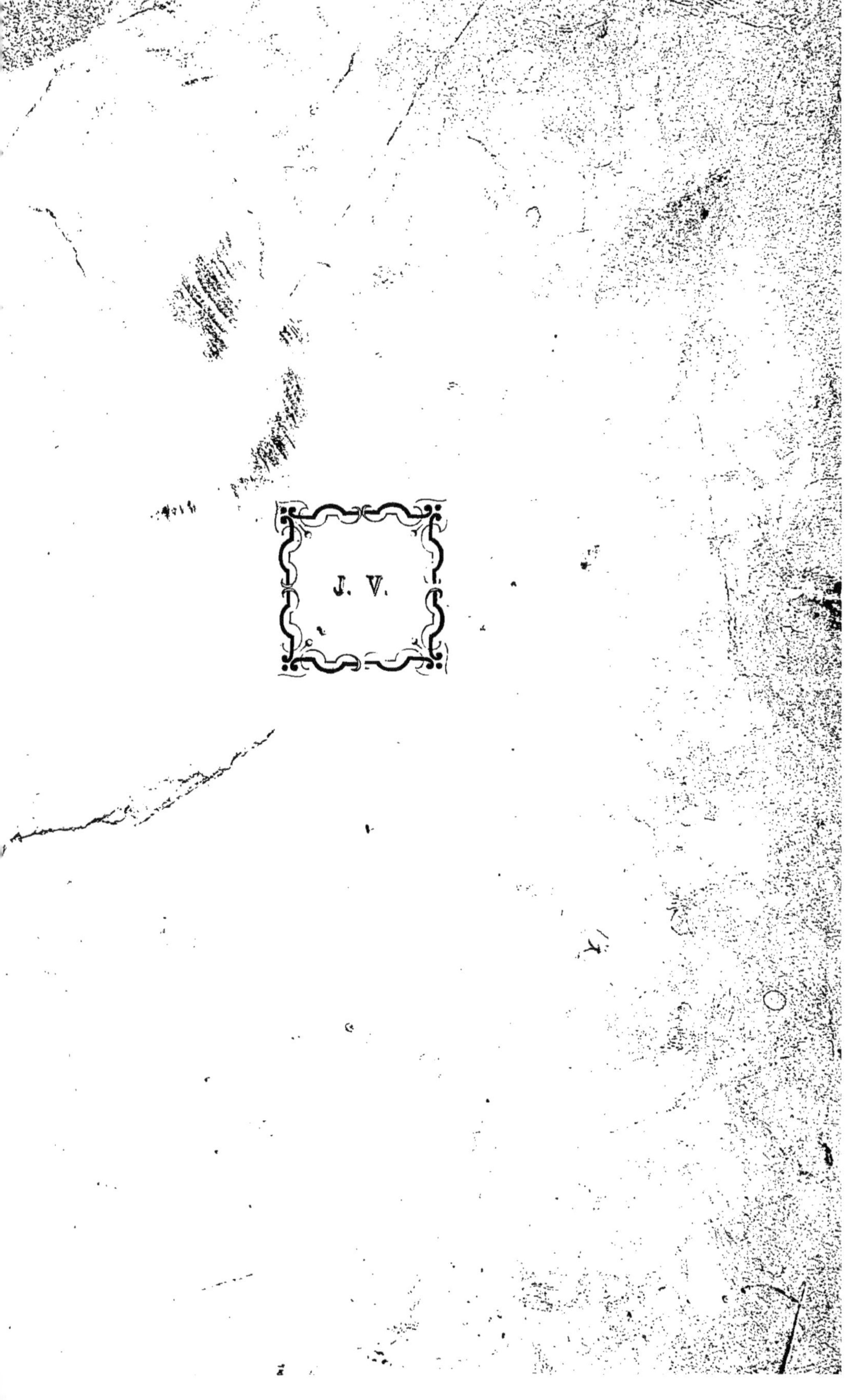
J. V.

www.ingramcontent.com/pod-product-compliance
Ingram Content Group UK Ltd.
Pitfield, Milton Keynes, MK11 3LW, UK
UKHW012148240726
13966UKWH00001B/211